El libro de los 28 chakras

ELIAS WOLF

El libro de los 28 chakras

Manual de los principales centros energéticos

de nuestro cuerpo

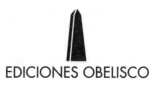

EDICIONES OBELISCO

Si este libro le ha interesado y desea que lo mantengamos informado de
nuestras publicaciones, escríbanos indicándonos qué temas son de su interés
(Astrología, Autoayuda, Ciencias Ocultas, Artes Marciales, Naturismo,
Espiritualidad, Tradición...) y gustosamente lo complaceremos.

Puede consultar nuestro catálogo en www.edicionesobelisco.com

Los editores no han comprobado ni la eficacia ni el resultado
de las recetas, productos, fórmulas técnicas, ejercicios o similares
contenidos en este libro. No asumen, por lo tanto, responsabilidad
alguna en cuanto a su utilización ni realizan asesoramiento al respecto.

Colección Salud y Vida Natural
EL LIBRO DE LOS 28 CHAKRAS
Elias Wolf

1.ª edición: septiembre de 2008

Título original: *Das Buch der 28 Chakren*

Traducción: *Margarita Gutiérrez*
Maquetación: *Natàlia Campillo*
Corrección: *M.ª Ángeles Olivera*
Diseño de cubierta: *Enrique Iborra*

© 2006, Schirner Verlag, Darmstadt, Alemania
(Reservados todos los derechos)
© 2008, Ediciones Obelisco, S. L.
(Reservados los derechos para la presente edición)

Edita: Ediciones Obelisco S. L.
Pere IV, 78 (Edif. Pedro IV) 3.ª planta 5.ª puerta.
08005 Barcelona - España
Tel. 93 309 85 25 - Fax 93 309 85 23
E-mail: info@edicionesobelisco.com

Paracas, 59 C1275AFA Buenos Aires - Argentina
Tel. (541-14) 305 06 33 - Fax: (541-14) 304 78 20

ISBN: 978-84-9777-488-8
Depósito Legal: B-34.484-2008

Printed in Spain

Impreso en España en los talleres gráficos de Romanyà/Valls S. A.
Verdaguer, 1 - 08786 Capellades (Barcelona)

Índice

Los chakras

Prólogo

¿Por qué otro libro de chakras? El mercado está saturado de numerosos manuales sobre el tema de los chakras, desde valiosas obras de consulta a libros baratos de poca monta. A pesar de todo, todos ellos tienen algo en común: se limitan a la presentación de los siete centros energéticos más importantes del cuerpo, sin prestar atención al resto de chakras y puntos de nuestro sistema energético. Sin embargo, cualquier practicante de las terapias energéticas o espirituales no tarda en constatar que en nuestro cuerpo deben existir claramente otros centros energéticos.

Esto es lo que me ha pasado a mí, así como a otros terapeutas, sanadores y mediums conocidos míos, lo que me ha llevado a compendiar todos los conocimientos de estas personas. Así, el 95 por 100 del contenido de este libro proviene del trabajo práctico espiritual o psicoterapéutico con personas, es decir, se basa en la experiencia cotidiana con los chakras, bien sea en el diagnóstico o en el tratamiento en el ámbito de la sanación. Así pues, este libro no se basa sólo en conocimientos de «cosecha propia», sino que también reúne los conocimientos aplicados de muchos terapeutas y sanadores reconocidos.

¿Qué puede extraer de este libro? Si es usted terapeuta, encontrará con facilidad la información básica necesaria para el tratamiento de sus clientes, el material para la organización de talleres o ayudas para la apertura y activación de los chakras. Todo ello se presenta en forma de términos clave que ayudarán al lector a imbuirse de nuevo lo más rápidamente posible en la práctica diaria y le dará la clave para la comprensión de lo que tiene entre manos, lo que ocurre, de hecho, a la luz de una sanación. Pero aún cuando nunca haya oído hablar de los chakras y sea un completo neófito en la materia, espero que encuentre cosas útiles en este libro, ya que le conducirá a otro mundo.

Con el fin de que las descripciones se mantengan lo más cercanas posible a la realidad cotidiana, no me he privado de dar rienda suelta a mi retórica, ni de anteponer las descripciones plásticas a los aburridos listados. El resultado debe ser entretenido y no aleccionador. Espero, que nadie se sienta escandalizado por ello, ya que mis textos pretenden describir arquetipos y estados psíquicos y no personas concretas. Naturalmente, y a pesar de todo, es imposible evitar alguna similitud con alguno de los tipos descritos.

Finalmente, un último comentario: soy un hombre. Con toda probabilidad, este libro será leído tanto por hombres como por mujeres. Debido a mi condición de varón, naturalmente sólo puedo escribir desde la perspectiva masculina, aun cuando pienso que, debido al variado origen del material utilizado, las descripciones de los comportamientos específicamente femeninos incluidas en este libro no son erróneas. Soy plenamente consciente de que mi discurso es subjetivo y no siempre políticamente correcto y su planteamiento no es andrógino. Sin embargo, dado que considero obligado escribir sin determinar el género, prefiero introducir un poco de brío y ser en ocasiones subjetivo y audaz. Respeto por igual a ambos sexos, y en este libro ambos son vindicados, pero también se enfrentan a sus miserias. Tal como ocurre en la vida real.

¡Que disfrute consultando y ojeando el libro!

Conocimientos básicos
sobre nuestros chakras

El cuerpo energético de nuestra aura

Cuando decimos que somos «carne y huesos», estamos describiendo una parte de nuestra persona, pero sólo una parte. Existe también otra parte de nosotros, la cual no es visible ni detectable, a simple vista como en el caso de nuestra envoltura física. Se trata de nuestro campo energético tanto interior como exterior, que en la mayoría de los casos es mucho mayor que nuestra presencia física. En el fondo, el hombre es una estructura energética que cuenta también con un cuerpo material.

El conocimiento de que contamos con un cuerpo energético no es nuevo. A lo largo de la historia de la humanidad, muchas culturas superiores anteriores a la actual civilización industrial lo han creído así. En el intento de poner nombre a esta forma energética biológica que nos envuelve, se han creado numerosos conceptos. En la India la palabra *prana*, en China el concepto del *chi* o en nuestro mundo occidental el término éter, orgón o biofotones. Todos ellos coinciden en el hecho de que cualquier ser vivo dispone también de un cuerpo energético y, según el método de medición también de algunas cosas inanimadas.

Una de las características del cuerpo energético es que irradia. Este fenómeno podemos describirlo como radiancia y percibirlo en forma de aura. Es probable que alguno de ustedes se acuerde en este punto de las máquinas para fotografiar el aura de las mediciones esotéricas, que simulan «fotografías del aura» mediante la captación de potenciales eléctricos de la mano. La verdadera fotografía del aura es algo más costoso, aunque posible mediante la medición de los biofotones. Además, a través de nuestros sentidos estamos perfectamente capacitados para tomar conciencia del aura de determinado objeto, siempre que entrenemos adecuadamente a nuestros sentidos para la clarividencia.

Nuestro cuerpo energético es un campo de muchas capas y, en su estructura, existen muchos aspectos que deben tenerse en cuenta. Así pues, el aura puede dividirse en diversos cuerpos energéticos superpuestos, algunos de los cuales se extienden más allá de nuestro ser. En el siguiente gráfico me gustaría exponer una división del aura en cinco partes, que se utiliza habitualmente y que en la práctica se ha demostrado como un modelo de gran utilidad. Los datos sobre el tamaño del cuerpo energético son únicamente válidos en estado de reposo. Con la actividad pueden variar considerablemente.

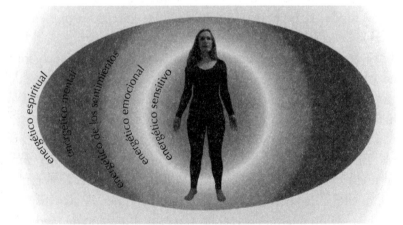

El cuerpo energético de nuestra aura

(figura en color *véase* pág. 337)

Por último, un comentario más: el aura humana no es homogénea, sino distinta de una zona corporal a otra. Tampoco tiene una forma oval ni esférica perfecta (como sugiere el gráfico anterior), sino que en cada persona tiene una forma individual. Además, está en constante movimiento. Cuando un conocido nos informa de lo «espiritual» que ha salido su fotografía del aura, o un amigo se derrumba porque la fotografía de su aura muestra que está cargada de problemas, apagada y enferma, ambos pueden tranquilizarse, puesto que se trata de tomas momentáneas y que sólo las cosas que se repiten en muchas tomas momentáneas representan características estables de la persona. La capacidad de ver el aura es también una buena oportunidad para el diagnóstico de terapia natural en ese momento determinado. No obstante, su aplicación es limitada si se quiere realizar afirmaciones a largo plazo sobre la vida o incluso sobre el futuro. Básicamente, la lectura del aura y las predicciones de futuro son dos cosas completamente diferentes.

Cuerpo energético sensitivo (tierra)

El primer plano del aura está formado por radiaciones procedentes de los procesos energéticos fisiológicos de nuestro cuerpo material. Este cuerpo energético se acaba un poco por encima de la superficie cutánea. Debido al hecho de que es estimulado por nuestro plano físico, también podríamos referirnos al cuerpo energético sensitivo como cuerpo energético físico, aun cuando pueda parecer algo paradójico. Si, siguiendo la doctrina de los elementos, adjudicamos un elemento a cada cuerpo del aura, en este caso el elemento será la tierra. Este elemento envuelve el cuerpo desde que nacemos y cada bebé se comunica inmediatamente con este aura. Así, el cuerpo físico representa la suma de los procesos energéticos que ocurren en nuestro cuerpo material, incluso sensaciones como el picor, el dolor, las náuseas, la presión, la plenitud, la tensión, el hormigueo, etc.

De hecho, cuando «existe química» entre dos personas, esto se debe al intercambio a este nivel. Así pues, no es sorprendente que necesitemos la proximidad física para saber si una persona nos atrae (o nos repele) y es adecuada para nosotros. Un vigoroso y amigable apretón de manos, un beso en la mejilla, un abrazo… todos ellos son rituales cotidianos y probados para comprobar esta parte del aura. Y, en ocasiones, se produce el pequeño «milagro» de que dos personas que no tenían nada que decirse no quieren separarse más a este nivel de la existencia, completamente asombrados de lo que les ha pasado.

Medicina alternativa

Dado que el cuerpo energético sensitivo está íntimamente relacionado con los procesos orgánicos, su conocimiento se ha utilizado en medicina desde hace siglos. Así, por ejemplo, la medicina china reconoció canales energéticos condensados en nuestro organismo, los denominó meridianos y aprendió a utilizar agujas (acupuntura) o técnicas de presión (digitopuntura), para conseguir la curación de la energía del cuerpo. En las tradiciones occidentales, existe, por ejemplo, la homeopatía o las esencias florales de Bach, que actúan concretamente sobre este campo energético cercano al cuerpo. No obstante, en cuanto a la homeopatía, cabría puntualizar que a este nivel actúan básicamente las bajas potencias.

Cuerpo energético emocional (fuego)

El siguiente nivel del aura de mayor envergadura es el cuerpo energético emocional. Sin embargo, quiero que se tenga en cuenta que al aumentar la extensión de un cuerpo energético disminuye su intensidad. Todos los cuerpos energéticos tienen la misma importancia; la cuestión reside sólo en su grado de condensación. En estado de reposo, el «aura emocional» se extiende unos 30-80 cm por encima de nuestro cuerpo físico. Naturalmente, esto puede variar rápidamente cuando la «sangre nos hierve» al alegrarnos por algo o al enfadarnos. El plano emocional se asocia al elemento fuego. En el desarrollo humano, es el cuerpo que se desarrolla desde la más tierna infancia.

El cuerpo emocional rige nuestra comprensión del entorno basada en los sentimientos. Emociones como la ira, la alegría, la confianza o el odio son energías potentes, que debido a su intensidad y densidad (en caso de que se exteriorice), son de corta duración y sólo tienen plena razón de ser ante el encuentro con otra persona. Sin embargo, en ocasiones su intensidad nos asusta, sobre todo cuando hemos crecido en una sociedad emocionalmente restrictiva.

La ira flota en el aire

Quién no conoce el siguiente fenómeno: entramos en una habitación y antes incluso de entrar en contacto con las personas que están dentro de la estancia, sentimos que «el ambiente está cargado». Para advertirlo no es necesario que veamos los gestos de los implicados o de cualquier otra persona. Simplemente lo notamos tan pronto sentimos la atmósfera. Lo que advertimos en este caso es la irradiación emocional de la ira. El Dr. Bradna, un médico checo, ha construido un aparato con el que es capaz de medir alteraciones en el cuerpo emocional de una persona. Parece ser que cualquier información energética que desprende una persona tiene una oscilación característica totalmente personal con una determinada amplitud y frecuencia. En el caso de una emoción como la ira, pueden medirse como mínimo dos tipos de variaciones en el aura de la persona: una a nivel del plano energético fisiológico, como irradiación de la tensión muscular (carga mioeléctrica) y otra directamente en el cuerpo emocional como la oscilación de la emoción de la ira.

Cuerpo energético sentimental (agua)

Si nos alejamos más del cuerpo, nos encontramos con nuestro cuerpo sentimental. Este cuerpo energético se relaciona con el elemento agua. En este plano es decisiva la apertura del corazón. Según observaciones de algunos de los terapeutas más reconocidos, este cuerpo se desarrolla entre los siete y los doce años de edad y tiene una extensión entre 80 cm y 2 m. En él no se muestran las emociones más simples, como en la capa anterior del aura, sino los movimientos más finos de los sentimientos.

Nuestra capacidad de compartir amor e intimidad con otra persona se refleja en ella, y de esta manera también irradia amor. El daño a nivel de su esfera emocional hace que se cierre, mientras que una relación de amor vivificante la abre. Para compartir con otra persona este tipo de sentimientos finos no es necesaria la proximidad física. Es suficiente con estar en los mismos espacio y momento. Y el espacio energético no se limita a dos metros, ya que, naturalmente, sólo se trata de un dato aproximado para el estado de reposo. Sin embargo, en este punto debo resaltar que la energía del amor alcanza más allá del espacio, ya que en el amor incondicional, que se mueve hasta el cuerpo espiritual, entramos en un campo energético más allá de nuestros sentimientos personales y nuestra existencia personal. El amor no conoce límites.

Y, naturalmente, esto es válido también para el cuerpo sensitivo. Con la actividad, esta aura varía con la misma rapidez que los otros componentes del aura.

Cuerpo energético mental (aire)

Si nos seguimos alejando del centro del cuerpo por nuestro campo energético, nos encontraremos cada vez más en el cuerpo energético eléctricamente crepitante o de nuestra mente. El concepto de mente es un bonito término que define una mezcla de intelecto (razón, juicio) y sabiduría del espíritu. Y son precisamente estas cualidades las que podemos encontrar en esta parte del aura, que puede corresponderse de manera clara con el concepto de cuerpo mental. Este cuerpo energético está relacionado con el elemento aire y en estado de reposo se extiende un promedio de 3-5 m. Su desarrollo se produce durante un largo período de tiempo y acompaña naturalmente al desarrollo mental, intelectual y espiritual de una persona.

De acuerdo con la naturaleza del cuerpo mental, también podemos identificar, entre otras características, una fuerte personalidad o un carácter excéntrico. La fuerza mental, tal y como nos la podemos encontrar fácilmente en mesas redondas o también en las acaloradas discusiones dentro del ámbito del hogar, se asienta a este nivel, ya sea en forma de fuerza visionaria, fuerza de voluntad, poder de convicción, fuerza de intención o capacidad de manipulación.

Telepatía

Así pues, el cuerpo mental podría albergar la unión telepática entre dos personas. Cuando dos personas reflexionan sobre un proyecto y se mantienen abiertos uno al otro a nivel del cuerpo mental, sus pensamientos empiezan a sincronizarse un poco más. Se capta telepáticamente lo que el otro piensa y quiere decir, incluso antes de que lo diga. De esta manera se conseguirá trabajar juntos a un importante ritmo. Dado que la telepatía a grandes distancias es posible, existen otras maneras muy diferentes de transmisión, como a través del chakra del timo y la estrella del espacio. La mayoría de nosotros conocemos el fenómeno por el que nos dirigimos al teléfono y de antemano sabemos quién nos está llamando, sin que estuviéramos esperando ninguna llamada de esa persona. Algunos no se dan ni cuenta, otros se sienten confundidos durante unos breves momentos y otros constatan en esta situación que se trata de telepatía utilizada de forma cotidiana.

Cuerpo energético espiritual (éter)

Nuestro cuerpo energético espiritual con frecuencia se percibe como cuerpo de energía lumínica que nos envuelve desde nuestro nacimiento. Se relaciona con el elemento éter (*chi, prana, orgón*, etc.). En algunas doctrinas, la expresión de este cuerpo energético se conoce como campo de Buda. El cuerpo espiritual es esencial para la radiación carismática de una persona; una radiación que no descansa en la autoridad o el poder, sino en la espontaneidad, el amor, la presencia y la lealtad. Nuestro cuerpo energético espiritual está unido directamente con el cuerpo energético infinito del Gran Todo, de tal manera que, al contrario que los otros cuerpos energéticos de nuestro ser, no está limitado espacialmente.

En la descripción más detallada de los chakras, he clasificado el éter en la categoría de la energía espiritual que fluye sin forma y en la de la fuerza fuente de vida. La primera forma del éter corresponde al canal superior y podría considerarse como el canal del *yang*; para simplificarlo, yo hablo de la forma *yang* del éter. La segunda forma del éter fluye básicamente por los canales inferiores del cuerpo material y puede clasificarse como el éter *yin*. Está claro que ambos son éter, pero a diferentes niveles de percepción. No obstante, esta división tiene razón de ser si queremos comprender las funciones de los chakras transpersonales superiores e inferiores.

El cuerpo espiritual varía dependiendo de nuestra senda vital. Al principio aumenta con la profundidad de nuestra conciencia, nuestro amor y nuestra fuerza (según mi punto de vista, los tres aspectos más importantes de un camino espiritual). Posteriormente, naturalmente, también aumenta al mismo tiempo que nuestra conexión con el Todo divino, y desaparece con el apego exclusivamente a lo material y mundano. Asimismo, el trabajo de concienciación y apertura son dos guías que conducen a la construcción de este maravilloso campo del aura.

Los colores del aura

Para completar este pequeño viaje por el aura humana, quiero introducir una tabla que contiene observaciones de diversos expertos, incluidas las de un profesor de física australiano, quien, proveniente de la física de las radiaciones, ha trabajado en el campo del aura humana. Investigó el aura desde la perspectiva del científico y creó estadísticas sobre fenómenos cromáticos aparecidos en relación con la situación del portador. Es difícil decir cuáles de sus observaciones de los colores propios de los chakras contienen energías externas que han penetrado en el sistema (por ejemplo, las así llamadas esencias) o incluso verdaderos colores del aura. Yo sencillamente expongo ante el abnegado lector esta tabla, simplemente como un estímulo para un análisis más exhaustivo del tema y un examen personal.

Color del aura	Estados del hombre	Energía
Rojo	Actividad, presentación llena de fuerza, vitalidad; pertenencia a la tierra, necesidades corporales, físicas o sexuales; el rojo oscila con el plano material; rojo oscuro: rabia, ira, frustración.	física
Naranja	Necesidades viscerales: deseo, felicidad, orientación de los sentimientos, aunque también poder, ambición y manipulación.	emocional, mental
Amarillo	Verdadera felicidad; expansión; comunicación energética entre personas; fuerza; actividad intelectual.	emocional, mental
Verde	Transferencia de energía; energía curativa; comunicación energética transpersonal; verde sucio: envidia.	espiritual, sensitiva

23

Color del aura	Estados del hombre	Energía
Violeta	Transformación y transmutación en el punto álgido de un proceso; migración espiritual y purificación.	espiritual
Azul	Sabiduría; inspiración; estado meditativo de unión; estado onírico; unión con la naturaleza; doctrina; sensitividad.	espiritual, mental
Azul eléctrico	Blanco + azul: espíritu confluyente, con frecuencia aparece en el aura de un sanador al final de una sesión.	espiritual
Púrpura	Actividad del Tercer Ojo; energía mental.	mental
Blanco	Mezcla aditiva de todos los colores; estar al servicio de Dios; Rosa blanquecino: suerte.	espiritual
Dorado	El espectro divino en ambos extremos (tierra y luz); voluntad de Dios; fuerza divina y suerte/dicha divina; obrar con fortaleza con Dios («guerrero espiritual»).	espiritual, física
Ocre	Enfermedad física (por el contrario, una enfermedad mortal o estar a punto de morir es de color blanco); alteración de las funciones corporales.	física
Marrón	Rojo + verde: corazón contaminado materialmente; rigidez; temor por falta de flexibilidad y necesidad de seguridad.	sensitiva
Gris	Pensamientos negativos; miedo; negatividad; depresión; tristeza; rodeado por energías extrañas; falta de luminosidad; ausencia de color; agujeros gris-negro en el aura.	mental

El sistema de los chakras

¿Qué son los chakras?

A partir de la comprensión de la circulación y la distribución de la energía por del cuerpo, todas las culturas superiores a lo largo de los tiempos han desarrollado un sistema propio para el entendimiento del flujo energético en el cuerpo humano. Así, por ejemplo, y basándose en su concepto del *chi*, la cultura china desarrolló el sistema de los meridianos como canales energéticos del cuerpo. Los puntos de intersección de los meridianos y los puntos sensibles son utilizados por la acupuntura y la digitopuntura. Los terapeutas del aura pueden tratar los meridianos directamente. Este conocimiento constituye una de las principales bases de la medicina tradicional china (MTC). En Occidente, también existieron científicos como Wilhelm Reich que intentaron trabajar con la hipótesis de una bioenergía (orgón). A partir de esta base se desarrollaron, entre otras, formas de tratamiento psicoterapéuticas como la bioenergética. Asimismo, en la cultura hindú se cree en la existencia de canales para la bioenergía (conocida como *prana*) en el cuerpo humano, lo que se traduce en el modelo de los chakras. Este modelo es muy útil para comprender nuestra interacción energética con el entorno y pone de manifiesto las masivas influencias energéticas sobre nuestra aura. De esta manera, la cultura hindú estableció la base para nuestra comprensión de los chakras hoy en día. Este libro se centra en este conocimiento, aunque va más allá.

¿Qué son entonces los llamados chakras? En primer lugar, se trata de una condensación de energía

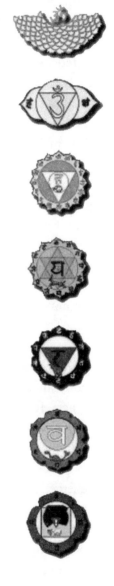

en el organismo. Así, por ejemplo, con frecuencia, las personas clarividentes perciben los siete chakras principales como un embudo con forma de trompeta, abierto hacia el exterior. Algunos irradian horizontalmente hacia delante y hacia atrás (chakras principales del 2 al 6), mientras que otros lo hacen verticalmente hacia arriba y hacia abajo (chakras principales 1 y 7). Existen también chakras esféricos, los cuales irradian en todas direcciones y normalmente se encuentran fuera de nuestro cuerpo material. Naturalmente, los chakras están relacionados con todos los procesos vitales de la zona donde están situados. Estos fenómenos de reticulación serán tratados ampliamente en el capítulo dedicado a las resonancias.

¿Qué función tienen los chakras?

A mi entender, la principal función de los chakras es la comunicación con el entorno. Aunque los chakras también describen la circulación interna de la energía, representan nuestro puente de unión energético con el entorno. Por una parte, los chakras se comunican oscilando al unísono con otras formas energéticas, lo cual, científicamente, podría explicarse a través del fenómeno de la resonancia. La permanentemente activa comunicación energética de los chakras tiene efectos naturales concretos en nuestra vida cotidiana, de manera que es el origen de nuestra irradiación, presencia, fuerza y carisma. Así pues, los chakras son responsables de capacidades que oscilan desde los sentimientos más refinados, la franqueza y la experiencia, hasta la telepatía.

Parece ser que cada chakra aplica al día un comportamiento energético básico; yo lo denomino regla de la energía. Se trata de una manera muy audaz, pero estimulante de proceder, si lo que se quiere es abarcar el principio funcional de un chakra. En el caso, por ejemplo, del chakra raíz, la regla de la energía sería la gravedad y para el chakra sacro el magnetismo. Para mí está muy claro que se trata de afirmaciones pseudocientíficas, pero, a pesar de todo, recomiendo al lector que se ponga en el lugar de un chakra desde este punto de vista, ya que estas reglas de la energía son muy útiles cuando se quieren comprender otras funciones de los chakras. En lo que se refiere a las reglas de la energía para los chakras del cuerpo, soy bastante optimista en cuanto a su funcionalidad; en el caso de los centros energéticos transpersonales la cosa es más espinosa, pero no menos apasionante.

¿Cuántos chakras existen?

Todos los centros energéticos de nuestro ser se agrupan en un todo lógico, en una estructura común. El flujo de la energía vital a través de nuestro cuerpo es continuo y los chakras son sólo mojones en una carretera. La mayoría de los centros energéticos del cuerpo están situados a lo largo de una línea imaginaria, que se extiende verticalmente por el centro de nuestro cuerpo y transcurre por nuestro Hara, la línea del Hara. Los siete chakras principales se localizan exactamente sobre esta línea, al igual que todos los chakras transpersonales.

Así pues, ¿cuántos chakras existen? Se trata de una cuestión muy interesante y controvertida. En primer lugar me gustaría advertir que en este libro yo no he abordado el concepto de chakra desde un sentido indio clásico, sino que lo relaciono con otros centros energéticos del organismo, que, bajo mi punto de vista, forman parte de la misma estructura global que los famosos siete chakras principales. Para ser precisos, en este contexto debería hablar únicamente de centros energéticos. Sin embargo, dado que en el lenguaje habitual del terapeuta son frecuentes términos como chakra del timo o chakra del bazo, no veo ninguna razón para no proceder también con libertad en lo referente a la terminología, ya que, en última instancia, los términos no desempeñan ningún papel importante. Lo más destacado son los contenidos y los conocimientos que subyacen tras ellos.

Sospecho que, hasta ahora, la mayoría de los lectores no habían oído hablar más que de los siete chakras, que ocupan prácticamente toda la bibliografía existente sobre los centros energéticos. Sin embargo, cuanto más se profundiza en el mundo de los cuerpos energéticos humanos, tanto mayores son las dudas sobre la existencia de sólo siete centros. No obstante, estos siete chakras son, desde el punto de vista de sus posibilidades energéticas, los más potentes, por lo que también se los conoce como chakras principales. Pero junto a ellos existen otros centros energéticos significativos en nuestro cuerpo energético, cuyo conocimiento nos ayuda en nuestra práctica como sanadores, psicoterapeutas o médicos. Cuanto más intensamente analicemos el cuerpo energético, tanto mayor será el número de condensaciones energéticas que descubriremos y tanto mayor nos parecerá la cantidad de centros energéticos funcionales existentes. Yo creo que, cuando se sigue analizando esta diferenciación de los cuerpos energéticos, al final se obtiene un espectro energético dinámico en el que no existen puntos fijos de chakra, sino simplemente condensaciones localizadas de energía.

De esta manera, el número de chakras descrito en este libro es arbitrario, aunque no más que la limitación a los siete chakras. El trabajo con los chakras, tal y como se describe en este libro, es muy práctico y funcional. Sin embargo, para cualquier terapeuta es importante recordar en el subconsciente que el descubrimiento individual de otros chakras no es en realidad nada extraordinario, sino simplemente una consecuencia lógica de una gran sensibilidad personal. Y, cuanto más fina sea la percepción de los chakras, tanto más fácil será trabajar sin limitarse a los siete chakras principales. Cada uno debe seguir su viaje de descubrimiento.

Una clasificación de los chakras

De hecho, la clasificación en grupos de los centros energéticos del cuerpo es simplemente una cuestión académica, ya que cada uno de ellos existe por sí mismo, y a su manera es útil de forma irrepetible. Sin embargo, dado que de esta manera la secuencia de los chakras puede representarse y entenderse mejor, a pesar de todo he decidido clasificarlos en cinco grupos y desarrollar una breve nomenclatura. La asignación de nombres es, en parte, arbitraria, pero siempre aplicable y sobre todo fácil de recordar.

La base de este libro son los siete chakras más conocidos, a los cuales nos referiremos como los chakras principales. Debido a su enorme influencia sobre nuestra energía corporal, éstos serán los que trataremos más extensamente. No obstante, en la concepción de este libro representan sólo una parte del sistema de los chakras corporales, es decir, centros energéticos a nivel de nuestros cuerpos físicos. Así pues, en una segunda parte se tratarán otros chakras corporales, que no han alcanzado la misma fama. Un tercer grupo de chakras corporales está formado por los puntos corporales un apelativo puesto por mí (conocidos también como chakras secundarios). Se trata de centros energéticos que pueden considerarse chakras, aunque su acción no es imprescindible.

Más allá de los límites de nuestro cuerpo material, naturalmente, tal y como ya se comentó, también tenemos un campo energético. Los chakras que se encuentran a este nivel se incluyen bajo la denominación de chakras transpersonales. Yo denomino chakras superpersonales a aquellos situados por encima de nuestra cabeza y que nos abren hacia arriba, y los describo en el capítulo correspondiente. De la misma manera, en el apartado dedicado a los chakras subpersonales, describo los centros energéticos que se encuentran por debajo de los pies y que anclan energéticamente a la persona a la tierra.

Lógicamente, todos los chakras se hallan relacionados entre sí. Yo creo que el hecho de que se comuniquen activamente y que se influencien intensamente entre ellos es más que lógico. Sin embargo, es sorprendente que determinados chakras parezcan trabajar conjuntamente de una manera más estrecha que otros. Dependiendo de la influencia bilateral, me refiero a este fenómeno como «conexión directa» o «conexión de cortocircuito». Lo extraordinario es que, ante la existencia de un puente de este tipo, en algunos de los casos uno de los dos chakras arrastra al otro automáticamente mediante su bloqueo o su activación. Más adelante trataré esta cuestión con mayor profundidad. Estas conexiones son importantes para el trabajo en la consulta, ya que el bloqueo de un chakra puede provocar la aparición de un síntoma en otro chakra en cortocircuito con el primero, lo que puede llevarnos a realizar el tratamiento en el lugar equivocado.

Una nomenclatura de los chakras

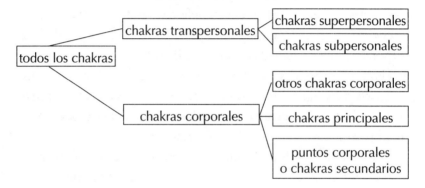

Grupo 1: los chakras principales

Repetimos una vez más: los chakras corporales son todos los centros energéticos que se encuentran a nivel de nuestro cuerpo físico y que coinciden con él. Obviamente, los más conocidos entre ellos son los siete chakras clásicos sobre los que existe una amplia bibliografía y a los que me refiero en este libro como chakras principales. En realidad, tienen una clara influencia sobre el equilibrio energético de nuestra vida cotidiana y merecen una detallada explicación. Los chakras principales son:

➤ **Chakra raíz** (1.º chakra principal)
  Centro de fuerza arcaico del instinto de supervivencia y asentamiento de los instintos básicos. Nuestra abertura central hacia abajo.

➤ **Chakra sacro** (2.º chakra principal)
Centro de las necesidades viscerales, deseos de cualquier tipo, fuerza creadora y vitalidad

➤ **Chakra del plexo solar** (3.º chakra principal)
Asentamiento de la fuerza personal, la expresividad y de la capacidad de acción propia. Intrincado con el plexo solar

➤ **Chakra cardíaco** (4.º chakra principal)
Lugar de la capacidad (personal) de amar, la bondad, la humanidad y muchos importantes dones delicados

➤ **Chakra laríngeo** (5.º chakra principal)
Centro de la automanifestación y la capacidad creativa, de la lealtad y la entrega

➤ **Tercer Ojo** (6.º chakra principal)
El lugar donde gobernamos, centramos y modelamos la energía mental, la zona de los planteamientos dirigidos a un objetivo

➤ **Chakra corona** (7.º chakra principal)
El asentamiento de la fe, de la unión con Dios; nuestra escala hacia arriba

Grupo 2: otros chakras corporales

Tal y como ya se ha mencionado, los chakras principales no son ni mucho menos los únicos que podemos encontrar en el plano de nuestro cuerpo físico. Precisamente en el ámbito de nuestro cuerpo material existen otros muchos centros energéticos con un importante significado para nosotros, pero que se tratan con escaso entusiasmo a causa de la obcecación por los «siete grandes». En este libro forman el grupo de los «otros chakras corporales». Dado que su denominación en algunos casos está muy unificada (como en el caso del chakra del timo), pero en otros no, en el libro me referiré a los chakras menos conocidos a partir de su situación manifiesta en el cuerpo. El grupo de los otros chakras corporales está formado por:

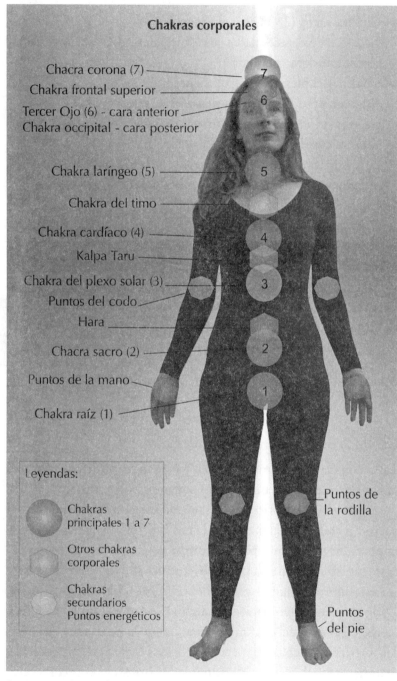

Chakras corporales

Chacra corona (7)
Chakra frontal superior
Tercer Ojo (6) - cara anterior
Chakra occipital - cara posterior

Chakra laríngeo (5)

Chakra del timo

Chakra cardíaco (4)

Kalpa Taru

Chakra del plexo solar (3)

Puntos del codo

Hara

Chacra sacro (2)

Puntos de la mano

Chakra raíz (1)

7
6
5
4
3
2
1

Leyendas:

Chakras principales 1 a 7

Otros chakras corporales

Chakras secundarios
Puntos energéticos

Puntos de la rodilla

Puntos del pie

figura en color en la pág. 338

32

➤ **Hara**

Depósito de energía y fuente de fortaleza de nuestros cuerpos energéticos; lugar de anclaje de nuestro Yo (en concordancia con el chakra del timo)

➤ **Kalpa Taru**

Centro donde se manifiestan los deseos del corazón, situado a medio camino entre el chakra cardíaco y el chakra del plexo solar

➤ **Chakra del timo**

Un centro espiritual central a medio camino entre el chakra cardíaco y el chakra laríngeo; en él nos encontramos frente a nuestro núcleo más profundo

➤ **Chakra occipital**

Lugar donde uno «se encuentra con las musas». El centro del occipucio alberga la inspiración (visual y acústica) y las oscilaciones más finas

➤ **Chakra frontal superior**

Asentamiento tanto de la voluntad (puede sintonizarse con la voluntad de Dios) como de la verdadera sabiduría y claridad

Chakra del bazo

En todo caso, el chakra del bazo podría incluirse en el grupo de los otros chakras corporales. No obstante, en muchos ejemplos de la bibliografía el concepto de chakra del bazo es equivalente al de chakra sacro. Bajo mi punto de vista se trata de otro centro energético, que prácticamente sólo aparece en el trabajo de sanación orientado al cuerpo. Dado que en este libro nos ocupamos preferentemente de los aspectos psíquicos y transpersonales de la sanación, este chakra no se incluye en nuestra exposición.

Grupo 3: los puntos corporales (chakras secundarios)

Además de éstos, existen otros campos energéticos sensitivos en el cuerpo, los cuales, desde el punto de vista funcional, dependen directamente de un chakra y se encuentran en las extremidades. En esta cuestión, la opinión de los entendidos es divergente. Algunos los consideran verdaderos chakras y los denominan como tales, es decir, por ejemplo, chakra de la mano, chakra del pie, etc. Para otros se trata de campos energéticos funcionales, que dan soporte y modifican la comunicación y, función de otro chakra, sobre todo de los chakras principales. Así pues, podrían denominarse también «chakras secundarios». Ejemplos de ellos serían las manos, que como «manos sanadoras» son capaces de transmitir la energía de amor del chakra cardíaco, fenómeno que utilizan sistemas terapéuticos como el *reiki*, o bien los pies como reforzantes del intercambio de la energía terrestre a nivel del chakra raíz, lo que observamos principalmente en las terapias chamánicas. Sin embargo, lo que queda totalmente claro en la práctica diaria es que una radiación de estos campos sensitivos con frecuencia tiene una consecuencia directa sobre la actividad de uno de los chakras principales. En este libro, me refiero a los chakras secundarios simplemente como «puntos corporales» (puntos del pie, puntos de la mano) y dejo que sea el lector el que los clasifique. Entre los puntos corporales encontramos:

➢ **Puntos del pie**
  vinculados a capacidades como la perseverancia, la organización, el autoctonismo y la estabilidad
➢ **Puntos de la rodilla**
  relacionados con los temas de la tolerancia, la flexibilidad, la motivación y el movimiento hacia delante en una dirección
➢ **Puntos del codo**
  tienen que ver con cualidades como la capacidad de imponerse y la disposición a la colaboración
➢ **Puntos de la mano**
  dar y tomar, regalar y recibir

Línea energética de la escápula

El fenómeno de la línea energética de la escápula constituye un ejemplo singular de lo que es la conexión entre un chakra principal y un campo energético sensitivo. Se trata de dos líneas energéticas de 15-20 cm de longitud que transcurren a lo largo de ambas escápulas. Ostensiblemente, éstas sólo se activan directamente a través del séptimo chakra, por lo que yo las considero como una especie de «extremidad» del chakra corona. Cabe resaltar que esta línea energética se sitúa en el lugar donde los pintores clásicos ubicaban las alas de los ángeles.

Grupo 4: chakras superpersonales

Tal y como ya se ha dicho, nuestro cuerpo energético no acaba donde finaliza nuestro cuerpo físico. Y, dado que los chakras representan una parte de nuestro cuerpo energético, naturalmente también podemos encontrarlos fuera de nuestro cuerpo físico. Estos centros energéticos se corresponden con el concepto de «chakras transpersonales». Todos ellos se localizan a lo largo de una línea energética vertical que atraviesa nuestro cuerpo; nos unen hacia arriba con el cielo y por abajo nos anclan a la tierra. Dado que dicha línea transcurre a través de nuestro Hara, algunos la denominan también línea del Hara. Existen chakras transpersonales por encima de la cabeza –desde un punto de vista ilustrativo camino del cielo– y por debajo de las piernas, camino de la tierra. En este libro también se dividirán en estas dos categorías. Yo denomino chakras superpersonales a los chakras transpersonales superiores, y entre ellos incluyo:

➤ **Punto del alma**

Allí donde puede verse la «aureola»; el lugar del Yo superior y el punto de acceso a nuestra alma y sus necesidades

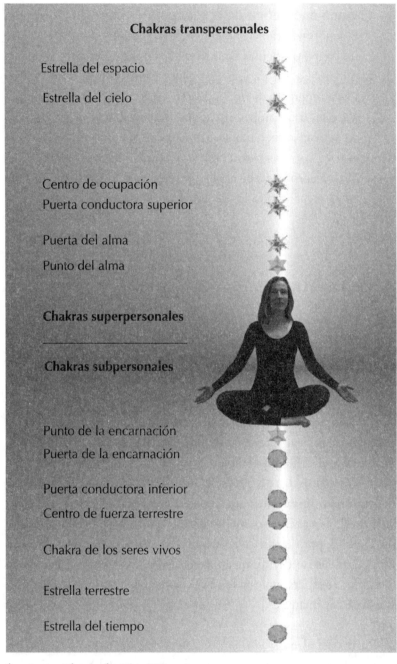

Chakras transpersonales

Estrella del espacio

Estrella del cielo

Centro de ocupación
Puerta conductora superior

Puerta del alma
Punto del alma

Chakras superpersonales

Chakras subpersonales

Punto de la encarnación
Puerta de la encarnación

Puerta conductora inferior
Centro de fuerza terrestre

Chakra de los seres vivos

Estrella terrestre

Estrella del tiempo

figura en color en la pág. 339

➢ **Puerta del alma**

Este centro se activa cuando una nueva alma desea ser encarnada en el mundo.

➢ **Puerta conductora superior**

Centro de comunicación superior con la fuente (lado de la luz), la maestría y la conducción superior, el cual puede utilizarse de manera interactiva.

➢ **Centro de ocupación**

Es el camino más fácil al centro de interpretación personal de la propia existencia terrenal en esta encarnación.

➢ **Estrella del cielo**

En este chakra se halla codificada nuestra relación completamente personal con el Padre Celestial, hacia el polo de luz o el «polo humano» de la fuente.

➢ **Estrella del espacio**

En este caso sobrepasamos el límite de nuestra existencia terrenal hacia la conciencia del Todo. Es un chakra importante para la telepatía, así como para la relatividad de la continuidad del espacio.

Grupo 5: chakras subpersonales

Los chakras subpersonales son el contrapunto de los chakras transpersonales superiores. Constituyen el segundo paso hacia la obra de Dios. Cuando nos ocupamos más a fondo de estos chakras, enseguida nos damos cuenta de que sus peculiaridades se traducen en lo que podría llamarse el «acceso femenino a la espiritualidad», mientras que los superiores representarían el camino de cariz más masculino. Tanto el canal superior como el inferior son como el *yin* y el *yang* en el sistema cósmico. Son polos opuestos, pero al mismo tiempo parte de un mismo todo. Algunos de los chakras subpersonales constituyen una réplica opuesta de los chakras suprapersonales. Sin embargo, otros existen por sí mismos y cumplen funciones muy especiales. Entre los chakras subpersonales se encuentran:

> **Punto de la encarnación**

Punto primario de anclaje a la tierra de nuestra energía espiritual y también de la transformación de nuestro camino del alma y nuestros dones.

> **Puerta de la encarnación**

La codificación de nuestra propia capacidad de conexión en todos los sentidos, y también nuestro sentido de pertenencia a una familia, a una etnia o a un pueblo.

> **Puerta conductora inferior**

Es el centro transpersonal más bajo, que permite nuestra comunicación con las fuerzas/la sabiduría/la maestría de la tierra.

> **Centro de la fuerza terrestre**

Este punto constituye un potente centro de la fuerza terrestre vital. Desde aquí es estimulado nuestro Kundalini.*

> **Chakra de los seres vivos**

La maravilla de la vida sobre la tierra; en este caso se trata de nuestra sumisión y nuestra unión con todo ser vivo.

> **Estrella terrestre**

Punto de anclaje de la fuerza divina «femenina» y polo terrestre opuesto de nuestro ser masculino sobre la tierra.

> **Estrella del tiempo** (hipotética)

La contraposición bajo los pies de la estrella del espacio situada por encima de la cabeza; relatividad de la continuidad del tiempo y la conciencia del mismo.

---

* Los textos sagrados hindúes se refieren a la fuerza vital como Kundalini, la cual impregna el universo. En el hombre, esta fuerza se almacena en el extremo inferior de la columna vertebral. Si se despierta a través de la meditación o los ejercicios espirituales, sube a lo largo de la columna vertebral y activa los chakras que encuentra en su camino.

Simetría del sistema de los chakras

Si observamos el orden que siguen los chakras, descubriremos un fenómeno que viene muy bien para el tratamiento de las funciones y los temas de cada uno de los chakras, una especie de simetría de nuestro sistema de chakras. Parece ser, que el Kalpa Taru es el punto energético principal de nuestro sistema de chakras. En este punto se encuentran y se juntan las corrientes energéticas superior e inferior. Y a la misma distancia hacia arriba y hacia abajo del Kalpa Taru se hallan chakras con funciones relacionadas u opuestas. Gráficamente sería como si desde el Kalpa Taru se trazaran círculos cada vez más grandes. En el círculo más pequeño se encontrarían el corazón y el plexo solar, los dos órganos que representan las dos corrientes principales de fuerza y amor. En el siguiente círculo se hallarían los dos administradores principales de la energía eficaz, es decir, el chakra del timo para la fuerza celestial y el Hara para la fuerza terrestre. En el círculo siguiente se encontrarían la estrella celeste y la estrella terrestre como dos polos de manifestación de lo divino, etc. Sin embargo, esta simetría no siempre es tal, de manera que no la considero un hecho irrefutable en el estudio de los chakras, ya que precisamente en el caso de los chakras transpersonales encontramos una y otra vez centros con funciones contrapuestas, por lo que es importante tomar la posible simetría como una hipótesis poco fiable.

Conexiones transversales de los chakras

Aunque cada uno de los chakras cumple una función propia, todos los centros energéticos interactúan muy estrechamente. Incluso puede afirmarse que se influencian entre ellos de forma masiva. En la práctica considero útil la diferenciación de tres principales interacciones. Seguidamente expongo estos tres tipos de interacción; en los apartados referidos a cada uno de los chakras se tratarán bajo el título «conexiones transversales».

Vecindad

Obviamente, el caso más sencillo de influencia recíproca entre dos chakras es la cercanía espacial. En este caso, rige el principio de la resonancia, según el cual un chakra situado junto a otro automáticamente oscila de la misma manera. En ocasiones, dos chakras comparten, además, los mismos órganos o regiones corporales, lo que conlleva una nueva interacción. En último extremo, todos los chakras superiores e inferiores reciben las dos corrientes energéticas principales de la vida, por lo que la energía se propaga de un chakra a otro. Así pues, cuando nos ocupamos de la función de un centro energético, siempre es aconsejable tener en cuenta la forma de actuar de los chakras vecinos. Cuando el chakra del timo está abierto, el chakra cardíaco nunca está cerrado. Un Yo activo dominará en el chakra laríngeo, cerrará el timo y, con monólogos internos, reducirá el estado de alerta del Tercer Ojo. La sexualidad siempre influirá en el primer y el segundo chakra. Todos ellos son ejemplos de la influencia de los chakras por vecindad.

Conexión directa

Una segunda forma de interacción es la que yo denomino «conexión directa». En este caso, dos chakras están en estrecha relación, aunque no permanezcan cerca el uno del otro. Parecen, por así decirlo, tener preferencia por trabajar juntos, como ocurre, por ejemplo, cuando dos personas con diferentes ocupaciones trabajan en un mismo proyecto. Así pues, en determinadas situaciones de la vida, los dos chakras se activan de forma conjunta y estrecha, aunque manteniendo siempre su independencia. Este tipo de conexión es la que existe, por ejemplo, entre el Hara y el chakra del timo o entre el chakra occipital y el punto del alma.

Conexión de cortocircuito

Lo que yo llamo conexión de cortocircuito es un entrelazamiento de dos chakras, que desemboca en una conexión directa. En este caso, la función de los dos chakras es dependiente la una de la otra. Si uno actúa, el otro reacciona y viceversa. Por lo general esto es así, por ejemplo, en el caso de los chakras secundarios, que parecen depender del correspondiente chakra principal; no obstante, también puede depender de la situación o de la función. Un bello ejemplo lo constituye la acción conjunta del chakra frontal (asentamiento de la voluntad mental) y el chakra del plexo solar (asentamiento de la fuerza de voluntad y la capacidad ejecutora). Si queremos imponer nuestra voluntad, ambos deberán estar continuamente activos o no funcionará. Lo mismo ocurre cuando se trata de un acto creativo, en el que los chakras sacro (fuerza creativa) y laríngeo (expresión artística) deben actuar juntos y estrechamente relacionados.

Conductos especiales

Junto a las conexiones directas y de cortocircuito existe algo más que yo denomino conductos especiales. Se trata de vías de unión en las que tienen lugar procesos energéticos y que están relacionados con nuestra conexión hacia arriba con el cielo y hacia abajo con la tierra. Los conductos especiales conectan con frecuencia varios centros energéticos entre sí. La interacción entre los chakras situados en un conducto especial es más intensa que la que se produce en una conexión directa; no obstante, no existe una dependencia estricta como la que se produce en una conexión de cortocircuito.

Existe un importante conducto especial que puede dividirse en dos partes para su estudio. La primera parte está formada por la conexión de los tres chakras corporales centrales espirituales (excepto el chakra corona), es decir, del chakra del timo, del Kalpa Taru y del Hara. La segunda parte está constituida por una conexión del chakra del timo con los superpersonales, así como del Hara con los

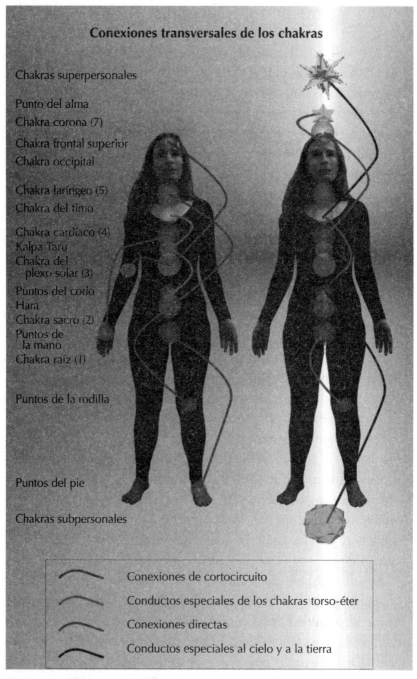

Conexiones transversales de los chakras

Chakras superpersonales

Punto del alma
Chakra corona (7)
Chakra frontal superior
Chakra occipital

Chakra laríngeo (5)
Chakra del timo

Chakra cardíaco (4)
Kalpa Taru
Chakra del
   plexo solar (3)
Puntos del codo
Hara
Chakra sacro (2)
Puntos de
 la mano
Chakra raíz (1)

Puntos de la rodilla

Puntos del pie

Chakras subpersonales

Conexiones de cortocircuito

Conductos especiales de los chakras torso-éter

Conexiones directas

Conductos especiales al cielo y a la tierra

figura en color en la pág. 340

centros energéticos subpersonales. El grado de nuestra actividad a nivel de estos conductos especiales está unido, con gran probabilidad, a nuestra capacidad de canalizar la energía, la sabiduría y otros (una información más detallada nos llevaría a niveles demasiado profundos del trabajo de sanación). Una segunda forma de presentación de los conductos especiales es una conexión de varios chakras a un grupo, un «grupo de sinergia», en el que todos los componentes se influencian mutuamente. Dado que este hecho sólo se observa en los chakras transpersonales, en la introducción del apartado dedicado a los chakras superpersonales incido con más detalle en el tema (*véase* pág. 204).

El gráfico de la página 42 muestra las principales conexiones directas y de cortocircuito, así como los conductos especiales centrales.

El flujo vertical a través de los chakras

La parte principal de este libro está dedicada a la descripción detallada de las características de cada uno de los chakras. Pero antes de comenzar esa tarea, es interesante que observemos los centros energéticos de forma global. Existen algunas características que son compartidas por todos los chakras. En este punto, desearía exponer tres de ellas. Con plena conciencia, yo denomino a estas tres conexiones como «flujo de elementos», «flujo de la conciencia» y «flujo del tiempo».

El flujo de los elementos

Tal y como muestra el gráfico anteriormente mencionado, nuestro sistema de chakras se extiende entre el cielo y la tierra, entre la «forma» bajo nuestros pies y la «amorfia» por encima de nuestra cabeza. El tránsito de lo sólido a lo etéreo queda reflejado en los temas de los chakras. Además, esta transformación también puede

43

describirse muy bien en relación a los cinco elementos, tierra, fuego, agua, aire y éter. Esta representación recuerda a la estructura del aura en la dimensión horizontal. Sin embargo, en este caso se trata de una distribución de los elementos en la dirección vertical. De todas maneras, me he permitido la licencia de representar el éter de dos formas, como éter *yin* y como éter *yang*; pero éstos deberían servir sólo para representar los dos principales canales energéticos que realmente existen en nuestro ser; en última instancia, el éter sigue siendo éter. Los rombos de la siguiente figura representan de manera rudimentaria la fuerza de acción de un elemento en el correspondiente chakra. Su extensión muestra el campo relevante de influencia de un elemento. Allí donde el rombo es más ancho es donde se encuentra el punto de máxima acción del elemento correspondiente. La sucesión ascendente de las características de los elementos queda claramente reflejada en la práctica de la sanación. Por el contrario, la transición de las peculiaridades de los elementos entre ellos es continua, por lo que no existen límites demasiado evidentes entre unos chakras y otros. Así, algunos chakras representan varios elementos.

Chakras de tierra

PUNTO PRINCIPAL: puntos del pie
ZONA CENTRAL: desde los puntos del pie hasta el chakra sacro
ZONA LÍMITE: desde el punto de la encarnación hasta el chakra del plexo solar

La tierra es la base sobre la que todo crece y prospera. Desde muy abajo, la fuerza de la vida asciende hacia nosotros y empuja a cualquier forma de vida hacia su florecimiento y plenitud. Como un árbol, la fuerza de la tierra aspira siempre a un mayor enraizamiento, estabilidad, belleza, plenitud, saciedad y presencia, y rebosa naturalidad y fuerza. Este empuje está siempre detrás de los contenidos y las funciones del chakra involucra-

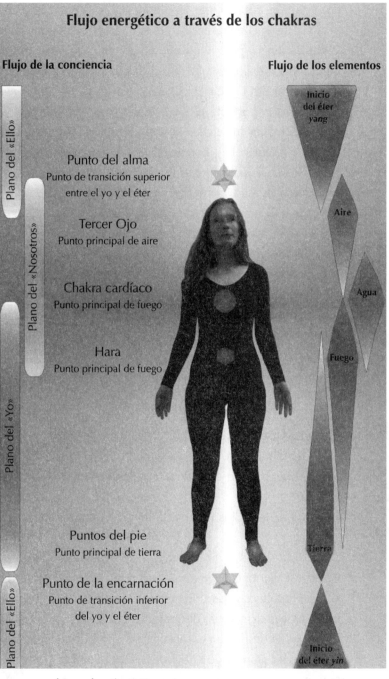

Flujo energético a través de los chakras

Flujo de la conciencia

Flujo de los elementos

Plano del «Ello»

Plano del «Nosotros»

Plano del «Yo»

Plano del «Ello»

Inicio del éter yang

Punto del alma
Punto de transición superior
entre el yo y el éter

Tercer Ojo
Punto principal de aire

Aire

Chakra cardíaco
Punto principal de fuego

Agua

Hara
Punto principal de fuego

Fuego

Puntos del pie
Punto principal de tierra

Tierra

Punto de la encarnación
Punto de transición inferior
del yo y el éter

Inicio del éter yin

figura en color en la pág. 341

45

do. Según mi parecer, el punto principal de la fuerza terrestre personal se encuentra en los puntos de los pies. Constituyen la parte esencial para nuestro contacto con la tierra y nuestra unión hacia abajo, por lo que de alguna manera constituye el polo opuesto del chakra corona. No obstante, a este nivel también es importante el chakra sacro, ya que refleja nuestras necesidades materiales de supervivencia como la alimentación, el calor o la procreación. Asimismo, la tierra se deja ver en los chakras limítrofes. Por ejemplo, el chakra sacro nos conduce a nuestra necesidad de contacto físico, de sentirse cobijado y de amar con todos los sentidos. Los temas de nuestros cuerpos materiales son influenciados decisivamente por los chakras terrestres, incluida la enfermedad y la salud físicas. Y, naturalmente, a este nivel nuestra relación con lo material (dinero y posesiones) constituye un tema extenso. Asimismo, es en estos chakras donde se decide si nuestro comportamiento real y nuestras acciones están de acuerdo con nuestras ideas, deseos y puntos de vista o si estamos condenados al fracaso porque perseguimos una meta más allá de nuestras posibilidades.

CHAKRAS DE FUEGO

PUNTO PRINCIPAL: Hara

ZONA CENTRAL: desde el chakra raíz hasta el chakra del plexo solar

ZONA LÍMITE: desde los puntos de los pies hasta el chakra cardíaco

El fuego calienta o quema, proporciona seguridad o destroza la vida; todo es cuestión de medida. No obstante, el elemento fuego provee siempre las distintas fuerzas de empuje de la vida, las cuales se desdoblan especialmente en algunos chakras.

El primer gran fuego que arde dentro de nosotros propulsa el motor de la supervivencia personal en el chakra raíz, por el que nos vemos impelidos a buscar alimento y cobijo, a defendernos y procrear. El fuego de la pasión, de la fuerza creadora y de los deseos se localiza en el chakra sacro; el entusiasmo, la fuerza para imponerse y el poder de motivación se localizan en el tercer chakra principal; el fuego de fusión de la creación pone en llamas al Kalpa Taru, mientras que en nuestro chakra cardíaco arde la fuerza que nos da el coraje para repartir activamente nuestro amor por el mundo. No obstante, los puntos de las rodillas, con su fuerza de motivación, y los puntos de los pies, con su fuerza creadora, también contienen una parte de fuego. El punto principal de fuego se localiza en el Hara, ya que se encuentra entre los dos (tres) chakras más fogosos: por una parte el chakra sacro con su indomable pasión (alimentada por la agresiva energía del chakra raíz) y, por otro lado, el chakra del plexo solar con su personal energía, la cual moviliza la autodeterminación, la fuerza de expresión o la fuerza de lucha. No es sorprendente que prácticamente todos los deportes de lucha orientales se basen en la cultivación de la energía del Hara cuando se trata de acciones y luchas fogosas. Mientras que en el plano terrenal las sensaciones físicas son importantes, en el caso del fuego las emociones constituyen un tema esencial, ya que aseguran una vida interior ardiente y dinámica.

LOS CHAKRAS DE AGUA

PUNTO PRINCIPAL: chakra cardíaco
ZONA CENTRAL: desde el Kalpa Taru hasta el chakra laríngeo
ZONA LÍMITE: desde el chakra sacro hasta el chakra laríngeo

En el plano del elemento agua, las emociones abandonan a los sentimientos. En este caso, ya no se trata del actuar con valentía, sino de la sensibilidad interna más delicada. En el centro del plano del agua se encuentra el chakra cardíaco, que es el más decisivo y puro de los sentimientos. Y si realmente queremos implicarnos, no con la presión de la presencia del plexo solar, sino en una automanifestación de nuestro mundo afectivo, debemos entrar en conocimiento con nuestro chakra laríngeo. En ocasiones cooperará y en otras reaccionará con un nudo en la garganta.

El agua debe fluir siempre para mantenerse clara y pura. Cuando se estanca empieza a pudrirse. A través de los chakras de agua somos desafiados a fluir con la corriente de la vida. En este sentido, es todo lo contrario de lo que ocurre con los chakras de fuego (los cuales claman por la autoafirmación y hacen posible nuestro poder personal y nuestra autosuficiencia): se trata de confianza, humildad, entrega, aceptación, dejarse ir y automanifestación. En el fuego está acentuada la cualidad *yang* de lo masculino, mientras que en el agua predomina la cualidad *yin* de lo originalmente femenino. Y ambas partes requieren de nosotros entrega: entrega a la fuerza y entrega al amor.

Los chakras de aire

PUNTO PRINCIPAL: Tercer Ojo

ZONA CENTRAL: desde el chakra del timo hasta el chakra frontal superior

ZONA LÍMITE: desde el chakra cardíaco hasta el punto del alma

En los chakras de aire rige el principio mental. En este caso, a mi parecer, el término mente se adecua muy bien, ya que aúna el principio racional (razón e intelecto) con el principio intuitivo (creatividad e intuición) y éstos con la inspiración espiritual. Los principales nutrientes de los chakras de aire son la imaginación, las ideas y las estructuras conceptuales. En los chakras de tierra, el medio de comunicación interpersonal más útil es el contacto físico; en los chakras de fuego la expresión emocional; en los chakras de agua la automanifestación basada en los sentimientos y, finalmente, en los chakras de aire, lo importante es la imagen y la palabra.

El chakra de aire inferior es el chakra del timo. Es nuestro principal maestro de la ausencia de pensamiento, habla el ser. Junto con el chakra corona que nos enseña a no actuar, forma el arco espiritual sobre el que se despliegan todos los pensamientos e imágenes de nuestra vida. Pero ni tan siguiera el punto del alma permanece imperturbado ante las imágenes y los pensamientos de nuestra vida anterior (siempre que se crea en la teoría de la reencarnación), por lo que también tiene parte de aire. A nivel del chakra laríngeo ascendemos al mundo de las imágenes inconscientes de nuestras sombras y nuestro Yo. En el Tercer Ojo se concentra nuestra fuerza mental. Y, finalmente, todos los chakras de aire están involucrados en diversa medida en nuestra fuerza creadora visionaria.

LOS CHAKRAS DE ÉTER *YANG* (DESDE EL CHAKRA LARÍNGEO HASTA EL PUNTO CENTRAL CELESTE)

PUNTO PRINCIPAL: estrella del cielo

ZONA CENTRAL: desde el chakra corona hasta el infinito en el cosmos

ZONA LÍMITE: desde el chakra occipital hasta el infinito en el cosmos

A este nivel, ascendemos con nuestro Ser a la inacabable extensión del cielo y valoramos el mundo a vista de águila. En los chakras del plano éter se nos abre el mundo de la superconciencia. Lo que era creencia se convierte en conocimiento; lo que en el plano de aire todavía era conocimiento, en este plano es sabiduría; lo que allí era deber aquí se hace vocación; lo que antaño era sólo una simple biografía se convierte en una senda del alma, quizás a través de varias vidas. Cuanto más nos deslizamos hacia arriba por el plano del éter *yang*, tanto más se traslada el centro desde el más profundo ser individual hacia la unidad con Dios. El punto del alma nos muestra todavía en nuestra senda del alma, mientras que el centro de la vocación nos muestra imbricados con nuestro deber sobre el planeta. En la estrella del cielo encontramos nuestra unidad con uno de los polos de lo divino o nuestra separación del mismo. Es como un viaje a la esencia de nuestra alma. Éter es un buen término para esencia. Así pues, la consideración de la estrella del cielo como el chakra principal del plano del éter *yang* adquiere todo su sentido.

LOS CHAKRAS DEL ETER *YIN*
(DESDE EL PUNTO DE LA ENCARNACIÓN
HASTA EL PUNTO TERRENAL MEDIO)

PUNTO PRINCIPAL: estrella de la tierra

ZONA CENTRAL: puerta conductora inferior hasta el punto de tierra medio

ZONA LÍMITE: desde el punto de la encarnación hasta el punto de tierra medio

Podemos volar hasta Dios, pero también podemos sumergirnos en él o ella y encontrar en él o ella. La senda de la tierra hacia el otro polo divino también nos conduce a la unidad, simplemente de una forma distinta. En el éter *yin*, descendemos hacia las profundidades de la tierra, generalmente a través de los abismos de nuestro subconsciente. Pero aunque el éter sigue siendo éter, en este caso he elegido el término de éter *yin*, ya que la senda de la tierra es, con frecuencia, la senda femenina y en la práctica se encuentra en contraposición con la senda masculina del cielo. Los temas espirituales de los chakras subpersonales reflejan la senda espiritual de la tierra de forma más que clara. A ese nivel se trata de cosas como la plenitud inconmensurable, la fuerza vital y el recogimiento en el seno de la madre naturaleza. En este plano todo se basa sencillamente en la solidez de nuestra encarnación. El centro de éter *yin* superior es el punto de la encarnación; oscila con el cambio práctico de nuestra senda vital espiritual, que ha elegido nuestra alma en el polo opuesto de nuestro punto del alma. Entre el punto del alma y el punto de la encarnación se extiende nuestro Ser vivido en esta encarnación. La figura geométrica del merkaba* lo representa simbólicamente y se extiende por encima de estos dos puntos. El punto central es la contraposición de la estrella del cielo del éter *yang* y se encuentra en la estrella de la tierra. Dado que, al igual que en el caso del éter *yang*, a este nivel estamos unidos con el Todo, naturalmente este elemento se introduce más allá en la tierra, bajo nuestros pies.

El flujo de la conciencia

La segunda secuencia podría denominarse flujo de la conciencia. Esta segunda tendencia hace referencia al simple hecho de que el centro de la conciencia, evaluado de abajo a arriba, se desplaza del foco del Yo, al foco del Nosotros hasta el foco del Todo. Cuanto más profunda es la situación de un chakra en el plano físico, más muestra lo que necesitamos, lo que queremos y lo que deseamos. Y cuanto más elevado se encuentra el centro, mayor será nuestra conciencia de lo que somos, queremos y debemos en sintonía con el Todo. Idealmente, por debajo está la conciencia sana del Yo y por encima la conciencia sana del Todo o la superconciencia. El flujo de los elementos y el de la conciencia están estrechamente unidos, lo que seguidamente quedará mucho más claro.

---

*El término Mer-Ka-Ba está formado por tres palabras procedentes del antiguo Egipto. *Mer* significa «luz», *Ka* significa «mente» y *Ba* significa «alma». El término quiere significar una estructura de luz mental, que rodea el cuerpo físico en forma de una gran estrella tridimensional de Cristo (un tetraedro estrellado formado por dos pirámides triangulares entrelazadas). Cualquier organismo vivo está rodeado por un merkaba.

El plano del yo individual
La unión de la tierra y el fuego

La unión de la tierra y el fuego constituye el núcleo de nuestro plano individual del Yo. El fuego nos exige que intercedamos por nosotros activamente y que luchemos con fuerza por un lugar, por ser escuchados, por espacio libre o por un radio de acción. La tierra es el suelo sobre el que estamos, la raíz, la materia y nuestra base de abastecimiento. De algún modo, los chakras de tierra y de fuego están relacionados de forma elemental con la autoafirmación y la autoprotección. Por este motivo se los conoce también como chakras del Yo, ya que determinan en gran medida nuestra individualidad. Por otra parte, muestran de la forma más clara el cambio de nuestra personalidad determinada individualmente. A este nivel dominan los temas vitales relacionados con el Yo, como el cambio y la afirmación de nuestra individualidad, nuestra separación de los demás. Pero en este plano también encontramos la construcción sistemática de nuestra vida, piedra a piedra, con fuerza y determinación. Así pues, los chakras de tierra sirven sobre todo para la comunicación de las necesidades humanas básicas individuales. Las emociones intensas y burdas, como el espíritu de lucha, la ira, la codicia, el miedo, la ilusión, la rabia, la alegría, el entusiasmo o la envidia se localizan a este nivel. Estos chakras nos confieren las aristas que nos hacen inconfundibles. De esta manera, los chakras del Yo también tienen mucho que ver con nuestro «lado de la Luna» y van de la mano de nuestro subconsciente; es aquí donde encontramos las sombras de nosotros mismos.

A Sigmund Freud le hubiera gustado conocer la existencia de estos chakras, ya que la dinámica inconsciente que pueden producir es inmensa. Sin embargo, también es cierta una cosa: la pérdida de color del Yo y los vínculos que nos suministran producen grandes tragedias, pero con frecuencia son más fáciles de reconocer que partes de nosotros violentadas por el Yo, las cuales llegan a ser provechosas cuando nos desplazamos a las zonas más altas del sistema de los chakras.

EL PLANO DEL NOSOTROS SOCIAL
LA UNIÓN DEL AGUA Y EL AIRE

Me gusta referirme al conjunto de los chakras de agua y de aire como los «chakras del Nosotros», ya que están implicados en nuestra relación social con los demás. Así pues, están en contraposición con los momentos de estímulo individual del corazón de los chakras del Yo y aúnan nuestras necesidades vitales con las demandas de nuestros congéneres, todos los seres vivos, es decir, nuestro entorno. Además, los chakras del Ello universales estimulan a los chakras del Nosotros. Así ocurre con los primeros, sobre todo la tríada del Kalpa Taru, el chakra cardíaco y el chakra del timo, el crisol de las energías superiores e inferiores. Estos tres forman un reactor de fusión vivo, el cual engloba en un todo nuestras necesidades del Yo con las de nuestro entorno y nuestra conexión espiritual. Las barras de combustión de este reactor están constituidas por amor, fuerza y verdad (conciencia). Como resultado de la fusión se forma una forma de vida útil tanto para nosotros mismos como, en la misma medida, para la sociedad. El objetivo ya no es sólo en primer término la autoafirmación, sino la concordancia, la sinceridad, la cooperación, la atención, la confianza, la compasión, la comprensión y la humildad. En nuestro plano cotidiano encontramos a este nivel temas como el amor, la intimidad, la creatividad, el juego, así como nuestra capacidad mental de influir y manifestarnos.

EL PLANO DEL ELLO UNIVERSAL
LA UNIÓN DEL ÉTER *YIN* Y EL ÉTER *YANG*

Los chakras del Yo y los chakras del Nosotros sirven principalmente para la comunicación con nuestro entorno. Por el contrario, los chakras del Ello nos unen hacia arriba con el cosmos infinito y hacia abajo con el centro de la tierra. Nos mantienen en la red del gran todo, del ELLO. (De forma alternativa podría haberme referido al plano del Ello como el plano del Todo.) En el caso de los chakras del Ello se trata, por una parte, de temas de nuestra individualidad, pero al mismo tiempo de nuestra conexión personal con el Todo universal. A este nivel encontramos nuestro centro en relación con la autorrealización y la realización del plan divino. Allí sintonizamos con nuestro propio y más preciado bien. De esta manera, tenemos la oportunidad de manejarnos en concordancia y como contrapartida sumergirnos en la plenitud de la vida. Las cosas que pasan a este nivel exceden, por su parte, a nuestra intervención consciente, ya que en este plano la transformación y el crecimiento están sujetos a las leyes cósmicas. Así, podemos recibir fuerza, luz y muchas formas de ayuda; sin embargo, sólo cuando estemos preparados, podremos sintonizar nuestras necesidades personales con las exigencias de nuestra senda en esta vida. Cada persona que va en busca de la paz y que desea vivir su llamada puede encontrar ese camino para sí mismo. Una vez este proceso ha sido cumplido en su totalidad, la consecuencia será la limpieza a su manera de los chakras del Yo y se calmarán las luchas internas en el plano de los chakras del Nosotros. No obstante, con frecuencia se trata de un camino largo, que para algunos dura toda la vida.

El flujo del tiempo

El tercer cordón rojo que se extiende a través de todos los chakras es el diferente «tiempo de diálogo» de los chakras, es decir, una especie de velocidad de reacción biológica, ya que cuanto más arriba nos movemos en la vertical del sistema de chakras, mayor es la frecuencia de oscilación del chakra y más pequeña es su amplitud (intensidad de la oscilación). Cuanto más profundamente descendemos en nosotros mismos y en la tierra, más lenta e intensa es la oscilación del centro energético. En el capítulo sobre las resonancias se hablará más detalladamente sobre el tema. Sin embargo, al mismo tiempo, parece ser que cuanto más lenta es la reacción de un chakra en lo referente a su tiempo de reacción como emisor o receptor de comunicación, más cerca del punto central de la tierra se encuentra.

¿Cómo se traduce esto en la práctica? Para ayudarnos a entender podemos recuperar la imagen del flujo de los elementos. En la parte más alta de nuestro sistema de chakras se encuentra el éter *yang* de reacciones desinhibidas, seguido del aire ligero como medio de transporte de la mente. Después viene el fuego, de movimientos rápidos, seguido del agua, que fluye con lentitud, y cierra la rueda la sólida tierra. Cuando nos comunicamos con alguien en el plano superpersonal a través de un chakra de éter, salvamos en un abrir y cerrar de ojos una distancia de kilómetros; en cuestión de segundos nuestro campo mental puede reaccionar en un intercambio de persona a persona. Si, por el contrario, queremos percibir nuestras necesidades viscerales y nuestros deseos, el proceso necesitará un par de segundos más. Dicho de otra manera: el erotismo puede encenderse con rapidez en el campo del aire, pero el movimiento de dos cuerpos necesita esencialmente más tiempo para su desarrollo. Si una información del exterior tiene que atravesar nuestras «capas terrestres» y llegar a nosotros en todos sus aspectos, entonces, según una teoría de la PNL,* se necesitan siete segundos.

En el caso de la actividad espiritual de nuestros dos canales principales, el canal de luz superior y el canal de fuerza inferior, ocurre exactamente lo mismo. Si realizo una canalización para la descarga de algún conocimiento, es una cuestión de milésimas de segundo. Sin embargo, si soy un maestro de tai chi que ejecuto

---

*Programación neurolingüística: método para modificar la percepción y la comunicación.

una descarga de energía, ésta (yo la he ejecutado y movilizado a través de mi Hara) se traslada por la habitación a una velocidad de alrededor de 1 m/s. Debe tenerse en cuenta que una información o una emisión de energía necesitará más tiempo en el intercambio cuanto más profundamente esté situado el chakra en nosotros. Aunque, cuanto más lentamente se mueva la energía, más potente será.

Estudiemos bien la relación entre la frecuencia y la amplitud: por encima de nuestra cabeza, la frecuencia de una oscilación cargada con la información de la quietud (sin amplitud) se extiende indefinidamente –¿no es eso lo que buscamos con la meditación? Por el contrario, bajo nuestros pies existe una interrupción (sin frecuencia) de fuerza infinita; yo lo definiría como una presencia masiva. Los chakras estrella del espacio y estrella del tiempo nos dan una idea de las posibilidades que podemos esperar a estos niveles, aun cuando, en términos de investigación, nos movamos (todavía) en el campo de las hipótesis.

La apertura de los chakras

Cuando nos ocupamos más a fondo de los chakras, podemos llegar a la conclusión de abrirlos todavía más. Esto va acompañado de una expansión de la conciencia. La forma más sencilla de abrir un chakra consiste en estimularlo a través de su propia frecuencia de oscilación y provocar una resonancia. Sobre cómo se consigue se habla ampliamente en el siguiente capítulo. En la práctica se aplican determinados estímulos a la persona, los cuales estimulan este chakra. Estos estímulos pueden consistir en una luz del color idóneo, un tono de la frecuencia y el timbre adecuados, la forma que corresponda, la correcta respiración y movimiento, el mantra adecuado, etc. De esta manera, el chakra entra en resonancia y se expande. Si permitimos que esto ocurra y no luchamos contra ello, se intensifica la energía propia del chakra, lo que se acompaña de sensaciones positivas de la vivencia de fuerza, amor o paz. No obstante, en la mayoría de los casos ocurre que por determinados motivos hemos cerrado los chakras y no son útiles. En estos casos, en un primer momento no emerge la energía propia con todas sus sensaciones positivas, sino el bloqueo que presentaba este chakra mientras se mantuvo cerrado. Esto implica que nos enfrentemos a sensaciones, imágenes, pensamientos y sensaciones físicas desagradables. Sólo una vez las hayamos experimentado y aceptado, experimentaremos la maravillosa belleza de ese centro energético y, de esta manera, una nueva parte de nosotros mismos.

Si además somos una persona decidida, animosa y obstinada, surgirá el deseo de abrir cada vez más chakras y de experimentar su energía. Algunos serán fáciles y rápidamente nos sentiremos como en casa. Enseguida reconoceremos en ellos nuestros dones y fuerzas. Sin embargo, en otros casos, tal y como se ha descrito anteriormente, seremos conscientes de cosas y recuerdos desagradables. No obstante, lo que tanto yo como otros hemos observado repetidamente es el hecho de que los centros energéticos de nuestro cuerpo desean abrirse siempre en una determinada secuencia. Seguidamente la describo en tres rudimentarios pasos.

Paso i: apertura de los chakras corporales

Una y otra vez se comprueba que los primeros chakras que se abren en una persona son los corporales, y lo hacen principalmente de abajo a arriba, es decir, desde el chakra raíz hacia el chakra corona. En todo caso, la apertura no se produce automáticamente en una sucesión estricta, sino que es distinta en cada persona. Esto se debe a que cada una tiene las fuerzas y los problemas asentados de distinta manera. Tal y como ya he dicho, cada uno cuenta con chakras intensamente activos y abiertos y chakras cerrados e inactivos.

Por ejemplo, en una «sesión de apertura», un hombre de negocios puede destacar con un fuerte plexo solar (capacidad de imponerse, capacidad de decisión, poder) y un Tercer Ojo hiperdesarrollado (visión de futuro, ideas, influencia mental). Por el contrario, una enfermera dedicada al cuidado de enfermos terminales tendrá un chakra cardíaco amplio y un chakra del timo abierto. Probablemente, ambos podrán aprender mucho el uno del otro. Sin embargo, en general, se tiene la impresión de que antes de pasar a la apertura sistemática de los chakras transpersonales deben abrirse todos los centros energéticos del plano físico.

Paso 2: apertura de los chakras superpersonales (Éter *yang*)

En un segundo paso, con una transición suave, empieza a desarrollarse un camino espiritual. Éste se construye en primer lugar en dirección ascendente. La persona se une cada vez más conscientemente a la fuente divina a través del canal superior, descubre más de sí misma, de su Ser superior, su destino, su camino. Cada vez recibe más ayuda de arriba: instrucción, guía, deberes. La vida con Dios será cada vez más «normal». En esta fase aparecen también las primeras capacidades paranormales o, en algunos casos, iluminadoras, que la persona puede utilizar para beneficio de su entorno. En este paso nos hallaremos fuertemente anclados en lo divino. Naturalmente, esta evolución está muy ligada a nuestro grado de preparación para creer y aceptar nuestra fe. Obviamente, esto no significa que antes no tuviéramos abierto ningún «chakra espiritual». Pero en esta fase se trata del desarrollo del camino ascendente, y no sólo de sucesos espirituales aislados en determinado chakra.

Paso 3: apertura de los chakras subpersonales (Éter *yin*)

Finalmente, cuando el camino hacia arriba es seguro, se abren los chakras inferiores en la tierra. Por fin la persona puede modificar su actividad espiritual, conectar su camino a la tierra y anclar su llamada. Sólo cuando la línea energética del Hara es transitable, la persona podrá ser completamente activa en sus acciones de todas las cosas para la comunidad. La propia vida se despliega, acompañada cada vez con más frecuencia de milagros y regalos divinos. Sólo ahora se produce la apertura hacia abajo, ya que anteriormente los bloqueos y los temas de los chakras subpersonales creaban gran resistencia en nosotros y antes debíamos sentir una seguridad interna y una guía para hacerles frente.

Trabajadores de la luz y chamanes

La evolución según el orden descrito se produce de manera frecuente cuando la apertura de una persona tiene lugar en el contexto de un trabajo de luz. Esto es así cuando el formador o sanador trabaja principalmente con los canales espirituales superiores, es decir, la conexión *yang* con lo divino. Por el contrario, los chamanes, los druidas y los celtas trabajan preferentemente con los canales inferiores, es decir, las fuerzas de la madre tierra, el polo divino *yin*. Así pues, también existe una senda que intercambia los pasos dos y tres de la apertura. Es decir, primero se produce el anclaje a la tierra y después una apertura hacia el cielo. En ambos casos, el objetivo es una apertura en ambas direcciones. Con demasiada frecuencia he experimentado que un trabajador de la luz abierto únicamente hacia arriba se transforma en una partícula en suspensión autoextraviada, o que un mago celta abierto únicamente hacia abajo muta a un terrícola borracho de poder.

Pero lo que no podemos olvidar con todo ello es que la apertura de una persona se produce siempre de la manera en que tiene que suceder en su caso individual, y no como ella querría. El crecimiento de nuestra conciencia completa no depende sólo de nuestras aspiraciones. No obstante, el conocimiento del orden de apertura es útil para el profesional que quiere realizar una sesión de trabajo para la apertura y limpieza de los centros energéticos.

Resonancias externas

Una de las principales características de los chakras es un fenómeno físico: la oscilación. Nuestros centros energéticos no
están en reposo, sino que tienen una especie de oscilación propia,
la cual es absolutamente característica para cada chakra. Tal y
como ya se advirtió en el apartado anterior, la frecuencia (velocidad de oscilación) de la oscilación de nuestros chakras aumenta
al ascender por la línea corporal hacia el cielo y disminuye al
descender hacia la tierra; al mismo tiempo, la amplitud (potencia
de la onda) disminuye a medida que nos deslizamos hacia arriba
y aumenta hacia abajo. Es como si cada chakra tuviese la misma
cantidad de energía, aunque repartida de distinta manera en las
dos características de frecuencia y amplitud de oscilación. Cuanto más hacia el cielo nos dirigimos, tanto mayor es el número y
tanto menor la amplitud, lo que se traduce en oscilaciones más
finas, silenciosas y altas. Cuanto más nos acercamos a la tierra,
tanto más lento será el movimiento de las ondas y, al mismo
tiempo, éstas serán más intensas.

Allí donde hay oscilación, aparecen las llamadas resonancias. La
resonancia no es más que la oscilación conjunta de otros medios.
Si ponemos un vaso con agua cerca de un altavoz, ésta oscilará
rítmicamente e incluso, dependiendo de la frecuencia y el volumen de determinadas formas de ondas, se desencadenará una
«tormenta dentro del vaso de agua». De la misma manera que un
piano empieza a sonar cuando hablamos en voz alta cerca de él,
o una fina copa de vino se resquebraja cuando una soprano canta
en determinado tono. Cada uno de los chakras puede ser clasificado con su frecuencia de oscilación y amplitud dependiendo
de determinadas resonancias externas. Una vez conocemos esta
clasificación, podemos comprobar con toda conciencia una actividad del chakra o incluso estimularlo.

Utilización de las resonancias en la consulta

El conocimiento sobre las resonancias de los chakras puede aplicarse en la práctica, por ejemplo, con fines diagnósticos. Una posibilidad para su utilización se brinda cuando, después de una sesión terapéutica, una persona pinta un dibujo en el que aparecen determinadas formas y colores que indican determinados chakras. En contraposición, podemos plantear a una persona determinados ejercicios y procesos para que establezca una unión más intensa con determinado chakra. Así por ejemplo, en la práctica se podría aplicar luz roja o hacer escuchar música de tambores a una persona para activar su chakra raíz. El conocimiento de la resonancia del chakra nos abre un acceso al mismo.

En este capítulo sobre las resonancias externas en primer lugar expondré cómo los chakras resuenan con sencillos fenómenos físicos como el color, el sonido o la forma. No obstante, también existen resonancias internas, en las que los chakras resuenan con procesos corporales internos y se estimulan mutuamente. Ambos tipos de resonancia se exponen en las tablas que se encuentran al final del libro. En lo que se refiere a las resonancias externas, seguidamente se exponen algunas de las más frecuentes.

RESONANCIA CON LAS POLARIDADES DE GÉNERO

En primer lugar, está comprobado que los chakras no tienen sexo. No obstante, si se atribuyera un género a los temas de los centros energéticos, se tiene la impresión de que la temática de determinado chakra es más bien femenina, mientras que la de otro podría ser considerada masculina. Y esta clasificación se basa más en el concepto del *yin* y el *yang*, que en una clasificación genuinamente masculina o femenina. A groso modo, las polaridades de género parecen alternarse armoniosamente en el plano físico. Sin embargo, algunos chakras oscilan en la adroginia, aunque la mayoría presenta una polaridad. Por otras disciplinas sabemos también que el extremo superior de la columna vertebral se considera el extremo masculino y el inferior femenino. Como consecuencia, los chakras transpersonales superiores están en resonancia con el *yang* y los inferiores con el *yin*. No obstante, todo ello debe tomarse con cierta prudencia, ya que, aunque en algunos centros energéticos la polaridad es evidente, en otros es difícil de ver. Así pues, la clasificación por género es más teórica que práctica y sólo debe servir para hacernos pensar. (Compárese tabla 3.ª EXT del anexo.)

Chakras principales
- Chakra corona: femenino
- Tercer Ojo: masculino
- Chakra laríngeo: femenino
- Chakra cardíaco: femenino
- Chakra del plexo solar: masculino
- Chakra sacro: femenino
- Chakra raíz: masculino

Otros chakras corporales
- Chakra frontal superior: masculino
- Chakra occipital: femenino
- Chakra del timo: andrógino
- Kalpa Taru: andrógino
- Hara: andrógino

Puntos corporales
- Puntos de la mano: femeninos
- Puntos de la rodilla: femeninos
- Puntos del pie: masculinos

Chakras superpersonales: masculinos
Chakras subpersonales: femeninos

RESONANCIA CON LOS ELEMENTOS

Creo que la disciplina de los elementos es tan antigua como la humanidad. No importa si son los indios en el ayurveda, los chinos en la MTC (medicina tradicional china) o los indios norteamericanos en la rueda de medicina; la encontramos en todo el mundo y en todas las épocas. Y si algo se mantiene de manera tan persistente durante siglos, merece que le prestemos atención en este libro. En muchos sistemas que intentan explicar la espiritualidad se descubren una y otra vez los cuatro elementos básicos, tierra, fuego, agua y aire, a los que en ocasiones se añaden (fallando a veces uno u otro) los elementos madera, metal y éter. En el caso de la correspondencia con los chakras, algunas uniones son bien conocidas, pero otras son desconocidas o pasan desapercibidas. En la práctica, entran en juego una y otra vez los cuatro elementos básicos y el éter.

En este libro, tal y como ya se expuso en el capítulo sobre el flujo de los elementos, se atribuye un elemento a cada centro energético. En el caso de los chakras corporales, esta clasificación es realmente sencilla y unívoca, y en algunos casos ampliamente conocida. En lo referente a los chakras transpersonales me he permitido la licencia de dividir el elemento éter en dos elementos, el éter *yin* y el éter *yang*. En este caso, con las dos corrientes energéticas básicas del cuerpo que fluyen de abajo hacia arriba. No obstante, no debería olvidarse que esta clasificación de los elementos constituye una simplificación, de manera que no debe derivarse una premisa simple de trabajo como la de «ante un bloqueo del chakra del plexo solar, por favor, ande sobre fuego», «ante un bloqueo del segundo, por favor Warsu (shiatsu acuático)», etc., aunque, de hecho, nos podemos encontrar una y otra vez hechos como los de estos dos ejemplos. (Compárese tabla 3.ª EXT del anexo.)

Chakras principales
· Chakra corona: éter, aire
· Tercer Ojo: aire (*chin*, metal)
· Chakra laríngeo: aire, agua
· Chakra cardíaco: agua, (*chin*, madera), aire/fuego
· Chakra del plexo solar: fuego, agua, tierra

· Chakra sacro: fuego, agua, tierra

· Chakra raíz: fuego, tierra

Otros chakras corporales

· Chakra frontal superior: aire, éter

· Chakra occipital: aire, tierra

· Chakra del timo: agua, aire (alimentación del éter*)

· Kalpa Taru: agua, fuego (alimentación del éter*)

· Hara: fuego, agua, tierra
                           (alimentación del éter*)

Puntos corporales

· Puntos de la mano: agua (*chin*, madera), aire/fuego

· Puntos de la rodilla: tierra, fuego

· Puntos del pie: tierra, fuego

Chakras superpersonales: éter (*yang*)

Chakras subpersonales: éter (*yin*)

RESONANCIA CON LOS COLORES

El color propio de los chakras es el fenómeno de resonancia más conocido de los centros energéticos. Con la simple vista no somos capaces de percibir ningún color en los chakras. Sin embargo, uno puede educarse conscientemente para captarlos. El hecho es que existe un color característico para cada chakra. Parte de los lectores sabrá que el chakra raíz se relaciona con el color rojo o el chakra cardíaco con el verde. Así pues, a cada uno de los centros energéticos puede atribuirsele un color, lo cual queda expuesto en el primer gráfico del apartado de las tablas en color.

No obstante, podemos ir más allá. En la práctica de la sanación se demuestra que cada chakra no sólo puede relacionarse con un único color, sino con dos de ellos, los cuales resuenan con él en sentido contrario. Es decir, por un lado, el color arri-

* Canal especial en conexión con la energía cósmica

ba mencionado y, por otro lado, su complementario. Así, por ejemplo, el chakra cardíaco está relacionado con el verde esmeralda y su complementario, el magenta o bien el rosa. Pero, ¿todo ello no nos es conocido? Creo que no es casualidad que el rosa represente las posibilidades del corazón y que al cuarzo rosa se le atribuya una energía curativa llena de amor.

Si estudiamos conjuntamente los colores de los centros energéticos, constataremos que la estructuración de los chakras corporales de la cabeza a los pies se corresponde con el espectro cromático del arco iris. Por encima de la cabeza se encuentran los colores más allá de los tonos azules en el espectro del azul oscuro y violetas hasta la invisibilidad, lo que a partir de una determinada frecuencia captamos simplemente como negro. Por debajo de los pies, el cromatismo se mueve entre los tonos marrones terrosos (marrón claro, marrón oscuro, marrón negruzco) y, finalmente, en radiación térmica, por lo que también en este caso abandonamos el espectro visible, y, en último extremo, vemos el color negro. Esto reproduce con exactitud la evolución cromática física de la luz de las frecuencias bajas de la radiación infrarroja/térmica hasta las frecuencias altas de la luz ultravioleta. Los colores de los chakras superpersonales tienden también al negro cósmico y sus colores complementarios desde los tonos dorados hasta el blanco. Por el contrario, los centros energéticos subpersonales tienden al negro terroso y sus complementarios, desde los tonos azules más claros hasta el blanco. Es como si con el negro y el blanco se cerrara el círculo, los dos colores en los que empieza y acaba nuestra dualidad terrestre. (Compárese tablas 1.ª y 2.ª EXT del anexo, así como tablas de colores de las págs. 342-343.)

Chakras principales
· Chakra corona: violeta/verde neón
· Tercer Ojo: azul índigo/verde amarillento
· Chakra laríngeo: azul real/amarillo solar

- Chakra cardíaco: verde esmeralda/magenta
- Chakra del plexo solar: amarillo canario/azul oscuro
- Chakra sacro: naranja/azul claro
- Chakra raíz: rojo intenso/cian

Otros chakras corporales

- Chakra frontal superior: violeta azulado/verde claro
- Chakra occipital: azul hielo/marrón nogal
- Chakra del timo: turquesa/rojo rubí
- Kalpa Taru: verde hierba/lila
- Hara: naranja amarillento/azul medio

Chakras superpersonales

- Estrella del espacio: azul noche/amarillo yeso
- Estrella del cielo: violeta azul oscuro/dorado
- Puerta conductora superior: azul azur/oliva dorado
- Punto del alma: azul acero/verde oliva

Chakras subpersonales

- Punto de la encarnación: naranja salmón/azul real
- Puerta conductora inferior: marrón claro/azul celeste
- Estrella de la tierra: marrón oscuro/azul claro
- Estrella del tiempo: marrón negruzco/azul blancuzco

Dorado como color espiritual

En los chakras superpersonales nos encontramos con el dorado como color complementario, al que cada vez se añade más blanco, hasta que la luz se apaga; dorado y blanco como encarnación de la luz divina. El chakra más «dorado» es la estrella del cielo, la cual representa nuestra relación más personal con Dios. No existe ninguna religión que no haya elegido el dorado como color principal para la adoración de lo divino.

En este punto, me gustaría decir unas palabras más sobre las indicaciones de los colores incluidas en este libro. Espero que el lector estéticamente exigente no se moleste por la denominación de los colores que introduzco en detalle en relación con cada uno de los chakras, pero tuve que establecer algunos de ellos para poder escribir este libro. Siempre que me ha sido posible me he limitado a los nombres estándar utilizados en imprenta, pero no siempre ha sido posible, ya que simplemente estos chakras no querían adecuarse a estos modelos. La tabla cromática incluida en el anexo puede serle de utilidad. Para la representación en color de cada uno de los chakras (Anexo a partir de la pág. 321), he intentado colorear la imagen con el correspondiente tono del chakra, aunque también esto debe tomarse con precaución.

Los datos cromáticos de los chakras principales están establecidos a groso modo en la literatura, aunque con detalles más bien vagos. ¿El verde atribuido al chakra cardíaco es un verde claro u oscuro, intenso o pastel, saturado o transparente? Incluso a nivel de los chakras principales reina la inexactitud, de manera que más allá impera el caos. Así pues, espero que no me exijan exactitud hasta el más pequeño matiz.

No obstante, determinadas observaciones se repiten y aparecen una y otra vez en el trabajo de sanación. Como consecuencia, algunos de los colores indicados en este libro en el caso de los chakras corporales y ciertos centros energéticos transpersonales se basan en sólidas observaciones; creo que de esta manera se describen mejor que en otros muchos libros sobre los chakras.

No obstante, entre los datos claros siempre quedan lagunas. Éstas han podido completarse teniendo en cuenta la distancia con el color conocido del chakra vecino y calculando un tono intermedio dentro de la escala cromática. Este procedimiento es conocido como interpolación; en ciencia se utiliza para realizar aproximaciones sobre realidades hasta ese momento desconocidas, creando un puente teórico entre dos observaciones limítrofes comprobadas. En el caso de los colores de los centros energéticos, la interpolación es igualmente posible, dado que todos los chakras siguen un espectro continuo, de manera que pueden excluirse errores importantes.

Asimismo, se ha calculado la mayor parte de los colores complementarios de los chakras. Por lo que yo sé, pocos profesionales tienen una percepción visual tan detallada de las energías sutiles, que a este nivel fueran lo suficientemente fiables. Por otra parte, no se han incluido todos los colores de los chakras transpersonales, ya que en este plano los matices tienen poca importancia práctica. Tal y como ya dije: a partir de determinada altura y profundidad de nuestros cuerpos energéticos, algunos cálculos dejan de tener sentido, ya que todo se reduce a los colores básicos blanco y negro.

RESONANCIA CON LOS TONOS Y SONIDOS

Otro hecho importante es que los chakras interaccionan bien con tonos y sonidos. Una vez más, en este caso se trata de oscilaciones, pero esta vez se transmiten a través del aire. Los tonos constituyen una de las posibilidades más elegantes y practicables para estimular un chakra, independientemente de si la persona lo percibe como sonido o música del exterior o si emite tonos con su propia voz.

De la misma manera que en el caso del espectro lumínico, la frecuencia de los tonos aumenta hacia arriba a lo largo de la línea del Hara, mientras que su amplitud y, su volumen, disminuyen. Ésta puede ser la base para algunas piezas de música etérico-cósmicas, las composiciones del mundo esotérico, como las de Constance Demby (artista de música del espacio), lo que permite, quizás, que nuestra unión superior con Dios se haga audible. Así pues, los chakras superpersonales son estimulados con tonos muy altos y finos, que en algún momento traspasan el nivel de los ultrasonidos. De esta manera no es casualidad que en los CD de meditación encontremos los sonidos de las ballenas y los tonos de los delfines, ya que estos animales son capaces de comunicarse en estas frecuencias, y de esta manera estimulan nuestros chakras superpersonales más altos.

Obviamente, en dirección a la tierra ocurre lo contrario y los tonos serán más profundos y altos cuanto más profunda sea la posición del chakra subpersonal. La música folclórica arcaica y, sobre todo, instrumentos como el tambor o el bajo, estimulan, por ejemplo, nuestro abdomen y nuestra pelvis. Asimismo, en el camino hacia los centros energéticos subpersonales dejamos atrás el plano audible, pero en este caso en dirección a los infrasonidos. Esto no quiere decir nada más que los tonos bajos se transforman en vibraciones y, en última instancia, en movimientos rítmicos. Mediante algunas danzas arcaicas de trance se estimulan los chakras de tierra más profundos.

Como ya se ha dicho, podemos utilizar nuestra voz para estimular los chakras con «tonos caseros». Este hecho se conoce desde hace tiempo, y en la India se ha creado un sistema propio de tonos con sílabas como RAM, LAM o WAM; lo he incluido en el apartado de las tablas. En este contexto, personalmente encuentro todavía más interesante la atribución de vocales a determinados chakras. Gracias a la disciplina del canto sabemos que cada vocal tiene su lugar en una parte distinta del cuerpo. Este hecho puede utilizarse perfectamente para la estimulación de los chakras. Los tonos con la oscilación de la voz más baja se sitúan profundamente en la parte inferior del cuerpo y, como la U, afectan al chakra cardíaco. A su vez, un HI alto puede activar el chakra corona. La evolución tonal de los tonos corporales transcurre aproximadamente U-O-A-E-I de abajo a arriba. Asimismo, podrían elaborarse tonos para los centros energéticos transpersonales, los cuales, en ocasiones, son sólo «puentes tonales» cuando no pueden alcanzarse los tonos en el campo de los ultrasonidos o de los infrasonidos. (Compárese tabla 5.ª EXT del anexo.)

Cantar HIU

Algunas tradiciones religiosas o místicas utilizan el canto HIU. Este mantra sirve para establecer una unión con lo divino e invitar a la luz. El grupo de los seguidores de Eckankar* lo practica durante horas. Con el tono HIU se atrae ceremoniosamente la energía celestial desde arriba (desde la I) al cuerpo hasta bien abajo en el chakra raíz (hasta la U).

En una invocación chamánica o en un ritual en un círculo mágico, el sonido contrapuesto, el HUI, podría llevar la energía terrestre hacia arriba, tal y como se practica en el llamado lanzamiento de brujas**. Vale la pena intentarlo, ¿no?

Resonancia con las formas

Como tercer ejemplo de resonancia me gustaría detenerme en la oscilación de un chakra y la correspondiente forma.

En este contexto, existe un experimento físico muy hermoso que evidencia la relación entre la frecuencia y la forma: si se crea un sonido con un generador de tonos, que varía en la altura del tono (frecuencia) y se une el altavoz a una bandeja de metal sobre la que se dispone arena fina, en dicha arena se formarán figuras geométricas, las cuales serán distintas dependiendo de la frecuencia. Es decir, se establece una resonancia entre determinadas ondas y formas.

De la misma manera, los chakras se relacionan con determinados símbolos geométricos. Esta clasificación tuvo lugar a lo largo del siglo de manera puramente empírica, aunque también puede realizarse de forma experimental con técnicas

---

*Eckankar (*religión de la luz y el tono de Dios*): un nuevo movimiento religioso mundial que se basa en los principios del karma y la reencarnación. Paul Twitchell la presentó en 1965 bajo el título «Ciencia del viaje del alma». Su actual guía espiritual es el norteamericano Harold Klemp.

**Lanzamiento de brujas: un ritual chamánico de fuerza terrestre, en el que los participantes se colocan formando un círculo, se toman de las manos y se inclinan hacia la tierra aspirando hacia sí la fuerza de la misma, para luego, en un impulso conjunto acompañado de un grito intenso, lanzarla hacia las alturas.

como la anteriormente descrita. Las formas que he incluido en el apartado de las tablas se basan en observaciones prácticas en sesiones terapéuticas. Así, por ejemplo, el chakra raíz está en resonancia con la forma del cuadrado y el chakra cardíaco con la del círculo.

Chakras principales
· Chakra corona: ocho vertical
· Chakra frontal: círculo
· Tercer Ojo: octaedro
· Chakra laríngeo: elipse
· Chakra cardíaco: círculo
· Chakra del plexo solar: estrella de seis puntas,
                                triángulo (vértice hacia abajo)
· Chakra sacro: triángulo (vértice hacia arriba)
· Chakra raíz: cuadrado
Otros chakras corporales
· Chakra occipital: círculo
· Chakra del timo: punto
· Puntos de la mano: círculo
· Kalpa Taru: lemniscato (ocho acostado)
· Hara: punto
Chakras superpersonales
· Estrella del cielo: estrella de seis puntas tridimensional
· Puerta conductora superior: pirámide triangular
· Punto del alma: anillo, esfera,
                                extremo superior del merkaba
Chakras subpersonales
· Punto de la encarnación: extremo inferior del merkaba
· Puerta conductora inferior: pirámide cuadrada

Energía propia y energía entrante

Al tomar conciencia del color, tono o forma de un centro energético es importante diferenciar la energía propia del chakra de la energía entrante. Así, en algunos libros, al chakra corona se le atribuye (a mi modo de ver erróneamente) el color blanco. Para ello se basan simplemente en que, durante un proceso de sanación, la luz blanca puede entrar en el chakra corona y su propio color, el violeta, quedar relegado a un segundo término. Lo mismo ocurre con los sonidos y las sensaciones físicas: energías que inciden desde arriba pueden captarse como tonos muy finos y percibirse como una pequeña descarga eléctrica. Por el contrario, las energías que inciden desde abajo se sienten con frecuencia como calor o vibración, la cual puede llegar a constituir una agitación rítmica. En este caso, también debe diferenciarse entre las energías entrantes del cielo y de la tierra, así como la radiación propia del chakra.

Resonancias internas

De la misma manera que existen las resonancias anteriormente descritas con sencillos fenómenos físicos, los centros energéticos también presentan fenómenos de resonancia con todos los procesos biológicos de nuestro organismo. Los chakras son estimulados continuamente por procesos fisiológicos y psíquicos. En la práctica esto no significa nada más que cualquier sensación, cualquier proceso físico o incluso cualquier pensamiento se traduce automáticamente en una alteración de la actividad de los chakras. Todo está en continuo movimiento, en tránsito. De la misma manera, en sentido contrario: una alteración en un centro energético tiene efecto en las zonas corporales circundantes, determinados estados de ánimo e incluso oscilaciones mentales y espirituales.

El sistema hombre

Los bloqueos a nivel físico y psíquico tienen repercusión sobre los chakras. Así, por ejemplo, una debilidad hepática paraliza la acción del tercer chakra (chakra del plexo solar).

Como consecuencia, se agota la fuerza expresiva y la alegría de vivir. En su lugar, en determinadas circunstancias aparecen depresiones, debilidad o falta de conciencia de uno mismo, todos ellos temas del chakra del plexo solar. Por el contrario, la potenciación energética del tercer chakra puede conllevar una breve debilidad hepática. De la misma manera, temas psíquicos como el bloqueo de emociones intensas o preocupaciones prolongadas (ausencia de alegría y expresión viva) pueden cerrar el plexo solar y repercutir a la larga sobre el hígado y órganos vecinos como el estómago (emociones interiorizadas) y el páncreas (falta de dulzura en la vida).

Estudiemos todo el tema una vez más desde otro punto de vista: todo chakra tiene una oscilación y con ello irradia energía, en realidad bioenergía. Así pues, cada chakra tiene una potente cualidad energética propia, la cual, al irradiarse hacia el exterior, afecta a las personas y a todo su entorno. La actividad de un chakra nos confiere cualitativamente una presencia distinta en el mundo, un aspecto especial que se expresa a través de la cantidad de espacio que conquistamos en el mundo, de cómo irradiamos hacia el exterior y nos hacemos notar. Como observadores, podemos experimentar intuitivamente esta cualidad como una conciencia energética coloreada. A través de esta radiación y de las resonancias, los chakras se comunican constantemente con el mundo interior (cuerpo, sentimientos, pensamientos y espíritu), así como con el mundo exterior (simpatía, irradiación, entrega, inspiración, poder, telepatía, etc.). Así pues, estamos sometidos a un constante intercambio interno y externo de energía, estamos en continua interacción con nuestro entorno, por lo menos siempre que permanezcamos «abiertos». ¿Pero qué quiere decir estar «abiertos»? Ningún chakra está continuamente «emitiendo» lo que es absolutamente normal. Sin embargo, esta situación supone un problema cuando ese centro energético permanece constantemente cerrado y tampoco es capaz de ponerse en funcionamiento cuando debiera. De ser así, no seremos capaces de entrar en resonancia con el mundo interior o el exterior a través de ese chakra (es decir, a ese nivel perdemos la sensibilidad fina y la receptividad) ni tendremos fuerza o irradiación a ese nivel. El bloqueo de un chakra está directamente relacionado con sus resonancias internas, es decir, con su interacción con las funciones corporales, las emociones, los sentimientos, los pensamientos y la espiritualidad. Es por este motivo por el que en este capítulo sobre las resonancias internas incido directamente sobre la problemática del bloqueo de los chakras.

Resonancia a nivel corporal

Seguidamente expongo los tipos más frecuentes de resonancias internas físicas de los chakras. Todas las correspondencias citadas se incluyen también en el apartado de las tablas.

Trabajo corporal en los chakras

El trabajo de frotamientos y masajes a nivel de los chakras también se rige por las reglas de la frecuencia y la amplitud. Si masajeamos la zona del cuerpo en la que se localiza el primer chakra, nuestras fricciones deben ser firmes y nuestros movimientos lentos, en forma de ondas. Si trabajamos en la zona del timo, posiblemente el masaje podría ser más suave y rápido con un sólo dedo o consistir en un golpeteo. El chakra corona no debe tocarse nunca, sino dejar que nuestra oscilación fluya suavemente en el aura. Se muestra más información sobre el tema en el apartado de las tablas.

CORRESPONDENCIAS CON LAS ZONAS CORPORALES

En el caso de muchos chakras existe una correspondencia con determinadas zonas de nuestro cuerpo físico. Esto ocurre básicamente en el caso de los chakras corporales, pero también ocurre con algunos chakras transpersonales como, por ejemplo, en el punto de la fuerza terrestre. En la mayoría de los casos, el tejido corporal que circunda a un centro energético es estimulado por la actividad de éste y viceversa. No obstante, ésta no es la única interacción. Así, el chakra raíz tiene influencia sobre los huesos en general, el chakra del plexo solar sobre la piel, el chakra sacro sobre la rodilla y el chakra cardíaco y los puntos de la mano sobre la distensión de la caja torácica. (Compárese con la tabla 9.ª INT del anexo.)

Chakras principales
- Chakra corona: parte superior de la cabeza, cuero cabelludo
- Tercer Ojo: cara: ojos, parte inferior de la frente, sienes
- Chakra laríngeo: cuello, hombros
- Chakra cardíaco: caja torácica, manos, boca
- Chakra del plexo solar: centro del abdomen, codo, diafragma
- Chakra sacro: nariz, mamas, pelvis, zona lumbar, parte inferior del abdomen, muslos, rodillas
- Chakra raíz: pies, nariz, suelo de la pelvis, glúteos/ano, piernas

Otros chakras corporales
- Chakra frontal superior: frente
- Chakra occipital: occipucio
- Chakra del timo: parte superior de la caja torácica, parte superior del cuerpo (del timo hacia arriba)
- Kalpa Taru: parte superior del abdomen
- Hara: parte inferior del cuerpo (del ombligo hacia abajo)

Puntos corporales
- Puntos de la mano: caja torácica, manos
- Puntos del codo: zona central del abdomen, brazos, codos
- Puntos de la rodilla: parte inferior del abdomen
- Puntos del pie: pies, suelo de la pelvis, ano

CORRESPONDENCIA CON LOS ÓRGANOS

La función de un centro energético está también relacionada con la de los órganos vecinos. Así, por ejemplo, el chakra sacro está relacionado con los «órganos de agua», el riñón y la vejiga urinaria y, por su parte, el tercer chakra principal se relaciona con el estómago y el hígado. De hecho, siempre son los órganos directamente vecinos los que interactúan con los chakras. Los chakras con un bloqueo prolongado pueden causar como consecuencia daños orgánicos, de la misma manera que las lesiones orgánicas pueden provocar el bloqueo de los chakras. Un ejemplo sencillo es la hepatitis, la cual actúa sobre el plexo solar. Roba a la persona la alegría, la fuerza y la capacidad de imponerse, y además atrae a las preocupaciones, lo que puede conducir a una depresión. Por regla general, los afectados son hombres jóvenes, ya que en ellos la disminución de fuerza de autodeterminación con frecuencia tiene como consecuencia una pérdida de la identidad. (Compárese con la tabla 9.ª INT del anexo.)

Chakras principales
- Chakra corona: parte superior de la corteza cerebral
- Tercer Ojo: ojos, zona frontal
- Chakra laríngeo: laringe, paladar/lengua, nariz
- Chakra cardíaco: corazón, pulmones, piel
- Chakra del plexo solar: estómago, hígado, piel, músculos, parte superior del intestino delgado

· Chakra sacro: riñones, vejiga urinaria, músculos, parte inferior del intestino delgado, genitales internos, nariz, lengua

· Chakra raíz: intestino grueso, tendones, tejido conjuntivo, genitales externos, nariz

Otros chakras corporales

· Chakra frontal superior: zona frontal
· Chakra occipital: oídos, bulbo raquídeo
· Chakra del timo: pulmones, sistema inmunitario
· Kalpa Taru: páncreas
· Hara: riñones, bazo

Puntos corporales

· Puntos de la mano: corazón
· Puntos del codo: músculos, piel
· Puntos de la rodilla: tejido conjuntivo
· Puntos del pie: huesos

CORRESPONDENCIA CON LAS GLÁNDULAS

La correspondencia de las glándulas con los chakras no es siempre tan clara como la de los órganos, pero existen algunas que pueden reseguirse sin problemas. Así, por ejemplo, las glándulas germinales masculinas tienen su correspondencia con el chakra raíz, mientras que las femeninas se corresponden con el chakra sacro. Es interesante, por ejemplo, el caso de la glándula del timo, la cual coincide con el chakra timo: dado que también controla el estado de vigilia, los traumas que cursan con una pérdida de conocimiento (operación, coma, experiencia cercana a la muerte) se traducen fácilmente a nivel del chakra del timo. (Compárese tabla 9.ª INT del anexo.)

Chakras principales

· Chakra corona: epífisis (glándula pineal)
· Tercer Ojo: hipófisis (glándula pituitaria)
· Chakra laríngeo: glándula tiroides

· Chakra del plexo solar: islotes de Langerhans (páncreas)
· Chakra sacro: glándulas germinales femeninas,
                        glándulas suprarrenales
· Chakra raíz: glándulas germinales masculinas,
                        glándulas suprarrenales

Otros chakras corporales

· Chakra occipital: hipófisis
· Chakra del timo: glándula del timo
· Kalpa Taru: islotes de Langerhans (páncreas)
· Hara: glándulas suprarrenales

CORRESPONDENCIA CON LOS ÓRGANOS DE LOS SENTIDOS

Una y otra vez se producen intentos de atribuir a los chakras determinado órgano de los sentidos. Sin embargo, las correspondencias a este nivel no son tan claras como en las otras correlaciones corporales de los centros energéticos. Además, los especialistas se contradicen al establecer las correspondencias, motivo por el que cito una tras otra diversas observaciones sin comentarlas, su orden refleja la importancia que les doy a cada una de ellas.

Así pues, he aquí la correspondencia de los cinco sentidos clásicos (órganos de los sentidos y el sentido correspondiente, compárese tabla 9).

Chakra occipital: oídos → oído
Tercer Ojo: ojos → vista
Chakra laríngeo: paladar/lengua → gusto
                     nariz → olfato
Chakra cardíaco: piel → tacto
                     (roce/terminaciones nerviosas)
Chakra del plexo solar: piel → tacto (presión)
Hara: piel → tacto (vibración)
Chakra sacro: nariz → olfato; lengua → gusto
Chakra raíz: nariz → olfato

No obstante, dado que debemos partir de algo más que de los cinco sentidos clásicos, en la tabla 8 encontrará una correspondencia más amplia: la percepción sensorial del entorno (extrovisión) y del mundo interno (introvisión).

CORRESPONDENCIA CON LA COLUMNA VERTEBRAL

La columna vertebral es una obra maestra de la creación: tan insensible que en ocasiones soporta incluso el entrenamiento más duro (¡sólo basta pensar en los gimnastas de alto rendimiento!), y tan sensible al estrés prolongado, tanto si es físico (por ejemplo, el sedentarismo) como psíquico (por ejemplo, cuando soportamos una carga demasiado grande «sobre nuestros hombros»). Está rodeada de innumerables músculos, tendones y nervios, los cuales se hallan en contacto con nuestros chakras. Como consecuencia, nuestros centros energéticos entran en interacción con partes de la columna vertebral o incluso con determinadas vértebras. No obstante, esta correspondencia no es ni sencilla ni clara. Así, por ejemplo, si una vértebra se luxa, en primer lugar quedará afectado el chakra que se encuentre más cerca de dicha vértebra; y viceversa, un chakra cerrado tendrá influencia sobre la vértebra en vecindad directa con el mismo. No obstante, simultáneamente, de cada vértebra emergen vías nerviosas hacia los órganos y las diferentes zonas del cuerpo, las cuales, a su vez, se hallan conectadas a otros centros energéticos totalmente distintos. De esta manera se crea un segundo plano de influencia; y las zonas de influencia de ambos planos pueden diferenciarse perfectamente. Para complicarlo todavía más, algunas vértebras, por ejemplo el cóccix, parecen relacionarse con los chakras transpersonales, con los que no existe ni vecindad espacial ni conexión nerviosa. Por todos estos motivos no he querido incluir en el libro una correspondencia de las vértebras con los chakras. Por lo general, en la práctica se comprueba la existencia de una correspondencia espacial, pero ésta no aparece en todos los casos.

La columna vertebral colabora

El siguiente ejemplo sirve para ilustrar la conexión de un chakra con el cuerpo, las emociones y los pensamientos: un paciente sufría un intenso dolor por la separación de su pareja, pero no quería tomar conciencia de ello y lo reprimía. Durante una mudanza levantó un objeto relativamente ligero con la técnica adecuada y aun así sintió un dolor en una vértebra dorsal a la altura del chakra cardíaco. Acudió al quiropráctico. El tratamiento le ayudó momentáneamente, pero el dolor reapareció. Ningún médico pudo ayudarle y finalmente acudió a un sanador, el cual trabajó con él en el plano del alma. Éste vio que, debido a la ruptura sentimental, su chakra cardíaco estaba cerrado. Sin embargo, su dolor psíquico era tan grande que tenía que descargarse de alguna manera. Dado que el hombre se había negado la descarga emocional, su alma eligió un trastorno físico como única salida. Durante la sesión terapéutica estalló en lágrimas y finalmente fue capaz de trabajar su pena y su ruptura con su pareja. Una vez resolvió este tema, consiguió poner bajo control sus emociones y abrió nuevamente su chakra cardíaco, tras lo cual volvió a acudir al quiropráctico. Esta vez el tratamiento funcionó y desde ese momento permaneció sin molestias durante un largo período.

No obstante, dos años después, la vértebra dorsal volvió a causarle molestias (¡sin causa aparente!). Pero esta vez el hombre fue más inteligente. Gracias a la experiencia adquirida en el tema de la autosanación, sabía cómo eliminar el dolor de esa vértebra y cómo descargar la intensa emoción allí bloqueada, que anteriormente no había sabido ver voluntariamente. Así pues, él mismo se sometió a una sesión resolutiva y a un proceso interno. A la mañana siguiente tenía intención de someterse a una manipulación, pero, al ducharse, la vértebra se recolocó por sí sola. Inmediatamente desaparecieron todas las molestias, y que yo sepa no ha vuelto a recaer.

Resonancia a nivel emocional

Tal y como ya introduje en el apartado sobre el plano corporal, nuestros sentimientos y nuestras emociones desempeñan un importante papel en la actividad de nuestros chakras. Para los sanadores de terapias espirituales-psíquicas, los bloqueos emocionales representan con frecuencia la categoría más importante del bloqueo.

Con frecuencia, los bloqueos emocionales son el principio

Una herida psíquica no trabajada (*véase* ejemplo pág. 78 bajo el título «La columna vertebral colabora») puede provocar un bloqueo a nivel del chakra cardíaco, luxar una vértebra e incluso aumentar el riesgo de padecer infarto de miocardio. Gracias a Dios, es posible tratar el proceso desde diversos ángulos: el quiropráctico puede recolocar la vértebra, el sanador del aura puede ayudar al chakra cardíaco y, el médico puede prevenir el infarto de miocardio. Sea quien sea el que ayude a estas personas, finalmente el paciente deberá enfrentarse siempre al problema original, la herida psíquica, y a las emociones despertadas por esta situación inicial, que él no quería ver bajo ningún concepto. Entonces debe recurrirse a un acompañante (psicoterapeuta, sanador, etc.) que acompañe a la persona en su búsqueda de la herida.

En el caso de los niños es diferente: si el niño se cae de la bicicleta y se luxa una vértebra dorsal, el chakra cardíaco también se cierra, y el niño se siente herido y triste o incluso pierde la confianza en sí mismo. Sin embargo, en este caso es suficiente una simple manipulación del quiropráctico, ya que no existe ningún bloqueo psíquico previo, sino que éste siguió al traumatismo y exceptuando que el niño, en el contexto de su proceso de crecimiento infantil, aprende a tener más cuidado en lugar de sobreestimar su capacidad, creo que no hay nada más que interpretar.

81

Cuando un chakra está activo, este hecho está relacionado con determinada vivencia interna, es decir, con ciertas emociones, sentimientos o sensaciones. Así pues, toda cualidad energética original de un chakra en acción implica automáticamente una cualidad de los sentimientos. Algunos de estos estados emocionales pueden correlacionarse bien con determinados chakras. Esta correlación no es siempre totalmente coincidente, pero sí se observa con frecuencia. En este contexto distingo tres estados sentimentales:

➤ El primer estado sentimental simboliza la fuerza pura de un chakra, tal y como está dispuesta en nosotros originalmente; yo la defino como la cualidad emocional original de un chakra.

➤ El segundo estado emocional explica llanamente la ausencia de esta fuerza original, es decir, la falta de actividad de un centro energético.

➤ Por el contrario, en el tercer estado emocional, al incidir sobre el problema, constataremos la causa que provocó el cierre del centro energético. Así pues, reconoce las sensaciones y emociones que subyacen «detrás del problema».

Seguidamente incluimos algunas importantes aclaraciones adicionales sobre el tema:

Cualidad emocional original

Tal y como ya he mencionado, cada chakra nos ofrece una posibilidad diferente de comunicarnos con nuestro entorno y de mostrar nuestra presencia en el mundo y ante nuestros semejantes. Así, cada chakra tiene una cualidad energética básica completamente propia. Si esta cualidad original, sin importar si se trata de una cualidad emocional, mental o espiritual, está activa, esto se traduce en nosotros en unos sentimientos muy positivos que yo denomino las cualidades emocionales originales. Por ejemplo, la actividad del chakra raíz se siente generalmente como una gran fuerza, la del chakra cardíaco como un gran amor y la del chakra occipital como inspiradora. Si todos nuestros chakras están abiertos, conseguimos la presencia plena; algunos lo han valorado como un componente de la iluminación. Pero, en el día a día, el proceso de la iluminación no está tan avanzado; una y otra vez nos sorprenderá comprobar que, en la mayoría de los casos, en un momento determinado, varios chakras no están activos o incluso están cerrados y bloqueados.

En los chakras y bajo el título «temas y contenidos», los términos clave que definen la cualidad emocional primitiva se marcan con el siguiente símbolo: ☺

Bloqueo emocional

Cuando un chakra se bloquea, no podemos utilizar su fuerza original o sólo lo podemos hacer de manera limitada. Así, un bloqueo, ya sea emocional, mental o espiritual, es en primer lugar la ausencia de la cualidad original energética y, como consecuencia, emocional de un chakra. Así pues, no seremos capaces de establecer una interacción de nuestro cuerpo con el entorno a partir de ese centro energético. De esta forma, vemos cómo nuestras posibilidades energéticas están limitadas y tenemos sentimientos que traducen el estancamiento energético del chakra. Cuando se trata del bloqueo del chakra sacro con frecuencia sentimos falta de ilusión hasta llegar a la depresión; en el bloqueo del chakra raíz debilidad; en el bloqueo del chakra del timo ausencia de alegría y vacío hasta la soledad y el aislamiento.

Sin embargo, un bloqueo no es un muro de hormigón que una persona acarrea desde siempre, sino que generalmente se crea en el curso de la vida debido a una experiencia traumática que provocó el cierre del centro energético afectado. Esta experiencia original se ha enquistado en nuestro cuerpo (postura, comportamiento, enfermedad), nuestros pensamientos (recuerdos, imágenes, lemas) y en nuestros sentimientos (así como emociones) de la misma manera que en el chakra correspondiente. Así, por ejemplo, cuando perdemos la alegría de vivir y entramos en un estado depresivo, es probable que tengamos un problema típico del chakra sacro, con un bloqueo de este centro energético. Por regla general se trata de necesidades viscerales frustradas, que pueden despertar emociones como los celos, la envidia o el odio. Si solucionamos nuestro problema, ese chakra será, expresándolo gráficamente, purificado, y sus cualidades originales, como el sentido de la vida, la vitalidad, la ilusión, etc., aparecerán de nuevo.

Nuestra energía vital no desaparece tan fácilmente, sino que nosotros decidimos a qué nivel vital la invertimos. El estado normal es aquel en que podemos comunicar cada uno de los chakras a nivel de esta cualidad original con el entorno. Si el chakra está bloqueado, su energía fluye (principio de conservación de la energía) hacia nuestro problema, el cual en algún momento de nuestra vida contribuyó al cierre de dicho chakra. Y para que nadie detecte nuestro problema, lo enterramos y lo bloqueamos para que no salga al exterior, lo que provoca que perdamos nuestra fuerza y nos quedemos exhaustos. Si esta situación se prolonga lo suficiente, es probable que aparezca también un enfermedad a nivel físico.

En el apartado de los chakras y bajo el título «temas y contenidos», las expresiones clave que describen el bloqueo emocional, mental o espiritual se señalan con el símbolo: ☹

En mi opinión, ningún sentimiento o emoción merece describirse como negativa. Cualquier sentimiento o emoción verdadera es bonita. Por el contrario, toda emoción impuesta o falsa es horrorosa.

En el texto referente a cada chakra hallará mucha más información sobre las cualidades emocionales correspondientes. *En la tabla 12.ª INT. del anexo encontrará la lista de los términos emocionales estimulantes y las palabras clave.*

Resonancia a nivel mental

A partir de su experiencia vital, cada persona crea su imagen personal del mundo, su visión más o menos funcional del entorno y sobre todo de su mundo interior. Desarrollamos representaciones de quiénes somos y de lo que es nuestro entorno. En el fondo, todo lo que no puede constatarse a través de la vista, el oído, el olfato, el gusto, la sensibilidad y la intuición (en este caso también el sexto sentido y otras capacidades paranormales) sólo existe en nuestra cabeza. Y ésta, a partir de las experiencias reales, desarrolla una estructura teórica, nuestra imagen personal del mundo, según la cual nos comportamos. De esta manera vemos el mundo a través del prisma de nuestra representación y distorsionamos todavía más nuestra percepción y la realidad.

La creación de esta imagen de cómo es el mundo (o cómo debería ser) forma parte de la condición humana. Siempre que nos propongamos que nuestras representaciones se adapten a nuestra experiencia todo irá bien. El problema es cuando queremos que nuestra realidad circundante se adapte a nuestras representaciones mentales porque no nos gusta tal y como es. Si hacemos esto de manera consciente, raramente se manifiesta y, por regla general, simplemente se produce una simple influencia, reparación o manipulación. El problema es todavía mayor cuando ya no somos capaces de percibir la realidad tal y como es, sino que la interpretamos. En este caso, los psicólogos hablan de que la persona está proyectando o haciendo una transferencia. Y la situación más problemática es cuando debido a nuestros convencimientos, desconectamos parte de nuestro sistema de comunicación con el entorno.

Axiomas y bloqueos mentales

Los procesos mentales, al igual que el modelo de pensamiento y los bloqueos mentales pueden formularse fácilmente en forma de axiomas. Se trata de frases cortas y concisas, que con frecuencia controlan de manera inconsciente nuestro comportamiento y nuestra comunicación energética. Tanto para nosotros como para los demás pueden ser sanos o insanos. Cuando un axioma mental bloquea la interacción de un chakra se producen bloqueos. Así pues, un bloqueo mental no es más que un modelo de pensamiento arraigado e instaurado, al cual nosotros mismos no queremos renunciar a costa de una percepción irreal del entorno. Nosotros mismos inhibimos nuestra comunicación energética libre con el entorno.

Un ateo convencido no podrá experimentar a Dios, incluso si hace arder el arbusto espinoso en su propio jardín. Y un esotérico espiritualizado y destacado, en la ilusión de que todos sus encuentros están presididos por el amor, será incapaz de percibir la amenaza que representa adentrarse en un callejón oscuro y solitario hasta que no le hayan golpeado y atracado. Al primero le falta la inspiración y al segundo el instinto.

La sanación de un bloqueo mental sigue el mismo proceso que la de un bloqueo emocional o físico. Una vez reconocido y asumido el problema inicial (trauma, consecuencia de la educación, etc.) con su modelo mental y hayamos comprendido sus consecuencias emocionales, recuperaremos nuevamente la libertad de disponer conscientemente la situación, es decir, mantenerla, cambiarla o deshacerse por completo de ella.

Resonancia a nivel espiritual

Llegamos así a la última categoría de las vivencias y los bloqueos. El hombre es, por naturaleza, un ser espiritual. Sin embargo, pueden ocurrir muchas cosas que estropean su unión con Dios, de las que me gustaría destacar tres: la primera sería una educación racional, alejada de la espiritualidad, tal y como es habitual en los países industrializados de Occidente. Este tipo de educación no concede a los niños prácticamente espacio ni guía que les permita acercarse al sutil mundo de la espiritualidad para encontrarse a sí mismos. La segunda son los problemas que hacen que se agoten nuestros sentimientos finos, ya que para experimentar la espiritualidad se precisa cierta sutileza y franqueza. Cuanto más negativa y dura es nuestra experiencia (traumas) en la vida, tanto más difícil nos es acercarnos a Dios. Y, por último, nuestro camino como alma no empieza en esta vida. La mayoría de nosotros tenemos cargas antiguas de vidas anteriores, las cuales, por ejemplo, pueden llevarnos a renegar de Dios y a que nos neguemos, de acuerdo con nuestra determinación, a seguir un camino al lado de Él.

Los bloqueos espirituales se encuentran con frecuencia en el ámbito de la palabra, con lo que, por lo general, las descripciones verbales son poco precisas. A pesar de todo, como mínimo los esquemas temáticos nos dan una idea de en qué dirección deberíamos mirar si queremos tomar conciencia de nuestra propia unión con el todo espiritual. Nuestras necesidades espirituales se encuentran principalmente en los chakras transpersonales, pero también en algunos chakras corporales como el chakra corona y el chakra del timo. Las necesidades y bloqueos espirituales son tratadas más extensamente en el apartado que aborda los chakras de forma individual.

Allí podrá constatar que, cuanto más alejados del cuerpo físico se encuentran los chakras, menos parejas de conceptos contrapuestos se plantean. Este hecho se basa en que al alejarnos del cuerpo físico nos acercamos al principio divino. Pero Dios es el Todo, por lo que desaparecen las dualidades de cualquier tipo, incluso la polaridad de los chakras.

Los chakras

Los chakras principales

Primer chakra principal
EL CHAKRA RAÍZ

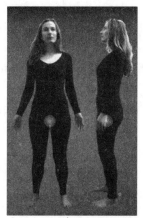

Imagen en color véase pág. 323

SITUACIÓN: en el perineo, entre el ano y los genitales; dirigido hacia abajo.

CONEXIONES TRANSVERSALES:
· Cortocircuito: puntos del pie.
· Directa: rodilla, chakras subpersonales.

CORRESPONDENCIAS CORPORALES:
· Zonas corporales: pies, suelo de la pelvis, ano, glúteos, nariz.
· Órganos: órganos sexuales externos (clítoris, pene), intestino grueso, tendones y una parte del tejido conjuntivo.

PERCEPCIÓN SENSORIAL:
· Visión exterior: primaria: sentido de la fuerza (conciencia: canalización de la fuerza); secundaria: olfato.
· Visión interior: comprensión instintiva, voz de las necesidades básicas.

COLOR/COLOR COMPLEMENTARIO: rojo intenso/cian.

POLARIDAD/ELEMENTOS/FORMA: masculino/tierra, fuego/cuadrado.

REGLA DE LA ENERGÍA: condensación por gravitación.

SÍLABA/TONO: LAM/HU: [los tonos con doble punto tienen una pronunciación prolongada].

AFIRMACIONES: Soy fuerza. Poseo. Empiezo a hacer. Tomo mi sitio. Actúo con plena fuerza.

REFUERZO DEL CHAKRA:
· Yo: seguridad en uno mismo, autodefensa.
· Ejercicios: fortalecimiento físico, deporte, manualidades, pruebas de fuerza, actitud enérgica (en lugar de hablar), endurecimiento, sexo salvaje.
· Nutrición: proteínas y energía de la tierra.

Chakra raíz - Conocimientos básicos

El primer chakra principal se localiza en el perineo, entre el ano y los genitales, y está dirigido hacia abajo. Las zonas corporales correspondientes son los glúteos y el ano, pero sobre todo el suelo de la pelvis. Además, existe una conexión de cortocircuito con los pies. Los órganos correspondientes son los genitales externos, como el clítoris o el pene, junto con las glándulas germinales masculinas (¡testosterona!), así como el intestino grueso y la nariz; por otra parte, el intestino grueso es responsable esencialmente de nuestra fuerza vital. Este chakra tiene también correspondencia con los tendones y el tejido conjuntivo, los cuales junto con los huesos (puntos del pie) confieren estabilidad al cuerpo. También parece existir un canal con las glándulas suprarrenales, las cuales producen la adrenalina, una hormona que controla el miedo y la capacidad de huida y de lucha. Los sentidos con correspondencia con este chakra son el sentido de la fuerza y el instinto, pero secundariamente también el olfato («se huele el miedo»). El chakra raíz es estimulado por los colores rojo intenso y cian y por la forma del cuadrado, el cual también implica estabilidad, unión con los cuatro elementos y estática. La mejor manera de describir el comportamiento energético es la condensación a través de la gravitación.

El chakra raíz trabaja en el plano del Yo. Su fuerza energética es equivalente a la de la embestida de un toro o a la de una locomotora de vapor en plena marcha: lenta para ponerse en marcha, pero después incansable hacia delante, imparable y resistente. Al mismo tiempo, es nuestra primera puerta hacia el centro de la tierra, paso hacia el jugo de la vida y hacia la fuerza arcaica y la energía original de la Madre Tierra. La energía que nos aporta empuja nuestro motor vital de forma prolongada, nutre nuestra naturaleza, nos regala persistentemente y con gran sencillez la fuerza que, siempre candente, aunque en segundo término, lenta, pero constante, nos lleva (o debería llevarnos) a través del día a día. En este chakra se reflejan todos nuestros instintos básicos, todo aquello necesario para la supervivencia, todos los impulsos, todos los comportamientos instintivos. Así pues, por una parte es fuente de la fuerza arcaica de supervivencia y, por otro lado, es el asentamiento del miedo y de la angustia de la supervivencia. A este nivel pueden aparecer la torpeza, la estupidez, la ira y la violencia, las cuales también pueden anclarse más profundamente, en los chakras transpersonales de tierra. La función de este chakra se verá principalmente alterada por traumas debidos a violencia física, el sometimiento a un poder, la falta de seguridad (sobre todo en la infancia) y por experiencias de gran miedo, penas profundas y carencias extremas, como las que se producen durante períodos de guerra.

Chakra raíz - Temas y contenidos

Presencia física llena de fuerza ↔ debilidad

☺ Me gusta sentir mi cuerpo: en el trabajo físico, en el deporte, en el sexo, en muchas ocasiones. La corporalidad es un valor importante, ya que el cuerpo es mi encarnación (*incarnare* = «hacerse carne»). Reboso fuerza física, tengo mucha perseverancia y una enorme capacidad de resistencia.

☺ Entiendo el hecho de ligarme a la tierra y obtener más energía, revitalizarme. Junto a la vivacidad de mi chakra sacro obtengo de él mi vitalidad. Mi chakra raíz es una primera puerta activa hacia las fuerzas de la tierra que yo puedo utilizar. Así, con la ayuda de los chakras transpersonales situados por debajo puedo recargarme.

☺ Yo cuido mi cuerpo material. Como lo que mi cuerpo necesita, practico deporte y tengo cuidado en mantener mi cuerpo sano, activo y flexible. Me encanta fortalecerme y en invierno nado desnudo en el mar, corro con el ciervo a la carrera y duermo

Nota del autor: bajo el título «Temas y contenidos» encontrará las frases clave que indican, en primer lugar, que se camina de manera sincrónica con las funciones de determinado chakra ☺; las que indican que algo no funciona ☹ ocupan el segundo lugar.

sobre el duro suelo con un taco de madera como almohada. El cuadrado es el símbolo que representa mi corporalidad (fuerza, perseverancia, movilidad y rapidez).

☹ Descuido mi cuerpo físico o lo malcrío. Soy gandul y carente de voluntad en lo que se refiere al trabajo y al cuidado de mi naturaleza. No respeto mi encarnación en sentido físico, lo que impide que mi fuerza se desarrolle plenamente sobre la tierra. Enfermo con facilidad porque no he asumido la responsabilidad sobre mi cuerpo, mi encarnación.

☹ Con frecuencia me siento sin fuerza ni energía, soy debilucho desde el punto de vista energético. Me he distanciado de las fuerzas de la naturaleza y me es difícil regenerar la energía perdida.

☹ Creo que mi sanación y mi desarrollo espiritual y personal no tienen nada que ver con mi cuerpo, por lo que evoluciono unilateralmente. Desearía ser iluminado, pero en el día a día no interesa a nadie, ya que no puedo llevar a la práctica nada de esto y de esta manera no contacto con los demás.

ÍMPETU ↔ PRIMITIVO ÍMPETU (TAMBIÉN EN EL HARA)

☺ Puedo contener en mi interior una poderosa fuerza primitiva y mover montañas con ella. En la necesidad de defenderme puedo movilizarla como el bandazo de un guerreo furibundo o desplegarla durante un período prolongado de tiempo. Esto me aporta gran perseverancia y fuerza para construir algo.

☹ En lo que se refiere a mi fuerza, tengo un bloqueo y me siento falto de poder. Hacia el exterior soy débil y «afable», y probablemente así seré toda la vida. Este bloqueo de la fuerza hace que me sienta cansado y descontento. Sin embargo, interiormente bulle y un día puede explotar en un violento arrebato. Cuando existe frustración puede aproximarse a la locura homicida.

☹ Con el despliegue de mi fuerza aplasto a los otros contra la pared y me hago sitio a su costa. Mi visión del mundo se basa en el lema «comer o ser comido» y, como hombre de negocios, el mundo es para mí una piscina llena de tiburones. No sé lo que es una situación paritaria, ya que yo siempre gano el doble que la parte contraria.

☹ Dado que mi impulso primitivo está carente de amor, he convertido la utilización de la violencia en mi mundo como un medio legítimo de conseguir mi objetivo. Soy un conquistador que avasalla y, en el peor de los casos, destruye. Mi sitio es el de los demás y me lo apropiaré. Lo que puedo conseguir con la violencia se lo arrebato a los más débiles, ya que existe la ley del más fuerte. Yo vivo a costa de los demás y me alimento de su sangre y su sudor.

Osadía ↔ cobardía

☺ La base para mi sanación es la fuerza interior. Cuanta más energía siento que fluye por mis venas, menos miedo siento. Incluso en situaciones precarias y peligrosas, el instinto y la fuerza me ayudarán a permanecer entero y capaz de actuar.

☺ Ante una amenaza real siento miedo, que, sin embargo, no me paraliza, sino que hace que mi cuerpo libere adrenalina y me permita estar a punto para proteger a mi familia y a mi clan, en caso necesario incluso con la fuerza física.

☹ Tengo un miedo vital y de supervivencia generalizado (hasta llegar al miedo por la destrucción), del cual huyo refugiándome en mis seguridades y evitando nuevos territorios. Esta forma del miedo la siento como un calambre en la zona anal, «bajo la cola» y «defeco de miedo» (alteración de la función del intestino grueso). Todas ellas son zonas correspondientes al primer chakra. En las situaciones de peligro me pongo a temblar y me convierto en la víctima perfecta.

☹ Soy temerario y ya no soy capaz de diferenciar entre audaz estúpido y el sensato que acepta el riesgo. No conozco el miedo. Prefiero los deportes de riesgo, por ejemplo el *snowboard* en helicóptero y pendientes con riesgo de alud o la caza mayor sin armas en el Serengeti, ya que en estos casos como mínimo siento que ¡tengo un cuerpo y estoy vivo!

Posesión y relación con lo material ↔ desprendimiento

☺ Estoy contento con el mundo material. Soy capaz de trabajar con mis manos, cavar un jardín, construir una casa. Gano dinero y puedo conseguir todo lo que necesito para mi trabajo, mi familia y mi clan. La posesión puede ser algo bonito y el dinero no apesta. Para mí, el dinero tiene un olor tan neutro como un ordenador o un automóvil. Es una herramienta que puedo utilizar con juicio para mi bienestar y el de los demás. No me hace feliz pero sí me hace sentir contento.

☹ Tengo problemas para aceptar lo material. Me lo pongo infinitamente difícil para manejar lo material; en el plano financiero ando dormido y no siento la más mínima atracción por el trabajo manual. Es posible que sea una persona esotérica y espiritualmente activa que busca su camino hacia Dios exclusivamente por los canales superiores y más allá de mi encarnación. En mi casa cuelgan de las paredes 30 notas que rezan «abundancia» y «riqueza», pero en la vida laboral y en el día a día, incomprensiblemente, no se ve nada de esto.

☹ Tengo problemas para desprenderme de lo material. Atesoro y ahorro todo lo que puedo y busco mi sanación en el mundo material. En mi trabajo sólo cuentan los beneficios y la cuantía de mis riquezas materiales, es un baremo de mi satisfacción. La envidia es uno de mis motores, y el lema «la avaricia es riqueza» es mi grito de guerra; lo que no amplía precisamente mi grupo de amistades y refleja claramente mi incapacidad de nadar en la corriente material de la vida.

Lo masculino

☺ La masculinidad original se halla sanamente anclada en mí. Vivo los aspectos llenos de fuerza de mi sexualidad, sin infiltrar las fuerzas del otro polo también presentes en mi persona. Amo y venero ambos polos de género de la existencia terrestre.

☺ Estoy preparado para asumir los papeles masculinos que se presenten en mi camino. Estoy preparado para ser guerrero, protector, amante o rey. Soy masculino, estoy dispuesto, pero no necesito actuar en primer plano. Para mí, el ciclo de la vida se cierra con la paternidad.

☹ ¡Soy afeminado y estoy encantado! He entendido mal la androginia, como una fusión de los polos femenino y masculino que resulta en una amalgama acromática y sin encanto. Mi radiación coincide sólo con cintas de película como *Bambi pela patatas*. Si soy un poco listo, venderé mi carácter anodino como concepto de perfección espiritual, sobre todo ante las damas en los cursos de tantra, ya que una mujer sensata seguro que no siente ningún interés sexual por un tipo aburrido como yo.

☹ No poseo ninguna masculinidad natural, por lo que intento disimular mi inseguridad con una pose de macho. Soy un macho que sólo orino de pie y que acabo con cualquier hombre (débil) que se adentre en mi territorio. Mis fanfarronadas sólo ocultan mi poca confianza en mi propia masculinidad. En última instancia, yo mismo me doy cuenta de lo débil que soy y elijo el camino de la violencia como cabeza rapada o maltratador, ya que perversamente las considero conductas masculinas.

IMPULSO SEXUAL (POTENCIA) ↔ IMPOTENCIA

☺ Vivo el aspecto masculino de la sexualidad, independientemente de que sea hombre o mujer. Puedo encontrar al otro sexo con toda la fuerza de mi impulso animal, tal y como me pide la naturaleza (y también mi pareja). De esta manera, podemos satisfacernos en un plano primitivo.

☺ El sexo conmigo puede ser arcaico y estar lleno de una fuerza infinita, hasta que todo el cuerpo está bañado en sudor y hasta que el placer ha alcanzado la punta de los dedos del pie, ya que se trata de honrar nuestra corporalidad. Puedo llegar al otro con mi impulso y mimarle eternamente.

☹ Como hombre, soy sólo un afeminado insípido, sin fuerza ni espíritu, del que se espera que haga algo. Sea hombre o mujer, no paso del sexo deslavazado de la posición del misionero, por lo que para el sexo contrario sólo soy alguien adorable, pero sin interés. Las parejas sólo me duran una noche, algo que no puedo entender, ya que me tenía por una persona muy comprensiva y mirada.

☹ Como hombre, para mí todas las mujeres son tontas damiselas, sólo útiles para un aburrido acto de procreación. Así pues, mis aptitudes sexuales no superan el nivel de un conejo. Mi imagen del mundo nunca ha traspasado el plano del primer chakra, de manera que siempre me dejo influir por los estímulos de mi entorno, por lo que soy una víctima ideal para las proposiciones (sobre todo de tipo sexual).

☹ Como mujer, relaciono el sexo salvaje con la violencia y me refugio en una relación con un hombre afeminado que no me satisface, pero que tampoco supone ningún peligro. No tengo orgasmos, pero esta situación es mil veces mejor que ser violada por un animal salvaje. Pero, ¿por qué sueño tantas veces con cascadas y situaciones salvajes, peligrosas, pero excitantes con piratas?

☹ Mi cuerpo es un mal necesario de este mundo y sus necesidades son para mí una atrocidad. De hecho, me gustaría encerrarme en un convento, pero como allí también debe realizarse un trabajo físico, prefiero quedarme en casa.

Segundo chakra principal
CHAKRA SACRO

SITUACIÓN: centrado entre el ombligo y pubis.

CONEXIONES TRANSVERSALES:
· Zonas corporales: muslo, rodilla, zona lumbar, pelvis, mamas, nariz.
· Órganos: «órganos de agua»: riñones, vejiga urinaria; parte inferior del intestino delgado, órganos genitales internos (útero), musculatura lisa*, sistema nervioso vegetativo, lengua.
· Glándulas: glándulas germinales femeninas, parte de las glándulas suprarrenales.

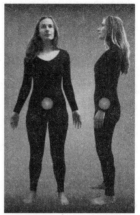

Imagen en color *véase* pág. 323

PERCEPCIÓN SENSORIAL:
· Visión exterior: primaria: olfato; secundaria: gusto.
· Visión interior: emociones del Yo, voces de la ilusión y de las necesidades viscerales.

COLOR/COLOR COMPLEMENTARIO: naranja/azul claro.

POLARIDAD/ELEMENTOS/FORMA: femenino/fuego, agua, tierra/triángulo (vértice hacia arriba).

REGLA DE LA ENERGÍA: expansión y dinámica a través del magnetismo; juego de los contrarios.

SÍLABA/TONO: WAM/O:H
Afirmaciones: soy pura alegría de vivir. Yo deseo. Tengo ilusión. Soy salvaje. Soy apasionado y sensual.

FUERZAS DEL CHAKRA:
· Yo: masturbación («concederse algo»).
· Ejercicios: vivir placeres sensuales, vivir con alegría y agresivamente, deporte como expresión del lado salvaje, sexo sensual, ser atrevido.
· Nutrición: grasas.

---

* Musculatura lisa: musculatura no controlada conscientemente, sino a través del sistema nervioso vegetativo, como por ejemplo la musculatura del intestino.

Chakra sacro - Conocimientos básicos

El segundo chakra se encuentra en la parte inferior del abdomen, entre el ombligo y el borde superior del pubis. Sus zonas corporales correspondientes son el muslo, la zona lumbar, la parte inferior del abdomen y, sobre todo, la pelvis. Tiene una conexión de cortocircuito con los puntos de la rodilla y el chakra laríngeo; los tres responden de forma directa a los cambios en el chakra sacro. Presenta correspondencia con los órganos de agua como la vejiga urinaria y los riñones, así como con una porción del intestino delgado, los órganos genitales «internos» (vagina, útero), así como las mamas (a este nivel, los estrógenos son la hormona decisiva). Así pues, el chakra sacro está relacionado en la activación de la musculatura lisa a través del sistema nervioso vegetativo (SNV). Los sentidos con correspondencia son básicamente el olfato y secundariamente el gusto; asimismo, la lengua también presenta correspondencia con este chakra. Los colores con resonancia son el naranja/azul claro y la forma el triángulo, el cual representa la dinámica y la expresión a través de los polos cambiantes, lo que por otra parte da lugar a la atracción o la repulsión del magnetismo.

El entramado energético del chakra sacro es, al igual que en el caso del chakra raíz, un crisol personal de las energías. Allí encontramos un tigre que se irrita con facilidad y que puede atacar, con un simple y agradable susurro. El segundo chakra descarga su fuerza en forma de ganas de vivir, pasión y entusiasmo. La forma de actuar y de gozar con ilusión tiene su origen en este nivel, al igual que la sensualidad. Sin embargo, al mismo tiempo, esta energía es la que nos permite la transformación y la sanación. La energía sexual es la forma más habitual de presentación de la energía del segundo chakra. Y, junto con el primer chakra, constituye una vitalidad exuberante, la «salsa» de la vida. El chakra sacro tiene correspondencia básicamente con el elemento agua y con el fuego como polo opuesto. A través de una conexión de cortocircuito, este chakra se halla ligado al chakra laríngeo, motivo por el que comparten temas como la creatividad y la entrega.

Nuestros deseos y apetitos privados más recónditos se localizan en este chakra, tanto en la vertiente positiva como en la negativa. Así, a este nivel encontramos también los secretos más oscuros y el lado más sombrío y oculto de nuestro ser, los cuales generalmente también son los que causan más vergüenza. Nuestras vivencias más humillantes, como, por ejemplo, la experiencia de sentirse completamente impotente (violaciones), se acumulan a este nivel, al igual que las experiencias horribles y muchos traumas del nacimiento. Si la energía del chakra sacro dañado retrocede, aparecen sentimientos como los celos, el deseo de venganza, el odio, el sarcasmo o el sadismo.

Chakra sacro - Temas y contenidos

ALEGRÍA DE VIVIR (VIDA) ↔ FALTA DE GANAS DE VIVIR (MUERTE)

☺ Tengo una importante fuerza de empuje, soy muy pasional en la vida. En mí arde el fuego de las ganas de vivir. Tengo curiosidad por cada nuevo día y vivo mi vida y mi camino con pasión. Soy una persona positiva.

☺ En mí se esconde un aventurero que cada día tiene la ilusión de descubrir de nuevo lo cotidiano. Tengo ilusión por los retos y lo desconocido, para poder sentir la vida todavía con mayor intensidad. Molesto y hago enfadar a mis congéneres precisamente cuando son demasiado serios.

☹ Carezco de pasión y estoy aburrido de la vida, y los demás de mí, ya que me siento desesperanzado y estoy lleno de limitaciones.

☹ Con mi manía de controlarlo todo inhibo mis ganas de vivir (lo que de hecho provoca la mayoría de las llamadas neurosis), y al perder la ilusión los días se vuelven grises. En algún momento tendré una depresión y quizás pierda incluso las ganas de vivir esta vida sin color ni alicientes estimulantes, ya que mi pasión no vivida sólo me ha provocado aflicción.

☹ Está descartado dar rienda suelta a mi pasión. Mis partes mórbidas y cansadas de vivir han tomado el control, ya que no aprovecho lo que la vida me aporta.

Gozar con alegría ↔ falta de alegría y vergüenza

☺ Puedo disfrutar de los placeres carnales y sensoriales. Adoro el sexo pasional, una buena comida, el contacto físico intenso y simplemente todo aquello que despierta una sensación agradable. Me gusto y puedo mimarme a mí y a los demás. Al mismo tiempo, se buscar la medida justa del placer y tengo autodisciplina; para mí ambas cosas son importantes.

☹ Huyo de mis apetitos y necesidades. Me acobardo y me niego, ya que me desligo de una de las energías vitales más importantes.

☹ Si me encuentro ante una situación que despierta mis sensaciones, siento gran vergüenza y timidez o bien me aproximo al histerismo y tengo una actitud negativa; sin embargo, internamente siento envidia y celos de esos placeres que me estoy negando.

☹ Si inhibo durante mucho tiempo mi deseo, aparece en mí el animal y mis necesidades se presentan en su forma pervertida, en la violencia de la perversión, las fantasías violentas, los sueños llenos de excesos y perversiones. Si lo proyecto hacia el exterior me veré dirigido por el impulso sádico y perverso, de la misma manera que los defensores de la inquisición proyectaban sus oscuras fantasías sobre los demás. Me convertiré en un sádico.

☹ Me pierdo en la búsqueda de las expresiones de mis deseos, en la desmesura, y el exceso se convierte en una constante en mi vida. De esta manera me alejo cada vez más del mundo del sibaritismo y acabo en el pozo de las adicciones. Vivo en el error de que la felicidad de la vida se encuentra sólo en el placer y me abandono a la desmesura, me desmadro en orgías y soy sexualmente disoluto, pero en el fondo siempre me siento internamente vacío y cansado.

Tensión ↔ hastío

☺ A través de mi radiación vital dirigida a la vida, los demás sienten una atracción magnética hacia mí. Estoy en posición de influir e incidir con la misma fuerza en una persona con la que puedo entregarme con placer (chakra laríngeo).

☺ Sé que la tensión descansa en la diferenciación de ambos polos. Yo me sirvo de ello y juego con el otro el juego de las bromas, el juego con el fuego o el de la provocación. Me enciendo con mi energía llena de deseo y hago que los otros enciendan también su fuego interno.

☹ No conozco lo que es la fuerza de empuje irresistible, ya que de alguna manera siempre estoy fuera de juego cuando se trata de flirtear en una fiesta. Me siento paralizado e inhibido y no me atrevo a jugar. Así, soy incapaz de liberarme de la tensión y acabo como el colega educado, con el que se puede hablar de todo, ya que es completamente inofensivo (educado, pero poco interesante y exento de cualquier erotismo).

☹ Juego con las energías sexuales, pero seduzco sólo por motivos egoístas. Doy un mal uso a mi fuerza de seducción, para atraer a los demás a mis redes, para luego esquilmarlos y paralizarlos. Soy un vampiro energético que se alimenta de la admiración y la entrega de los demás. Manipulo mi entorno, para satisfacer mis necesidades, sin que para ello tenga que mover ni un dedo. Soy un pachá y estoy orgulloso de serlo.

Agresividad ↔ honradez

☺ La agresividad es mi amiga, ya que me he dado cuenta de que es sólo una forma de energía que me es útil. Me ayuda a liberar la tensión, a luchar con ilusión, a hacer salir a los otros de la reserva, amar sensualmente y sencillamente a estar vivo. Permite que pueda sentir el aliciente de la vida y aporta emoción, de manera que puedo saborear las dos caras de la vida.

☺ Mi lema de vida es: «Las buenas personas llegan al cielo, las malas a todas partes». La osadía triunfa, y, dado que me enfrento a todo y soy una persona que vive intensamente, mis congéneres me desean.

☹ La agresividad es negativa y bloqueo con rigor cualquier efusión de esta energía. Sonrío siempre amable, incluso aunque esté sobre brasas y alguien se limpie la nariz con el puño de la camisa.

☹ La agresividad se instala una y otra vez en mi interior, hasta que explota. Soy un conductor agresivo. Odio mi entorno y sobre todo a mí mismo. No obstante, el odio abrasador es una de las pocas formas que me permiten sentir el fuego de la vida.

☺ Mi osadía raya la impertinencia, con la que consigo mis intereses a costa de los demás, en lugar de con los demás. De esta manera paso por la vida sin entablar ninguna amistad duradera. Con frecuencia, la alegría sin amor es un acto de egoísmo.

Engendrar y alumbrar ↔ desaparecer

☺ Soy creativo y disfruto de una gran fuerza creadora, ya que tengo una tensión interna, como un resorte interno que quiere ser creativo y dar vida. En ocasiones esto se traduce en arte, otras en un proyecto y otras en un niño. Yo doy y creo vida. Estoy cargado de fuerza creativa, impulso, espíritu aventurero, innovación y espíritu emprendedor.

☹ Me siento alejado de este impulso creador de vida y no deseo que se desarrolle en mí. Esta parte de mí está relacionada con la muerte. La ausencia del resorte en mi persona despierta en mí la sensación de absurdidad.

Lo femenino (tema de la mujer)

☺ Lo femenino está instalado en mí de forma sana. Adoro mi femineidad. Adoro todos los papeles que ésta me posibilita. Da igual si se trata del papel de madre, bruja, reina, diva, hada, sabia o prostituta.

☺ Me gusta ser femenina. Disfruto cuando un hombre me ayuda a ponerme el abrigo, me abre la puerta, me ofrece el brazo o me lleva al baile. Naturalmente no es la única manera en que vivo mi femineidad, pero ese papel me corresponde de manera completamente natural y va como anillo al dedo al hombre que si quiere algo de mí debe esforzarse un poco.

☹ Me pierdo en el papel femenino y me convierto en una tontuela que encarna todas las ideas preconcebidas, desde la falda extremadamente corta, los zapatos de tacones imposibles y los colores pastel hasta la supeditación sin discusión al principio masculino. Obviamente me encontraré con un «macho» (no uno realmente masculino, sino un hombre poco varonil) y me preguntaré inocentemente por qué todos los hombres son unos cerdos.

☹ Tengo miedo de la variedad de papeles que debo desempeñar como mujer y me apunto a una sola fiesta que domino sin problemas. De esta manera me convierto en un vampiro asesino de hombres, exclusivamente madre o mujer de negocios de hierro.

Libido

☺ En este caso se trata del aspecto femenino de la sexualidad, tanto si soy mujer como si soy hombre. Con toda la fuerza de mi pasión, voluptuosidad y sensualidad puedo encontrarme con el sexo opuesto, tal y como la naturaleza (y mi pareja) me pide. Junto con mi capacidad de amar, éste es el segundo aspecto importante: mi capacidad para el erotismo.

☺ Conmigo, el flirteo, la seducción y el sexo es como jugar con fuego. Soy seductor, sensual y puedo entregarme por completo al otro. Mi persona emana una tensión burbujeante, un chisporroteo eléctrico, que puede descargarse en la polaridad hombre-mujer. Cuando me entrego (chakra laríngeo), se abre en mí y mi pareja la posibilidad de fundirnos sexualmente.

☹ Me oculto detrás de las técnicas sexuales o reacciono con apatía, ya que no estoy preparado para entregarme a la profundidad emocional de la alegría, por lo que necesito medios para estimular sexualmente al otro. Como hombre soy un amante aburrido carente de cualquier fantasía; como mujer me pongo tensa como una tabla ante la más mínima insinuación sexual y espero a que pase.

⊗ Un mecanismo de huida de la femineidad ante el amor es la maternidad (raramente la paternidad), ya que puede ser algo que llene mucho. Como madre no necesito ofrecerme, ya que siempre estoy ahí para los demás. Además, puede retraer con deleite a mi pareja, que no me acepta como mujer. Y si no hay ningún hombre, busco algo de lo que poder ocuparme, ya sea cuidar de alguien o encargarme de cuatro perros de raza.

Tercer chakra principal
CHAKRA DEL PLEXO SOLAR

SITUACIÓN: en el centro del abdomen, por debajo del esternón.

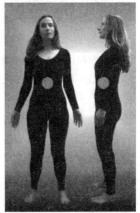

CONEXIONES TRANSVERSALES:
· Cortocircuito: puntos del codo y chakra frontal superior.
· Especial: Kalpa Taru.

CORRESPONDENCIAS CORPORALES:
· Zonas del cuerpo: centro del abdomen, codo, diafragma.
· Órganos: hígado, estómago, piel, parte superior del intestino delgado, plexo solar, musculatura estriada.*

Imagen en color *véase* pág. 323

· Glándulas: parte de los islotes de Langerhans (páncreas).

PERCEPCIÓN SENSORIAL:
Visión externa: tacto (percepción a groso modo) y función motora a groso modo.
Visión interna: emociones-TU, voces de las emociones.

COLOR/COLOR COMPLEMENTARIO: amarillo canario/azul oscuro.

POLARIDAD/ELEMENTOS/FORMA: masculino/fuego, agua, tierra/estrella de seis puntas, triángulo (vértice hacia abajo).

REGLA DE LA ENERGÍA: tensión y dinámica a través de la polarización de las similitudes (rivalizar) e iniciativa.

SÍLABA/TONO: RAM/O:

AFIRMACIONES: Yo soy el poder. Impongo mi voluntad. Influyo sobre mi entorno. Me hago presente.

---

* Musculatura estriada (musculatura esquelética): musculatura controlada conscientemente; su nombre se debe a las miofibrillas ordenadas transversalmente fácilmente visibles (en contraposición con la musculatura lisa).

107

REFUERZO DEL CHAKRA:

· Yo: autoafirmación.
· Ejercicios: expresión de las emociones, potenciación, búsqueda de la expresividad, pruebas de coraje, decir sí/no, ser fuerte, reír, cambiar la propia voluntad, el deporte como lucha de rivalidad, enfrentarse a los conflictos, conducir, emprender iniciativas
· Nutrición: hidratos de carbono (de bajo IGLI**).

Chakra del plexo solar - Conocimientos básicos

El tercer chakra se encuentra en el centro del abdomen, a medio camino entre el ombligo y el extremo inferior del esternón. Está relacionado con la red nerviosa del plexo solar. Físicamente, es el lugar de la persona que es invertido por la conciencia y la fuerza («pecho fuera, tripa dentro»). Cuando queremos protegernos, todo el cuerpo se inclina sobre este centro en posición fetal. Los órganos correspondientes a este chakra son el hígado (almacena la rabia y la ira), el estómago (almacena los sentimientos no expresados) y la porción superior del intestino delgado. Algunos sanadores establecen también una correspondencia con el sentido de la vista. Sin embargo, a mi parecer es más importante la parte externa del sentido del tacto (percepción de la presión, etc.). Si existe un chakra relacionado con la función de la musculatura estriada y, con ello, con la aplicación consciente de nuestra fuerza muscular, éste es, sin lugar a dudas, el chakra del plexo solar. Su color es el amarillo canario y el color complementario el azul oscuro. La forma correspondiente es la estrella de seis puntas (por ejemplo, la estrella de David), aunque también tiene correspondencia con el triángulo

---

** IGLI = índice glicémico: valor que nos indica la insulina tras la ingesta de determinado alimento. Los alimentos con un IGLI bajo provocan una sensación de saciedad más prolongada.

con el vértice hacia abajo. El tercer chakra tiene correspondencia con más de un elemento, pero el fuego es el principal.

El tercer chakra es nuestro centro personal de poder, en el sentido del concepto inglés de *personal power*, que puede traducirse aproximadamente por «poder personal». Por consiguiente, sus temas estarán relacionados con el poder. En este caso, la palabra *power* es la que mejor define el concepto, ya que expresa en sí misma conceptos clave de este chakra, como «fuerza» y «voluntad». La conjunción de ambos es la que nos permite influir sobre nuestro entorno.

La fuerza que impera en este centro es la de la expresión personal. Es el asentamiento de la fuerza de voluntad personal, la autoridad, la presencia llena de fuerza y poder, la autoafirmación y la conciencia de uno mismo. Así, es lógico que exista una conexión de cortocircuito con el chakra frontal superior. No debe sorprender que en este caso la regla de la energía sea la «polaridad» o la «tensión». El chakra del plexo solar es uno de los chakras del Yo, al igual que los dos anteriores; estos chakras ayudan a la persona a satisfacer sus necesidades en el mundo.

Por otro lado y desde un punto de vista general, este chakra es el centro para el procesamiento de las emociones y de su intensa expresión; toda emoción debe pasar por él. Si el chakra despliega su fuerza, la emoción podrá encontrar expresión vehemente y rápidamente, incluso en ocasiones de manera explosiva. Por regla general, la alegría, la ira, el enojo, la risa fuerte y el tono elevado se encuentran en este nivel. Una voluntad fuerte (chakra frontal superior) fluye a través del plexo solar una voluntad quebrada, con la consecuencia de una incapacidad para decidir, pasividad e incapacidad para asumir responsabilidades, lo bloquea. Los problemas de conexión de todo tipo son un tema de este chakra, sobre todo relaciones de dependencia que se confunden con amor. Los problemas prolongados de relación se localizan también en la puerta de la encarnación.

Chakra del plexo solar - Temas y contenidos

INICIATIVA Y ACTIVIDAD PROPIA ↔ PASIVIDAD

☺ Soy un ejecutor que valora los hechos. Me aburro cuando sólo se habla y no existe acción. Mi sed de actividad puede contagiar a los demás.

☺ Cuando se trata de empresas colectivas, yo aporto gran parte de las iniciativas. Así pues, la colaboración conmigo puede ser estresante, pero se avanza sin problemas.

☹ La actividad ciega es mi marca de fábrica. Desgraciadamente, me veo superado por mi sed de actividad. Lo que hago no es eficaz, ya que actuar sin pensar primero o razonar detenidamente puede provocar el caos; aunque la espontaneidad y la iniciativa intuitiva también son positivas, cuando se quiere construir algo sólido se debe cuestionar un poco más las cosas.

☹ La comodidad y la inacción son mis compañeras. En esta vida me he decantado por comer, hacer el amor y ver la televisión. Me comporto como Garfield, el personaje de dibujos animados, y pronto tendré el mismo aspecto.

FUERZA DE VOLUNTAD ↔ DEBILIDAD

☺ Soy capaz de aplicar mi voluntad y mi fuerza con un objetivo. Así, puedo actuar con decisión e influir con fuerza sobre mi entorno. Gozo de fuerza de voluntad, la cual me confiere una fuerte y arrolladora presencia. Mi presencia es poderosa y puedo conseguir respeto y atención cuando la situación lo requiere.

☺ Soy una persona amigable, ya que no tengo ningún temor a no poder imponerme, por lo que no tengo que avanzar con actitud defensiva. Dado que confío en mi fuerza, es natural que ofrezca mi ayuda a los más débiles, que ayude a cruzar la calle a las ancianitas, que ponga en su lugar al que intenta colarse y que, ante un accidente de tráfico en el que yo no he tenido la culpa, defienda mis derechos.

☺ Me valgo por mí mismo y actúo por mi propia fuerza, sin que tenga que dirigirme a otros para ello. Sigo mi camino con decisión, en línea recta y con dinamismo. Por cierto: ¡Yo no me comprometo en vano!

☹ He perdido la capacidad de expresar mi voluntad. Así pues, soy sumiso a la autoridad, servil y oportunista. No hay nada mío por lo que luche. Me dejo manejar sin oponer resistencia, me dejo influenciar por los demás o me someto a ellos. Me siento una víctima y soy pusilánime. Quizás fueron expectativas siempre erróneas las que provocaron mi miedo, y éste impide que exponga en mi entorno mis propias necesidades y deseos.

Capacidad de lucha, autoafirmación y coraje ↔ cobardía

☺ Estoy en plena posesión de mi capacidad personal de actuación, que me confiere amplitud y fuerza. Conozco mis guerreros internos. Dispongo de toda mi capacidad de lucha y estoy en situación de imponerme por algún motivo.

☺ Tengo el empuje de un luchador, es decir, puedo influir en gran medida sobre las personas durante un breve período, de manera que acelere y lleve a mi terreno a los demás. Puedo actuar con autoridad, hablar en público, liderar con fuerza un grupo o un equipo o dar órdenes (verbales) de manera explosiva.

☺ El valor cívico no es un término ajeno a mí y, en caso necesario, puedo dejar en evidencia a los tipos pendencieros y agresivos, cuando no cesan de amenazar a mi vecino extranjero directamente ante nuestras narices.

☺ Cuando es necesario puedo imponerme. No me falta capacidad de imponerme ni fuerza de autoafirmación. Asimismo, soy capaz de retirarme y permitir que otros ocupen su espacio. No necesito reafirmarme, pues sé que tengo la fuerza para hacerme oír. Mi libertad es la libertad de los demás, ya que tengo sentido de grupo.

☹ Tiendo a avasallar a los demás y poco a poco me transformo de alguien que influye en las personas, a un individuo que avasalla y abusa de su poder. Cada día me gusta más el poder y progresar a costa de los demás. Actúo siempre sin pensar en las otras personas; mi sensibilidad más fina se ha atrofiado. En mi trabajo, como hombre de negocios de éxito, mis superiores ven esta actitud con agrado. Veremos cómo lo ven cuando les quite su puesto.

☹ Inhibo mi propia fuerza y me convierto en un debilucho incapaz de conservar su lugar, ni mucho menos ensanchar su campo. Las personas fuertes me dominan. Doy la mano sin fuerza, mi voz es débil y suena floja y fatigada; me dejo llevar. Mis pensamientos están dominados por las preocupaciones, debilidades, temores y culpa. En lugar de dejar actuar libremente mi potencial, aunque sólo sea una vez, e introducirme completamente en el mundo, actúo siempre con un exceso de prudencia. De esta manera, sigo perdiéndome en la muchedumbre y no doy al azar ninguna oportunidad para que me permita influir en el mundo.

Dirección y seducción ↔ falta de energía

☺ Reconozco el líder que hay en mí. Sé dirigir a un grupo porque tengo la fuerza, la firmeza, la decisión y la perseverancia para ello. Puedo dirigir, asumir el papel de alguien determinante. Para ello pongo mi fuerza a disposición de mi entorno, sin intentar dominar ni abusar de mi poder.

☺ También soy un seductor. El juego de la seducción y la resistencia puede ser divertido tanto para mí como para mi contrario, ya que lo jugamos de manera abierta; produce una fuerte tensión que es muy estimulante. Puedo dirigir a una mujer, sea en el baile o en la cama, si ella desea desempeñar su papel de mujer hasta sus últimas consecuencias.

☹ No soy capaz de dirigir, no lo deseo. Me gusta mucho más el papel del seguidor, el oportunista, ya que en el frente las cosas también pueden torcerse. Aquí, en la retaguardia, no me caigo y estoy seguro. En una controversia yo no tengo opinión; cuando se trata de tomar una decisión no me pronuncio y digo que sí y amén. Soy una veleta que gira en la dirección del viento, y cuando me encuentro solo a campo abierto, cualquier corriente de aire me empuja.

☺ Me considero un hombre emancipado. Leo en los ojos de mi mujer todos sus deseos y siempre soy educado y adorable. Me escurro como una anguila y no hay manera de atraparme. No me dejo llevar por los impulsos, soy un hombre aburrido, un calzonazos; hasta que un día mi mujer se encuentra entre los brazos del macho «extraáspero». Una vez la he pillado en el lecho conyugal, me disculpo, hago limpieza e intento alejarme y reflexionar sobre dónde le he fallado...

☺ Antes era un vividor optimista y de miras amplias. Pero cada día soy más el pachá altanero, que mira a sus «niños» y a sus «súbditos» de una manera censuradora y patriarcal más que con buenas intenciones; para mis colegas y mi círculo de amigos soy directamente inaguantable.

Libre expresión de los sentimientos intensos

☺ Soy capaz de expresar directamente y con toda intensidad las emociones más fuertes y leer los sentimientos de los demás en su cara. Gracias a mi dinámica emocional, tengo una desbordante alegría de vivir. Me encanta el contacto con los demás y soy capaz de arrastrarlos conmigo.

☺ Cuando es preciso también puedo hablar fuerte y gritar. También puedo enojarme, de la misma manera que puedo reír sin inhibición. Mostrar mi enojo no representa para mí ningún problema y, cuando alguien rebasa mis límites, sé defenderme.

☺ Dado que no escondo mis sentimientos y de esta manera no se enquistan dentro de mí, por regla general estoy relajado y despreocupado.

☺ Mi expresión emocional está atrapada; yo me trago mis sentimientos, tengo problemas de estómago o incluso una úlcera gástrica. Así pues, siempre estoy en cierta manera excitado y nervioso, lo que se manifiesta en mi comportamiento con constantes broncas y chascarrillos.

☹ Critico a los turistas gritones americanos del chiringuito de la playa, mientras me tomo mi vino tinto cómodo y aburrido, observándolos. En el fondo, envidio a los americanos por sus formas directas y despreocupadas y también por los atractivos chicos/chicas que se han dirigido a ellos y que les han seguido al próximo bar.

☹ No dejo entrever mi enojo, lo oculto. De vez en cuando, todo el enojo guardado explota en un drama emocional incontrolado. En esos casos mi enojo es o bien infantil (como un niño que no consigue lo que se le ha metido en la cabeza) o de víctima (después de haber sido explotado durante mucho tiempo por los demás).

LÍMITES ↔ DISCRIMINACIÓN

☺ Soy capaz de establecer claramente mis límites. Soy capaz de decir «sí» o «no» con decisión. Por último, soy el único que puede y debe decidir sobre mi vida. Soy capaz de diferenciar mi «erróneo» de mi «correcto»; tengo una clara capacidad de valoración subjetiva que procede de mi voluntad sana.

☺ Puedo tolerar la crítica y los juicios, sentirlos y asumirlos. Cuando alguien me da un consejo o me hace una crítica, le doy las gracias, pero en último término soy yo el que decido cuál será, de ahí en adelante, mi comportamiento, ya que soy el único que puede decidir sobre mí mismo. Nadie puede despojarme de mi capacidad de discernimiento.

☹ Mis límites no están bien definidos y yo mismo me pierdo, algunas veces incluso hasta la autorrenuncia. Absorbo sin reservas las proyecciones y críticas de los demás y me comporto según la imagen que los demás tienen de mí. Acepto y antepongo todo sin más, sólo porque lo dicen los demás. Soporto las cosas porque soy incapaz de decir lo que quiero. En el fondo estoy enfadado con los demás y conmigo mismo, pero me trago el enfado.

☹ Debido a que no tengo unos límites claros, tampoco reconozco los de los demás. Cuento mi vida a todo el mundo o importuno a los demás conscientemente y de forma directa, hasta que se sienten amenazados y, o bien se rinden o bien se vuelven en mi contra.

☹ Mis límites son muros rígidos e infranqueables. Las criticas y los enjuiciamientos no hacen mella en mí. Lo que mi entorno me dice no me llega bajo ninguna circunstancia. La verdad tampoco hace mella en mí.

RESPONSABILIDAD ↔ DEPENDENCIA

☺ Dado que gozo de una voluntad fuerte, soy capaz de tomar decisiones claras. Una vez he tomado una decisión, es natural para mí ir en esa dirección con fuerza y hacia un objetivo.

☺ Actúo con responsabilidad propia sobre la base de mis conocimientos y mi conciencia y lo hago con independencia de lo que mi entorno espera de mí. Así, yo soy el único responsable de mis actos o de mis omisiones.

☹ Soy capaz de perdonar cuando cargo con la culpa de los errores de otros, porque sé que las personas no somos perfectas. Pero, sobre todo, soy capaz de perdonarme a mí mismo.

☹ Dado que mi voluntad es débil, yo no me encuentro detrás de mis decisiones, si es que soy capaz de tomar alguna, si es que sé lo que quiero. Intento siempre desentenderme para evitar las consecuencias negativas. En ocasiones miento simplemente soy débil.

☹ Constantemente siento que los demás deciden por mí porque yo mismo no puedo tomar una posición clara y siempre dudo entre diversas alternativas. Después me quejo a los demás de que he me han obligado a hacerlo y que es su culpa. Utilizo la táctica de vender mi incapacidad y falta de voluntad para mostrar decisión y perseverancia como el papel pasivo de víctima de un niño. De esta manera puedo acusar a los demás de actuar desconsideradamente sin consultarme y culpabilizarlos. Esto, a su vez, me hace dependiente y exijo a los demás que asuman la responsabilidad en mi lugar.

☺ Tiendo a asumir la responsabilidad por los demás, aunque no me corresponda. Así, caigo fácilmente en el papel de padre o madre de los demás. Entonces entro en la trampa de responsabilizarme de los errores y los problemas de las otras personas. De esta manera, cada día cargo más peso sobre mis hombros, hasta que me siento pesado y aplastado. Mediante la excusa de desvelarme por los demás consigo, generalmente sin mala intención, un poder de decisión sobre sus vidas.

Cuarto chakra principal
EL CHAKRA CARDÍACO

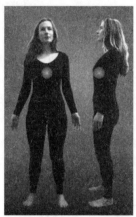

Imagen en color *véase* pág. 324

SITUACIÓN: en el centro del tórax, a la altura de los pezones.

CONEXIONES TRANSVERSALES:
· Cortocircuito: puntos de la mano.
· Directo: chakra corona.
· Especial: Kalpa Taru.

CORRESPONDENCIAS CORPORALES:
· Zonas corporales: manos, boca, caja torácica.
· Órganos: corazón, parte de los pulmones, piel.

PERCEPCIÓN SENSORIAL:
· Visión externa: sentido del tacto (sensibilidad fina) y función motora fina, percepción del amor.
· Visión interna: voz del corazón, percepción del amor.

COLOR/COLOR COMPLEMENTARIO: verde esmeralda/magenta (rosa).

POLARIDAD/ELEMENTOS/FORMA:
femenino/agua, madera; zona límite entre aire y fuego/círculo.

REGLA DE LA ENERGÍA: armonización mediante la resonancia de concordancia.

SÍLABA/TONO: SAM (YAM)/A:(A:H)

AFIRMACIONES: Yo soy amor. Yo amo. Yo respeto. Yo proveo. Siento contigo. Yo comparto (todo/contigo).

REFUERZO DEL CHAKRA:
· Yo: quererse a uno mismo
· Ejercicios: amor activo, compasión, regalar amor, verdadera implicación, «hacer el amor».
Nutrición: verduras.

Chacra cardíaco - Conocimientos básicos

El chakra cardíaco se localiza en el centro del tórax, a la altura de los pezones. Existe correspondencia con las manos (cortocircuito), la boca y el espacio torácico en general. Los órganos correspondientes son el corazón y parte de los pulmones. A través de este chakra se activa el sentido del tacto fino, para lo cual en la mayoría de los casos existen terminaciones nerviosas. El color asociado es el verde esmeralda intenso y el color complementario es el magenta, generalmente presente en tonos pastel de rosa. El verde parece estar más relacionado con la entrega activa de amor y el magenta con la autoestima y la compasión. La forma de resonancia es el círculo que, al igual que la relación de pareja con cada uno de los elementos, forma un gran todo. El tema energético es la resonancia en todos los sentidos, como empatía, como acuerdo, etc. El chakra cardíaco es el punto principal del elemento agua. Sin embargo, también constituye el punto de separación entre el fuego y el aire (fusión de impulsos, pensamientos y sentimientos) y probablemente también tiene relación con el elemento madera.

Mientras que los chakras comentados hasta ahora sitúan nuestro Ser en el plano del Yo, el chakra cardíaco es el primero que se encuentra en el plano del «tú y yo» y del plano social del «nosotros». Lleva al punto central nuestra unión social con el todo más amplio. La apertura del chakra cardíaco constituye el aspecto principal de nuestra comunicación abierta «tu-yo». Siempre que nos apartamos de nuestro camino y tenemos un problema grave, nuestro chakra cardíaco se cierra. Así pues, es el principal indicador de cuándo debemos trabajar con nosotros mismos y de cuál es el momento de pasar de la consolidación de lo conseguido a un proceso de crecimiento, con el fin de transformarnos. En combinación con otros chakras, el chakra cardíaco nos ayuda a distintos niveles a conseguir una sintonía con lo divino. Así, junto con el chakra raíz o el chakra corona, podemos visualizar la fuerza original o la luz, respectivamente (con este último existe incluso una conexión directa). En este centro energético, junto con el chakra frontal superior, ponemos en sintonía nuestra voluntad con la de Dios.

En el caso del chakra cardíaco todo gira alrededor del amor; es también el asiento del amor personal y humano. A este nivel, los temas principales son el amor a uno mismo, pero también la capacidad de amar a otras personas, es decir, el amor al prójimo y la compasión. También es el centro principal del mundo de los sentimientos más profundos y refinados en lugar de las capas más externas puramente emocionales de los chakras comentados anteriormente. Y por último, es un centro muy importante para la confianza y el coraje (corazón de león). Los traumas que habitualmente podemos encontrar a este nivel son heridas emocionales de cualquier tipo, desengaños, traiciones, rechazos, pérdidas, duelos no resueltos, poca entrega emocional con amor.

Chakra cardíaco - Temas y contenidos

CAPACIDAD DE AMAR ↔ AFABILIDAD

☺ Soy capaz de amar. Mi amor es verdadero y te deja espacio, ya que está contigo, pero sin encarcelarte. Nos hace a ambos libres. Regala y recibe confianza y, de esta manera, abre nuestros corazones al mundo. Mi amor se entrega por sí mismo, no para recibir algo de ti. No es mi propósito ser amado por ti, sino amarte, vivir en el amor.

☺ Soy capaz de sentir amor por el prójimo. Amo a mi prójimo como a mí mismo. Yo regalo este amor a otra persona, a todas las personas y a Dios. Mi amor me hace resplandecer y cuanto más lo regalo a mis congéneres tanto mayor se hace.

☹ Me prohíbo a mí mismo irradiar el amor hacia afuera. Mi «amor» está compuesto de afabilidad superficial, falsos apretones de mano y palmaditas en el hombro o compasión maternal. Me dan mucho miedo los conflictos, por lo que, en situaciones difíciles, huyo de la verdad.

☹ En el fondo sólo disfrazo con una máscara de amabilidad mis necesidades egoístas para obtener amor del exterior. No soy sincero ni leal con los demás ni conmigo mismo.

Dado que no me abro y que no veo a los demás, no existe ninguna posibilidad de que exista un amor verdadero entre nosotros.

☹ No siento amor porque nunca lo he conocido. Mis congéneres me consideran frío y sin corazón, y no entiendo por qué. Como parezco tan duro, mi valoración de los demás también se percibe como dura. Aunque mis valoraciones sean ciertas y las personas aprecien mi forma directa de hablar (tercer chakra), éstas se consideran despiadadas. Por ello, las personas tienen miedo de mí y se cierran cuando les comento un problema.

☹ No soy capaz de relacionarme ni con animales ni con niños y no me preocupo de las cosas que se me confían; no lo hago con mala intención, sino simplemente porque no estoy abierto.

AMOR POR UNO MISMO ↔ POBREZA DE CORAZÓN

☺ Me quiero. Esto está arraigado en mí de manera consciente y profunda. Puedo preocuparme y ser tierno conmigo mismo, preocuparme con amor por mí. De esta manera, no necesito amor externo y soy capaz de amar sinceramente a otros. En las relaciones me entrego, pero me quedo conmigo y, al mismo tiempo, soy capaz de compartir con los demás.

☺ La verdad es el hilo conductor de mi manera de actuar, ya que tengo confianza en mí mismo y me responsabilizo tanto de mis puntos fuertes como de mis errores. Ambos me ayudan a crecer, porque no menoscaban la valoración que tengo de mí mismo. La valoración que tengo de mí mismo y el amor por mi persona se alimentan mutuamente (donde un tema sobre la valoración de uno mismo por lo general afectará al chakra del timo).

☺ Con coraje consigo sacar fuerza de una situación, tal y como la verdad del momento requiere. Actúo para mi entorno con naturalidad, coherencia, inmediatez y cercanía. Mi ansia por el camino del amor me da fuerza, incluso en situaciones muy difíciles, para mantener el coraje y la perseverancia.

☹ Soy dependiente del amor de los demás, ya que no siento ningún amor por mí mismo. En una relación amorosa siempre busco a alguien que me quiera y sustituya mi falta de amor por mí mismo. Así, tampoco me valoro demasiado, ya que siempre dependo de la estima de los demás. Para mí está claro que se trata de una situación tambaleante.

☹ Soy narcisista, y lo soy de buen grado. Para mí es importante gustar, llegar a la gente, ser deseado, admirado y ser el centro de atención. Es lo que me merezco, porque soy algo muy especial; me merezco un trato especial, soy diferente a los todos los demás. Me he construido un castillo en el aire y me he apartado de mi entorno y de esta manera he abandonado el mundo del amor al atravesar la puerta con la inscripción «ego».

☹ Cedo espacio a la debilidad, busco posibles huidas y mentiras que me protejan de los impulsos del corazón. Estos rodeos me hacen ser una persona complicada, poco transparente y los otros no se fían de mí (con razón). En ocasiones, debido a la errónea valoración que tengo de mí mismo, puedo parecer arrogante, sobre todo cuando desearía pasar por encima de otros.

FRANQUEZA ↔ RESERVA

☺ La automanifestación es algo natural en mí. Puedo abrirme y dejarte entrar en mí. Sólo si me abro por completo a ti doy una oportunidad al amor entre nosotros. Sólo así soy capaz de recibir. Sólo así tienes la oportunidad de verme tal y como soy, de manera que confiarás en mí y te abrirás. Es entonces cuando tendremos una oportunidad de EXISTIR realmente juntos.

☺ Gracias a mi calidez de corazón soy sensible y puedo expresar mis sentimientos sin palabras. Puedo dejar que fluyan hacia ti, de la misma manera que soy receptivo a tus oscilaciones. Yo me entrego y enriquezco nuestra unión. De esta manera existe plenitud entre nosotros.

☺ Sigo manteniendo mi corazón abierto, aunque haga daño. En ocasiones, en la luz del amor aparece un viejo dolor. Entonces, para mí sigue siendo más importante seguir amando a pesar del dolor y con el dolor, que simplemente no sentirlo, pero no tener tampoco amor.

☹ Estoy cerrado porque me hirieron. Me encierro y no permito que nada entre en mí. Mi corazón está cerrado, porque en mi vida se han acumulado los problemas y no siento ninguna confianza para abrirme. Pongo límites ante los demás. Estoy solo y aislado de los demás. En lo más interno de mí estoy triste. He perdido la ligereza de la vida y envidio a los amantes por su radiación positiva y optimista.

☹ Me regodeo en el sentimentalismo y la melancolía, ya que considero a ambos como característicos del corazón. Sin embargo, en el fondo, ambos están eternamente nutridos por viejos recuerdos y me alejan del aquí y el ahora. Me pierdo en mis sueños y pierdo la capacidad de disfrutar del momento y de ESTAR ahí. Tengo el corazón cerrado, aunque piense que a través de la intensidad de los recuerdos me mantengo sentimentalmente abierto.

☹ No soy sensible, sino hipersensible, porque no puedo manejarme bien con mis sentimientos y siempre tengo miedo de que me hieran. No soy susceptible, sino vulnerable, porque tengo demasiadas heridas abiertas del pasado, las cuales constituyen puntos fáciles de agresión para los demás, incluso cuando éstos no tengan la intención de herirme.

Dejar ir y aceptar ↔ Aferrarse

☺ Camino con el amor, no me aferro a las situaciones. Me he ganado que me quieran y, con ello, atraigo el amor. Pero no me aferro a las situaciones en las que ha aparecido el amor, sino que simplemente me mantengo en el amor. La separación es para mí la resolución de una situación carente de amor y la aceptación de una persona con amor.

☹ Confundo situaciones y personas con el amor. La separación de una persona amada o la resolución de una experiencia dominada por el amor, para mí representa también la renuncia al amor. Por ello se me hace difícil seguir, porque creo que perderé mi propio amor.

☹ No me merezco ser amado. El amor no tiene nada que ver conmigo, sin importar cuánto amor haya para mí. Yo lo bloqueo, ningún regalo de amor me llega. Me muero de hambre y en algún momento moriré.

COMPROMISO Y COMPASIÓN ↔ DUREZA

☺ Soy comprensivo. Siento con verdadera compasión. Te respeto muchísimo. No me creo con el derecho de hacer juicios de tu vida. Cuando estoy junto a ti lo estoy al cien por 100.

☺ Me pueden tocar y yo toco a los demás. Me tocas porque yo dejo que me toques. Te toco porque voy hacia ti con el corazón abierto, por lo que no tienes que sentir miedo de que te hiera; instintivamente tú lo notas.

☺ Me he mantenido persona y muestro un verdadero compromiso. Esto me hace accesible y cercano. Soy humano.

☹ No muestro un compromiso explícito, sino como mucho un par de frías sentencias. Considero frío ser frío. Esto me da un sentimiento de fuerza y superioridad que de otra manera no tendría. Dejarme tocar sería como demostrar debilidad, creo. Todo ello funciona dentro de mi círculo, aunque no me hace feliz. Siempre está presente la tensión de que alguien pueda descubrir que yo también tengo mis debilidades y deficiencias… o incluso necesidades.

☹ Me he construido una brillante fachada. Me mantengo siempre al margen de cualquier situación y me distancio. Soy frío, sin gran implicación interna en los acontecimientos. Desde el exterior se percibe como una imagen paciente y profesional, en algunas situaciones de negocios, incluso deseada; pero en el plano de las relaciones interpersonales distorsiona el intercambio entre yo y los demás, tanto si se trata de mi pareja, como de un amigo o un cliente.

☹ Soy incapaz de ponerme en tu piel. De mí sólo obtendrás compasión, ya que de esta manera puedo ponerme por encima de ti sin participar en realidad de tu desgracia. Me escondo tras mi compasión, ya que no podría soportar compartir tus sentimientos; para ello soy demasiado débil y falto de voluntad.

Perdón ↔ Culpa

☺ Sé que ninguno de nosotros debería lanzar la primera piedra, porque todos tenemos nuestro lado oscuro. De esta manera tengo la capacidad de perdonar (chakra del plexo solar) y olvidar (chakra cardíaco). Mi perdón es un sentimiento de amor y aparece inconscientemente en mi corazón y no por mi voluntad.

☹ Estoy cargado de culpa, porque he hecho algo equivocado o que yo considero equivocado, o porque he dejado de hacer algo por comodidad, incapacidad, etc. Así, paralizo la capacidad de acción de mi corazón. Incluso aunque los demás haga tiempo que me han perdonado, sigo aferrado a la culpa y ésta va consumiendo mis reservas de energía. Mi espalda se curva por el peso de la culpa, lo que cada vez es más evidente en mi postura.

☹ No puedo o no quiero perdonar; bien sea por rabia, odio, cálculo u otros motivos. Me mantengo en el odio y mantengo a mi contrario en la culpa; ambos estamos atrapados. Mi odio envenena nuestra relación, al igual que mi autocompasión y mi conciencia de culpa.

Libertad del primer nivel

☺ He llegado a mi corazón y actúo con libertad. Tengo la libertad de estar algunas veces triste y otras contento, de ser en ocasiones salvaje o agresivo y, en otras, cariñoso, porque yo puedo entrar activamente en un estado emocional, sin que la emoción me domine y me identifique con ella.

☹ No soy capaz de amar incondicionalmente a otro ser humano, por lo que me pierdo y me consumo en recriminaciones personales y dramas emocionales. Mis sentimientos y mis caprichos juegan conmigo y soy vapuleado por ellos. No soy libre de corazón; caigo una y otra vez en reacciones reflejas en lugar de decidir libremente y actuar en consecuencia.

AMOR DE PAREJA

☺ Establecer una relación de pareja significa mostrarme por completo, entregarme totalmente a mi pareja. Desearía abrirme a ella tanto como fuera posible. Si ella también lo hace nos daremos cuenta de que «nos reconocemos».

☺ Me encanta ir de la mano con mi pareja porque de esta manera nuestras energías del corazón se unen. Así, también tengo una percepción de lo romántico que procede del corazón. También puedo embriagarme de amor, sin por ello perderme.

☺ La sexualidad surge del corazón, por lo que soy realmente capaz de «hacer el amor»; la ternura y la calidez forman parte de todo ello. Cuando los chakras cardíaco y sacro se unen, me vuelvo apasionado. La diferencia con las relaciones sexuales poco inspiradas reside, para mí, en lo que ocurre después del juego sexual, porque yo sé que: «el amor es lo que queda después del orgasmo».

☺ Cuando nos consagramos realmente al amor, podemos reconocer a Dios. Si los dos tenemos el coraje de abrir completamente nuestra alma, sin juzgarnos por ningún motivo, estaremos preparados para el amor, estaremos listos para recibir y ser acogidos por Dios.

☹ Me entrego a jueguecitos para ser admirado y deseado. Intento brillar para llegar a los demás. Mi brillo ciega de tal manera a los demás que, con suerte, no se dan cuenta de lo cerrado que estoy interiormente y de qué poco amor tengo para ofrecerles. Estoy demasiado herido para abandonarme realmente a la aventura del amor.

⊗ El amor de pareja deriva siempre en un romanticismo enjabonado de mal gusto o en melancolía. Me gustan más los dramas al estilo de *Los sufrimientos del joven Werther* que el verdadero amor. El verdadero amor en mis relaciones es ocultado por la glorificación de mi sentimentalismo.

Quinto chakra principal
CHAKRA LARÍNGEO

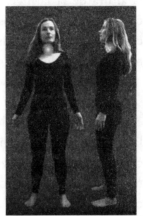

SITUACIÓN: en el cuello, a la altura de la laringe.

CONEXIONES TRANSVERSALES:
· Zonas corporales: cuello, hombros y también la parte superior del tórax.
· Órganos: laringe → voz como medio de expresión emocional y órgano de comunicación tonal.
· Glándulas: tiroides.

Imagen en color *véase* pág. 325

PERCEPCIÓN SENSORIAL:
· Visión externa: primaria: gusto; secundaria: olfato.
· Visión interna: voz del inconsciente; voz del ego.

COLOR/COLOR COMPLEMENTARIO: azul real/amarillo sol.

POLARIDAD/ELEMENTOS/FORMA: femenino/aire-agua/óvalo.

REGLA DE LA ENERGÍA: relajación dejando ir, renunciar y ofrecer.

SÍLABA/TONO: HAM/E:H (E:Ä).

AFIRMACIONES: Yo me entrego. Yo me expreso. Yo me abro. Yo me muestro. Soy sincero. Yo dejo ir. Yo digo mi verdad.

REFUERZO DE LOS CHAKRAS:
· Yo: automanifestación.
· Ejercicios: expresarse en todos los ámbitos de los sentimientos, manifestar las opiniones incómodas y conflictivas, entregarse, creatividad para los demás, actividades expresivas (teatro, canto).
· Nutrición: fruta.

Chakra laríngeo - Conocimientos básicos

El quinto chakra se encuentra en el cuello, aproximadamente a la altura de la laringe (de ahí su nombre). Las zonas corporales correspondientes son los hombros y la parte superior del tórax, así como el cuello. Mientras que el primer chakra es más bien el asiento del temor y los miedos fundados, en el chakra laríngeo se trata del miedo a lo desconocido y lo inconsciente. Los órganos de los sentidos correspondientes son el gusto y el olfato (en cortocircuito con el chakra sacro). Además, en este chakra se asienta la fuerza de la voz y del tono humano (laringe), pero no de la palabra. El color correspondiente es el azul real más oscuro y el color complementario el amarillo sol, próximo al terracota. La forma de resonancia es el óvalo y la regla de la energía «relajación dejando ir». El chakra laríngeo tiene correspondencia con los elementos agua y aire.

Al igual que el chakra cardíaco, el quinto chakra es un chakra del Nosotros «social». La fuerza que predomina en este nivel es la de la expresión creativa en toda su riqueza de formas de creación y de juego en contraposición con el poder de expresión expresivo del chakra del plexo solar. El quinto chakra reacciona, como el chakra cardíaco, de una manera muy sensible a las influencias y movimientos energéticos de otros centros, sobre todo de los chakras del Yo. Así, es alimentado de forma intensiva por el chakra sacro. La fuerza de creación proviene del abdomen, la inspiración de las musas del chakra occipital, la estructura del Tercer Ojo, y todo ello se manifiesta con su nota individual en este quinto chakra. A este nivel es importante poder jugar.

Este chakra representa también el lugar de asentamiento del ego y su lucha contra la entrega. Dado que aquí se encuentra la puerta de lo consciente hacia lo semiconsciente, lo subconsciente y lo inconsciente y hacia nuestra parte oscura, se trata de un lugar especialmente sensible (no sólo físicamente). Mientras que en el segundo chakra la vergüenza reprime la verdad, en este caso, con frecuencia es simplemente el control del ego y el deseo de notoriedad los que deben ocultar que nos sentimos mal. A este nivel, la clave para resolver el bloqueo es asumir nuestra parte oscura y mostrarse tal y como se es a los demás. Los traumas que tienden a aferrarse a este centro son, por ejemplo, experiencias de muerte o cercanas a la muerte, opresiones, represión social y todo tipo de carencia de reconocimiento. Los traumas en los que se acabó «completamente ahogado» también inciden a este nivel, con frecuencia acompañados de sensación nauseabunda, ubicada en el chakra sacro. Los traumas que tienen lugar de manera inconsciente (durante el sueño o bajo la anestesia) se manifiestan en parte en este nivel y en parte en el chakra del timo.

Chakra laríngeo - Temas y contenidos

ENTREGA ↔ MIEDO

☺ Me entrego al curso de la vida, sin importar dónde me lleve, ya que confío en ella y en Dios. Me abro al momento y me entrego a la experiencia. No intento cambiar el curso de las cosas y opto por dejarme llevar por la corriente.

☺ Para mí cada vez es más estimulante y satisfactorio saltar desde la orilla de la seguridad al agua fría, pero refrescante de la vida. Me he dado cuenta de que la red de seguridad que he tejido a mi alrededor me impide disfrutar realmente de nuevas experiencias que pueden ampliar verdaderamente mis horizontes.

☺ En ocasiones también me gusta precipitarme en el caos. Mi capacidad de entrega me abre el camino del trance; por el contrario, con el control y el ego no es posible ningún trance. En mi relación, se abre ante mí y mi pareja el paso a una nueva dimensión en la unión sexual. Puedo hacer viajes internos, para sintonizar más con mi trabajo y SER más.

☹ Mi vida se compone de miedo. Tengo continuamente la necesidad de controlar el curso de la existencia, para que no ocurra ese «algo terrible». Pero no sé de lo que se trata. En el fondo de

129

mi ser tengo miedo del caos, del momento, porque el control de mi cabeza pierde frente al inconsciente. Así pues, tengo miedo de mí mismo y me encierro en la jaula del control.

☺ Mi vida se basa en el cálculo, el control y la seguridad. Cuando la necesidad de control se desborda me convierto en una persona neurótica que tiene que controlar cinco veces si ha apagado la luz y que se considera especialmente responsable.

Fe en dios ↔ Ego aumentado

☺ No tengo necesidad de demostrar mi poder y mi posición social, ni de rendirme a la ambición de poder de los demás. Esto se debe simplemente a que mi presencia es completamente verdadera, abierta, libre y sin limitación de la libertad de los demás.

☻ Soy un controlador con un ego aumentado y quiero que todos bailen a mi son. Para ello debo eliminar todo lo que pudiera estar por encima de mí, con lo que la resistencia de mi ego a las oportunidades y los reveses de la fortuna de la vida convierten mi existencia en una eterna lucha defensiva. Para mí, la entrega significa sometimiento, pero yo siempre quiero ganar, estar bien, ser el ganador en el combate de la vida. Soy autoritario, ya que esta forma de control me ayuda a conseguir cosas sin necesidad de entregarme.

☻ Soy un controlador débil. No me entrego porque tengo miedo a ser vencido, tal y como ya he experimentado en varias ocasiones. Confundo la entrega con el desvalimiento y la debilidad. Tengo miedo de la fuerza de mi propia presencia; al mismo tiempo, me he resignado a la suerte del subordinado. Me someto a la autoridad de los demás, porque, al igual que el poderoso, tengo fe ciega en la autoridad, porque no creo en mí mismo.

Autorreconocimiento ↔ Autonegación

☺ Me entrego a los conocimientos y verdades de mi inconsciente profundo, aunque sean incómodos, porque sé que todo lo que soy forma parte de mí. De esta manera también desarmo a mi parte más oscura, quiero a mis «trapos sucios» y hago las paces con ellos. Con ello consigo paz interior y mi radiación será más clara y resplandeciente, ya que apuesto por el SER.

☺ Consigo la tranquilidad y la relajación interior amando mi parte más oscura. Al no negar continuamente algunas partes de mí, consigo una nueva ligereza y espontaneidad que me aporta tanto a mí como a mi entorno mucha felicidad; se manifiesta en forma de ganas de jugar y pasión por la vida.

☹ ¡Tengo miedo de mí mismo! Tengo una clara imagen de lo que puedo ser (amable, adorable, dispuesto a ayudar, fiable, etc.) y lo que no (egoísta, arrogante, vociferador, seductor, refunfuñón, etc.). Así pues, cuando aparece una parte de mí incluida en mi lista negativa interna, enseguida me convierto en un apóstol de la moralidad.

☹ A consecuencia de mi miedo a mí mismo, la defensa y la resistencia son mis compañeros de viaje. Mi razón se defiende con uñas y dientes de la entrega de cualquier tipo, lo que puede provocarme incluso cefaleas crónicas y migrañas. Por este motivo, todo aquello semiconsciente que sube desde abajo y que parece incómodo es inmediatamente empujado de nuevo hacia abajo. Debido a mi intenso miedo, aborto continuamente mis impulsos y actos espontáneos, por lo que no me siento bien vivo. De cara hacia fuera soy miedoso, asustadizo, inhibido, apocado y rígido.

☹ He aprendido a «dejar ir lo negativo» y a «enviarlo a la luz»; con ello no me doy cuenta de cómo he corrompido mi ego y de qué eficaz y arrogantemente me impido a mí mismo vivir como realmente soy.

Automanifestación ↔ Máscara y fachada

☺ He dejado de esconderme de los demás y muestro mis debilidades de la misma manera que mis puntos fuertes. Vivo hacia el exterior lo que soy en mi interior. Soy verdadero y no llevo máscara alguna. Mi lema en la vida es la autenticidad, y cada día me arriesgo de nuevo para SER; de esta manera abro la puerta entre las personas.

☺ Me gusta expresarme tal y como soy, porque para mí constituye una liberación. No me avergüenzo de mí mismo, porque estoy conmigo y me muestro como la persona que soy. Me gusta ir hasta el límite de mi vergüenza, porque sé que allí sólo se oye el pequeño ego de la «autoimportancia», despreciable e instigador del miedo, pero en realidad inofensivo.

☺ Soy capaz de dejar morir aquello que no forma parte de mí. Es algo necesario, ya que una cosa marchita, impuesta o incorrecta debe morir para que de sus cenizas pueda nacer lo nuevo.

☺ Las personas en las que confío advierten cuándo estoy débil y me apoyan. Saben reconocer cuándo he metido la pata y hacen que me enfrente a ello. Me toman en serio cuando amo y ellos, a su vez, me aman. No importa cómo reaccionen conmigo, en su interior se sienten bien, porque ven y sienten que vivo y que ellos viven conmigo.

☹ Las partes de mí que yo mismo no he aceptado me hacen vulnerable. Los demás sólo pueden herirme emocionalmente, allí donde yo mismo no puedo aceptarme, donde yo mismo dudo de mí. Este miedo a ser herido hace que me cierre ante los demás. Nadie puede mirar en mi interior. Llevo máscaras, actúo de manera artificial y no visceral. Oculto mi parte oscura porque me avergüenzo de mis impulsos y tengo miedo de la reacción de los demás.

☹ Lo peor que me podría pasar es perder mi rostro. Estoy muy orgulloso y escenifico para mi entorno la representación perfecta de mí mismo. Sé perfectamente cómo mostrarme brillante y resplandeciente en escena, sin que me vean realmente. Mi imagen impoluta y de seductor, o bien mi orgullo como dama noble, es para mí más importante que la aventura de vivir. Soy rígido como una tabla, pero, eso sí, una tabla bien pulida y bellamente barnizada.

☹ Dejo escapar globos de colores para que distraigan del hecho de que no estoy abierto y que no puedo mostrar quién soy. No estoy preparado para asumir el riesgo de mostrarme tal y como soy. Al poco rato, la gente se aparta de mí porque, por mi superficialidad, no puedo vivir con intensidad y no soy nada interesante.

☹ Tengo miedo a decir la verdad porque temo que los demás se sientan turbados. Me reservo informaciones que podrían provocar conflicto, para «evitar preocupaciones» a los demás; de esta manera, manipulo su derecho de conocer toda la verdad. Soy hipócrita y miento por «motivos sociales» y falsa compasión. Tengo miedo de las confrontaciones y, por ello, reprimo mi opinión.

EXPRESIÓN CREATIVA ↔ INHIBICIÓN

☺ Mi lema vital es: no reprimir nada de lo que está ahí, pero tampoco crear artificialmente lo que no está; de esta manera soy auténtico y espontáneo. La consecuencia automática es mis ganas de expresarme: puedo hacerme oír y reír con ganas, pero también puedo discutir.

☺ La expresión artística no me es extraña, sino que constituye un medio adecuado para la autoexpresión. Permito que mis impulsos se expresen y, para ello, puedo elegir un medio creativo, ya que me gusta jugar. Para mí, jugar significa descubrir el mundo con curiosidad y dejarme sorprender por lo que pasa.

☹ Estoy inhibido: para mí, jugar significa dar paso a los peligrosos impulsos que se ocultan en mí. En lo referente a mis aficiones me limito a propuestas ya establecidas para no tener que ser creativo: mejor pintar con números y crear una copia técnicamente exacta de la Mona Lisa que representar en el papel el momento sentido con todos los abismos del alma; mejor montar un barco de 2.500 piezas dentro de una botella ciñéndome a las instrucciones que tallar una figura a partir de un trozo de madera que represente algo personal para mí.

Franqueza con uno mismo ↔ Autorreproche y escrúpulos

☺ Dado que puedo ascender en mí mismo y que no me censuro, en todo momento puedo ser consciente de quién soy. No importa con lo que me encuentre, todo está en orden porque en mi vida, hasta el momento, se me ha dado una buena razón para que sea así. Aprendo a asumir con amor todo lo que hay en mí.

☺ No me extravío y creo en mí. Asumo la responsabilidad por mi persona y mis actos, por la manifestación de mis necesidades y por mis protegidos. Con ello consigo elegir libremente SER, ya que sólo el autorreconocimiento me da la posibilidad de decidir si quiero permanecer tal y como soy o quiero cambiar.

☹ Como me censuro a mí mismo siempre me siento atrapado cuando los demás comentan algo de mí que yo había escondido y apartado con tanto esmero. Cuando esto ocurre, me siento escandalizado, no por la crítica en sí de alguien sino por el hecho de que me hayan atrapado, de haberme engañado a mí mismo. Detrás de todo ello se esconde simplemente mi apóstol de la moral que, como un estricto y poderoso burócrata, cree que puede decirme cómo debo y cómo no debo ser.

☹ Me gusta evitar ser sincero conmigo mismo o con los demás, me gustan las mentiras inocentes y las discretas distorsiones de la verdad, siempre al servicio del gran Todo, como yo afirmo. Miento a los demás y a mí mismo. Y después, estas mentiras se me quedan atascadas como «un nudo en la garganta»: las mentiras encogen violentamente mi chakra laríngeo y atenazan mi libre expresión. Aparte de un crujidito sordo y unos pseudoargumentos presionados y sin fuerza, con dolor del corazón, no obtengo nada más.

☹ Cuando soy criticado justificadamente, se me cierra la garganta a causa del dolor que me produce ser atrapado. No soy capaz de defenderme, aunque ya me está bien, porque en ese estado no tengo nada que decir que sirva verdaderamente de algo. En esa situación me veo obligado a adentrarme en mi interior y, por una vez, afrontar lo que se ha dicho y digerirlo.

Sexto chakra principal
TERCER OJO

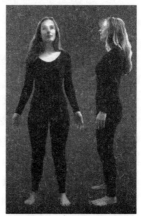

Imagen en color *véase* pág. 325

SITUACIÓN: aproximadamente de dos a tres dedos por encima de la raíz de la nariz.

CONEXIONES TRANSVERSALES:
· Cortocircuito: chakra occipital.

CORRESPONDENCIAS CORPORALES:
· Zonas corporales: parte inferior de la cabeza, ojos, parte de la cara; parte inferior de la frente, sienes.
· Órganos: ojos, zona frontal del cerebro → lenguaje como órgano de comunicación oral.
· Glándulas: hipófisis (glándula pituitaria).

PERCEPCIÓN SENSORIAL:
· Visión externa: visión.
· Visión interna: voz del Yo/cognitiva/del monólogo interior/de lo consciente; visión como presentación activa e imaginación.

COLOR/COLOR COMPLEMENTARIO: azul índigo/verde amarillento.

POLARIDAD/ELEMENTOS/FORMA: masculino/aire (metal)/octaedro.

REGLA DE ENERGÍA: electrificación mediante interacción.

SÍLABA/TONO: AM:/E: (mostrando los dientes).

AFIRMACIONES: Yo entiendo. Yo focalizo. Yo (él) creo (-a). Yo opino. Yo construyo. Yo fijo. Yo comprendo.

REFORZAR EL CHAKRA:
· Yo: autocontrol.
· Ejercicios: mantener la concentración, pensamientos positivos, crear presentaciones e ideas, actuación mental, establecer objetivos y focalizar.
· Nutrición: carbohidratos (IGLI elevado).

Tercer Ojo - Conocimientos básicos

El sexto chakra principal se localiza en la frente, aproximadamente de dos a tres dedos por encima de la raíz de la nariz. El órgano correspondiente es el lóbulo frontal del cerebro, el sentido de percepción externa es la vista. Para guardar cierta conformidad con la nomenclatura habitual de los chakras, me refiero a este chakra como el Tercer Ojo. No obstante, una teoría creíble afirma que el verdadero tercer ojo (centro de nuestra capacidad de presentación) se encuentra en la cabeza, aproximadamente a la misma altura que la hipófisis. Este centro energético sería, pues, un avance del «verdadero» tercer ojo y otro el chakra occipital. De hecho, el Tercer Ojo está conectado en cortocircuito con el chakra occipital. Sin embargo, la capacidad de imaginación del Tercer Ojo es intencionada (activa) mientras que el chakra occipital funciona como segundo centro de la capacidad de presentación intuitiva e inspirativa (pasiva). El Tercer Ojo presenta resonancia con el color azul índigo y el verde amarillento. Este chakra puede relacionarse con el octaedro y tiene correspondencia con el elemento aire y también con el metal.

En los países occidentales industrializados, este centro del plano del Nosotros, junto con el chakra del plexo solar, está generalmente sobrevalorado y sobredesarrollado. Es aquí donde se localiza la fuerza de los pensamientos y de la imaginación y no existe ningún otro chakra en el cuerpo, situado por debajo, que no se vea influenciado por las imágenes internas. Es un activo centro de visión y presentación de todo tipo, independientemente de que se trate de percepción externa, imágenes internas o sueños de deseos. Si centramos nuestra capacidad de presentación en sintonía con el Bien supremo, concentramos la energía, la dirigimos hacia una cosa y empezamos un proceso consciente de creación. De esta manera, el Tercer Ojo es el encargado de dirigir conscientemente la energía y es, en primer término, un centro ejecutor. A este nivel el tema consiste en la influencia, dirección, manipulación, reparación, manifestación, fijación y planificación de la energía.

El sexto chakra, de la misma manera que el chakra frontal superior, trabaja en estrecha colaboración con nuestro intelecto, el cual tiene la función de unir en una estructura lógica los conocimientos superiores, la percepción externa e interna y las vivencias pasadas. En este centro se crea algo parecido a una imagen vital cerrada, el YO de nuestra personalidad. Aquí es donde se construyen las estructuras personales, que describen cómo funciona el mundo desde nuestro punto de vista, y también donde se crea nuestra opinión sobre las cosas. La estructura de los pensamientos debe ser variable, con el fin de que no se resquebraje o se desintegre ante nuevos impulsos contradictorios. Así pues, el sexto chakra refleja la comprensión y el punto de vista personal. No obstante, nuestra razón es susceptible a los patrones de reacción y ejerce una oposición a nuestra capacidad de pensar impulsiva e instintiva.

Tercer Ojo - Temas y contenidos

CONTROL ↔ DEJARSE IR

☺ Puedo dejarme empujar por los impulsos de la vida, sin perderme por ello. Mi entendimiento es una herramienta que me gusta utilizar, pero que no me domina. El control me ayuda a alcanzar sistemáticamente un objetivo; dejarme ir me ayuda a procurarme lugar para lo nuevo.

☺ Puedo ver cómo vienen las cosas, cómo cambian y cómo se van. Yo me dejo llevar con ellas.

☹ Me opongo al curso de las cosas. Tengo la irrefrenable necesidad de controlarlo todo. Este afán esconde en realidad un enorme miedo de que todo se me vaya de las manos si cedo el control, que aterrice en la nada absoluta. Mi control es como un muro frente a los ataques externos, de los que la mayoría sólo existen en mi imaginación. Este afán de control agota todas mis reservas de energía. Esta costosa protección del mundo exterior frena la intensidad de mis impulsos y me paraliza; además, me agarrota y me hace lento.

☹ ¿Dejarse llevar? ¿Qué es eso? Cuando algo nuevo quiere entrar en mi vida, en un principio me defiendo de ello con todas mis fuerzas. Si finalmente lo acepto, quiero conservarlo para que sea algo previsible y me opongo a cualquier cambio. Si quiere irse, me aferro con todas mis fuerzas.

Comprensión fácil ↔ Ser racional complicado

☺ Entiendo lo que pasa. Pienso lo que digo y digo lo que pienso. Estoy intelectualmente bien organizado y soy capaz de crear mi propio mundo, de establecer mi planteamiento. Sin embargo, este cuadro no es inamovible, sino que puede amoldarse dinámicamente a nuevas experiencias sin por ello desmoronarse. Me gusta dejarme llevar por la curiosidad, de manera que puedo descubrir y comprender nuevas cosas como si se tratara de un juego, sin planearlo. La vida me fascina y soy capaz de comprender de forma abierta todos los procesos.

☺ Para mí, el intelecto es una herramienta con la que puedo estructurar el mundo y que constituye una ayuda para la planificación y ejecución de las cosas. Es un buen apoyo para la resolución de tareas específicas. Pero no es el origen de mis objetivos, porque mi camino se basa en la conjunción del instinto, el intelecto, la intuición y la inspiración. Me gusta tender siempre a la simplicidad.

☹ Mi razón lo es todo para mí, porque soy una persona racional. La comprensión, la razón, es el único dios al que venero, y ni tan siquiera soy consciente de ello. Lo peor que podría pasarme es perder la razón, porque esto sería lo mismo que mi extinción (de hecho, sería mi salvación, porque más allá de la razón está la eternidad).

☹ Mi imagen del mundo es muy complicada y abstracta. En mi vida, la razón rige también sobre los acontecimientos orientados a las relaciones. Las personas que se mueven por instintos dicen que soy un «cabeza cuadrada». Carezco de la comprensión de las cosas que ocurren a otros niveles de mi existencia.

No entiendo mi cuerpo ni tampoco mis sentimientos ni mis sugerencias.

☹ No puedo poner mis pensamientos en orden y soy incapaz de razonar de manera organizada y sistemática y que mis pensamientos estén en paz. Es posible que goce de intuición e inspiración pero cuando se trata de poner en práctica mis planteamientos, no sé planificar, focalizar ni concentrarme.

Percepción ↔ Valoración

☺ Sé que mi imagen del mundo está formada sólo por planteamientos y estructuras racionales, que no tienen la misma validez para todo el mundo. Sé que mi percepción puede ser engañosa, de la misma manera que la de las demás personas. No sé si existe una verdad suprema que yo pueda percibir; así pues, soy muy prudente ante el hecho de calificar algo de falso o de verdadero. Y también sé que mi noción sobre las grandes relaciones de la vida es tan pobre que conscientemente me guardo mis valoraciones.

☺ Utilizo mi razón para ordenar mi entorno en cajones, pero sé perfectamente que esto es sólo un recurso útil para simplificar el día a día, y nada más. También soy consciente de que mi razón, que me es muy útil para realizar tareas especializadas, con frecuencia falla cuando se trata de intereses interpersonales.

☹ Me gusta valorar, criticar y juzgar. Naturalmente, siempre a los demás, porque como «mejor situado» intelectualmente estoy por encima de cualquier crítica de los mentalmente inferiores. Con frecuencia, mis palabras son como afilados bisturís que diseccionan y analizan fríamente y, apoyándose en la lógica, atacan a todo lo que no está de acuerdo con mi imagen del mundo.

☹ Tengo tanto miedo de que mi imagen de la realidad, creada paso a paso, con gran esfuerzo y grandes complicaciones, y por ello de gran fragilidad, se resquebraje que tengo que destruir cualquier opinión que disienta para evitar desmoronarme.

☹ Me limito a los valores «oficialmente reconocidos» para que la flexibilidad, la contundencia y, sobre todo, la veracidad de mis pensamientos no puedan ser cuestionadas. Este hecho de cubrirse las espaldas (religioso, científico, conservador, oportunista o fanático) me da la firmeza de la que mi convencimiento interno carece.

☹ Con la edad me he vuelto obtuso, estoy quemado por la vida y creo que lo sé todo. Mi endurecimiento no me permite abrirme a las cosas nuevas. He perdido el verdadero interés por mis congéneres y sus vivencias.

Focalización ↔ Dispersión

☺ Soy capaz de mantener mi atención de manera relajada, pero selectiva. Además, puedo centrarme en una única cosa de manera incisiva como un rayo láser energético. De esta manera, mi concentración (condensación de la energía) puede focalizarse al milímetro y contribuir a la manifestación de mi planteamiento.

☺ Puedo centrarme en una cosa de manera prolongada sin perder la concentración. Puedo hacerlo durante largos períodos de tiempo, lo que me permite centrarme en tareas especializadas complejas.

☹ No soy capaz de conseguir la tranquilidad interior necesaria para centrar mi atención en una cosa determinada. Estoy en todas partes y en ninguna. Con frecuencia actúo de manera dispersa, inquieta y totalmente forzada.

Imaginación y objetivos claros

☺ Utilizo la fuerza de mi Tercer Ojo. Tengo planteamientos que forman conscientemente mi camino. Con la fuerza de mis pensamientos soy capaz de crear mi camino en la vida y, nutriéndolo con mi imagen interior, seguirlo. En ocasiones es como una autohipnosis positiva, pero estimular esta capacidad es algo que sólo se consigue viviendo.

☺ Soy capaz de pensar con claridad y me propongo objetivos claros para el futuro. Por una parte, éstos están en sintonía con el bien supremo y son guiados por mi intuición y mi corazón, pero, por otra parte, son estructurados y viables dentro de mi vida cotidiana.

☹ Estoy confuso, soy poco claro y no tengo objetivos. Mi fuerza de planteamiento con mi vida es muy pequeña –«no me puedo plantear» que todo marcha bien. De esta manera, mi vida transcurre a trompicones sin seguir una línea clara. Así, no soy capaz de canalizar correctamente mi energía y centrarme en una cosa determinada. Esto se debe en parte a que centro mi atención en demasiados objetivos a la vez, y, por otra parte, también a que mi energía está demasiado condensada en mi cabeza y yo ya no sé lo que necesito, lo que quiero y lo que debo.

☹ Mis objetivos están controlados por mi ego. No escucho ni a mi corazón ni a mi voz interior. De este modo, me separo de la fuente y lucho contra molinos de viento. No consigo hacer realidad mis objetivos; no los alcanzo y no me doy cuenta de que no están en sintonía con la verdad suprema, sino que se basan exclusivamente en mi razón.

Actuar ↔ Manipular

☺ Actúo en el mundo dentro de mí y a mi alrededor de forma consciente, con total respeto por las posibilidades de desarrollo de mi vida interior y de mi entorno. Aplico impulsos en mí siempre que reconozca activamente mi lema y los manipule activamente. Aplico impulsos en mi entorno, a través de acciones y palabras, por ejemplo, a través de actos de consagración y concentración de la energía. Doy a los demás la misma libertad que yo necesito para desarrollarme libremente.

☹ Cuando las cosas no coinciden con mis planteamientos, las hago coincidir. Tengo demasiado miedo para la verdadera com-

141

prensión porque entonces tendría que cambiar. Para mí, actuar significa manipular, reparar y enmendar; domino a la perfección los mecanismos mentales represivos. Yo controlo todo constantemente; con frecuencia, incluso me provoca dolor de cabeza.

☹ Utilizo a los demás para alcanzar mis objetivos. Me introduzco a hurtadillas en ellos de forma subconsciente, enturbio su capacidad de ver las cosas claras y evaluarlas y entro sin permiso en su mundo de sensaciones y sentimientos, y me aprovecho de ellos con una total falta de respeto y de corazón, de forma analítica y mortífera.

☹ Me he convertido en una víctima de la manipulación a expensas de mi propia percepción. Me siento herido, dejado de la mano de Dios, confundido y abusado. No me planteo aplicar la fuerza de mis propios pensamientos porque estoy bloqueado, completamente difuso y paralizado.

CREACIÓN POSITIVA Y TRANSFORMACIÓN (DE LA PERSONALIDAD)

☺ Soy capaz de pensar de manera positiva y crear lemas positivos, integrarlos en mi vida y seguirlos. Sin embargo, estos lemas no provienen de ninguna teoría, sino de la experiencia de mi ser interior.

☺ Soy capaz de aceptar nuevos pensamientos, integrarlos y utilizarlos en sentido positivo para mi beneficio y el de mi entorno. Soy capaz de crear mentalmente de manera positiva y de autogestionarme de manera constructiva. Mi personalidad mantiene su plasticidad durante toda la vida.

☹ Soy un esclavo de mis sentimientos y mis lemas; algunos dramas se repiten una y otra vez. No me dejan avanzar, ya que me resisto a comprender y a no cambiar nada. Me imbuyo en la pena y los pensamientos negativos, como si fuera algo deseable, y me aferro al concepto de personalidad que he sostenido siempre.

⊗ Tengo un concepto limitado de mí mismo, que me da apariencia y del que estoy orgulloso. No vivo mi verdadero Yo, sino que me escondo tras la fachada de una personalidad establecida, pero paso por soberano.

⊗ Niego todo lo negativo y «miro con lentes de color de rosa», lo que me aparta de todo aquello cotidiano y serio que entra en conflicto conmigo o mi entorno. Mis partes oscuras son mis enemigos reprimidos, y por eso me tienen en sus manos.

⊗ Mi pensamiento es siempre negativo. Soy un pesimista enamorado de sí mismo o incluso un escéptico sarcástico que puede llegar al cinismo y que con una lógica incisiva analiza todo hasta que se hace irreconocible, lo echa a un lado y lo rechaza; soy un destructor mental.

Séptimo chakra principal
CHAKRA CORONA

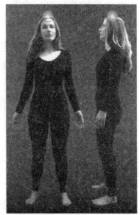

Imagen en color *véase* pág. 326

SITUACIÓN: en el vértice de la cabeza, en la coronilla, apuntando hacia arriba.

CONEXIONES TRANSVERSALES:
· cortocircuito: líneas energéticas entre las escápulas.
· directo: chakra cardíaco, chakras super-personales.

CORRESPONDENCIAS CORPORALES:
· zonas corporales: parte superior de la cabeza, cuero cabelludo.
· órganos: parte superior de la corteza cerebral.
· glándulas: epífisis (glándula pineal).

PERCEPCIÓN SENSORIAL:
· visión externa: sugestiones de todo tipo de la energía divina, percepción de la luz (como percepción de la entrada de luz).
· visión interna: sentido de la existencia ligada y acoplada.

COLOR/COLOR COMPLEMENTARIO: violeta/verde neón.

POLARIDAD/ELEMENTOS/FORMA: femenino/éter, aire/ocho vertical.

REGLA DE LA ENERGÍA: entrada de tonos altos y energías fuertes.

SÍLABA/TONO: AUM/HI:

AFIRMACIONES: Yo estoy unido a Dios. Yo soy. Yo sé (como creencia). Yo reconozco. Estoy ligado. Estoy con Dios. Yo abrazo.

REFUERZO DEL CHAKRA:
· Yo: autodeterminación.
· Ejercicios: oración, meditación, vaciarse.
· Nutrición: energía espiritual (energía lumínica y energía terrestre), alimentos vivos (frescos, naturales, etc.).

Chakra corona - Conocimientos básicos

El séptimo chakra se encuentra en el punto más alto de nuestra cabeza y se abre hacia arriba. A lo largo de las escápulas se encuentran las correspondientes líneas energéticas, las cuales, cuando el chakra corona está muy activo pueden expandirse hacia el aura como dos pequeñas alas; estas líneas se despliegan, por ejemplo, cuando se lleva a cabo un proceso de iniciación espiritual. Por otra parte, este chakra tiene correspondencia con la glándula pineal (epífisis), la cual, según algunos, está por encima de las demás glándulas, dirige y, mediante la liberación de endorfinas, es la responsable de la sensación de bienestar. Algunos científicos le atribuyen incluso una «sensibilidad lumínica», es decir, una función de receptor. El sentido perceptivo es, en ese caso, el «sentido de la luz», es decir, una sensibilidad para la acción energética de arriba, que en la percepción interna con frecuencia se exterioriza como luz que cae hacia abajo. La sugestión también podría sentirse a este nivel como una percepción sensorial externa. El chakra corona, junto al chakra occipital, el chakra frontal superior y el chakra del timo, es un centro decisivo de la inspiración espiritual en el plano físico. El color del chakra es el violeta; en ocasiones también se nombra el blanco, que, sin embargo, corresponde a la luz blanca que se invoca de los planos superiores en las invocaciones espirituales. La forma con resonancia es el ocho vertical y en algunos sistemas también el círculo. El elemento predominante de este centro energético es el éter, aunque el aire también tiene importancia a este nivel (fe frente a razón).

El chakra corona es el chakra más conocido del plano de Esto. A través de este centro se establece nuestra unión más fuerte hacia arriba. Representa la primera puerta hacia la luz, así como la primera abertura al guía superior y a la verdad supraordinada (a diferencia de la percepción de la verdad y la integridad personal en sintonía con el cosmos, la cual se localiza a nivel del chakra del timo). Cuando canalizamos (establecemos una unión hacia arriba), su actividad es máxima. En el sexto chakra principal comprendemos algo, es decir, lo integramos en nuestro propio mundo de planteamiento; sin embargo, en este centro se trata del reconocimiento de la verdad y la sabiduría como experiencia viva; reconocer significa saber. De esta manera establecemos una unión directa con la fuente (independientemente de cómo la llamemos) y somos capaces de aceptar de arriba la energía de la luz, el conocimiento y la fuerza curativa o de cualquier otro tipo como una energía gratuita. Para mí, esta puerta es más una calle de dirección única para una entrada importante de energía desde arriba. El séptimo chakra no está concebido tanto como una comunicación pregunta-respuesta o un intercambio de información, sino como centro rector y abastecedor, a través del cual fluye hasta nosotros la fuerza divina. La fuerza de este chakra se despliega con la fuerza de la fe verdadera.

Chakra corona - Temas y contenidos

☺ Mi fe no se apoya en esperanzas ni en temores. No es impuesta, es verdadera. Mi verdadera fe no ha crecido como imitación de sacerdotes o gurús, sino que ha evolucionado a partir de mi experiencia y mis vivencias. Así, mediante la fe puedo alcanzar la sabiduría.

☹ No creo en nada. Aferrarme al mundo analítico de la lógica y la razón hace que se frustren todas las ventajas que podría obtener de este chakra. Las crisis de fe y los fuertes golpes del destino («¿dónde estaba Dios en ese momento?») me llevaron a que en algún momento me distanciara espiritualmente de mis creencias. Al mismo tiempo, sobre todo en momentos de tranquilidad, vuelven a inundarme dudas y miedos sobre lo que nos espera después de la muerte y sobre el sentido de la vida.

☹ Los prejuicios religiosos han moldeado y desfigurado mi fe. Internamente no me identifico con mi «fe» impuesta. Considero mi religiosidad o mis juegos con el espiritismo como una forma de espiritualidad. Siento amor/odio por Dios o tengo una relación en cierta manera distorsionada con la fuerza de la universalidad. No son el amor y la lealtad los que me guían, sino el dogma. Me he entregado a una ideología y he sacrificado mi espiritualidad por un concepto.

Humildad ↔ Razón

☺ Pedir con humildad la ayuda divina y las oraciones forman parte de mi cotidianeidad. Estoy abierto a milagros y visiones y por ello recibiré ayuda.

☺ Al arrodillarme para dar gracias por la vida no me rebajo y me siento seguro en el universo. Tampoco me crezco, porque de todas maneras todos somos iguales, todos somos «sólo» una pequeña parte del Todo, pero una parte indispensable. Mi humildad resta así importancia a mi ego, que se considera tan importante, y al mismo tiempo me proporciona mi lugar dentro del gran Todo.

☹ Soy ateo. No creo en el mal y tampoco en cosas ajenas al mundo de la lógica y del influjo de poder personal; como resultado acabo no creyendo en nada ni en nadie. No puedo someterme a ningún poder superior, ya que para mí la humildad significa subordinación y es una forma de debilidad o, como mínimo, de autorrenuncia, lo cual sólo me conduce a una pérdida de poder y a un sentimiento de minusvalía.

Unión ↔ Separación

☺ Soy capaz de estar en sintonía con Dios, de manera que siempre estoy consciente y persistentemente unido a la fuente. Así pues, por una parte soy sensible, intuitivo, inspirado y dulce, y, por otra parte, poderoso y con mayor capacidad de la que tendría sin la unión. Todo lo que consigo en mi camino está dotado de una «energía extra» de origen divino. Cuando abro mi chakra corona hacia arriba con el corazón lleno de amor y simplemente soy, puedo incorporar el milagro de Dios a mi vida y dejar lo demás.

☺ En mi pequeño mundo me siento separado de la inmensidad y poderosa fuerza de la fuente. Estoy estancado, indiferente, rígido e inmóvil. Vivo apartado de Dios. Lo que hago no puede expresarse a través de mi fuerza personal, por lo que mi vida es cada vez más fatigosa.

☺ No creo en nada, porque soy un nihilista pusilánime y deprimido y busco la pena. En última instancia, para mí la muerte es de todas formas el inevitable y bienvenido final de una vida sin sentido. No vale la pena vivir… no tiene sentido. Para soportarlo me he concentrado en mi cabeza y he dejado de lado el corazón, y me muevo entre estructuras filosóficas. Llevo toda la vida perdido y así seguiré.

Canalización ↔ Lógica

☺ Empiezo a contestar «sí» y «no» a las cuestiones vitales de otro plano, lo cual en ocasiones va en contra de la lógica. Hacia el exterior caigo una y otra vez en decisiones «ilógicas» e «irracionales», pero que en una desacostumbrada nueva perspectiva demuestran ser de muy amplias miras. Dentro de mí se desarrolla un sentimiento de «concordancia». Así pues, a partir de un sentimiento puramente visceral y sin sentido doy un rodeo para llegar a casa, sólo para de esta manera encontrarme con un viejo amigo que hacía tiempo que quería volver a ver. Encuentro una nueva estructura caótica para mi vida, que de este modo, está en orden. Empiezo a actuar de manera intuitiva.

☺ Recibo energía superior de diversas formas: este proceso se conoce como canalización. Esta fuerza irrumpe en mí; en ocasiones como energía curativa, a veces como sabiduría superior, otras como luz, en ocasiones como amor, etc. Puedo traspasar esta energía a los demás, por ejemplo, mediante la imposición de manos, a través de inspiradores consejos o simplemente mediante el campo de fuerza del amor de mi corazón y mis manos.

☹ Para mí es completamente imposible tomar decisiones de otra forma que no se basándome en la lógica, porque ¡no existe nada fuera de mí! Todo aquel que cree en otra cosa es un idiota, pobre de espíritu.

☹ Nunca he experimentado la canalización y lo considero un sacacuartos. Para mí, la imposición de manos es el cachete con el que corrijo a mi hijo.

☹ Una y otra vez tengo experiencias sobrenaturales y divinas, pero todo ello me atemoriza. Tengo miedo de volverme loco, porque mi entorno considera estos hechos sobrenaturales tonterías esotéricas y ejerce una mala influencia sobre mí; pero, sin embargo, me pasa. En el fondo me gustaría no saber tanto, porque estas experiencias me dan miedo. Además, tengo miedo de perder a los seres queridos que todavía luchan más que yo contra esta dimensión de la vida. Por consiguiente, ante estos hechos paranormales, permanezco sentado y sigo con mi vida con el freno de mano puesto y a medio gas.

Presencia llena de luz

Las personas que presentan una amplia abertura de este chakra destacan por su modestia, la cual se halla acoplada a una característica que yo definiría como «presencia llena de luz». Estos contemporáneos nuestros pueden enseñarnos algo, ya que tienen un acceso a la manifestación de Dios. Son personas carismáticas; sus ojos irradiantes reflejan la grandeza de Dios. La presencia de estas personas incidirá sobre nuestros corazones.

Encuentro ampuloso

Si tropezamos con alguien en el nivel de este centro, el encuentro será intenso y, generalmente, dirigido. Allí nos encontramos con alguien que sigue el mismo camino o incluso el mismo objetivo en la vida. En el abrazo con esta persona con frecuencia podemos ver un resplandor alrededor de su cabeza, el cual cubre el chakra corona y el punto del alma. Así, por ejemplo, si se encuentran dos sanadores en el canal de Jesucristo, sobre sus cabezas aparece una luz blanca, la cual paulatinamente se expande por toda su aura y les indica que, si actúan conjuntamente a través de ese canal, tienen la posibilidad de crear un fuerte campo para la sanación de otras personas. Así pues, las relaciones que comportan también una unificación en el plano del séptimo chakra principal reciben una especie de «ayuda extra» desde arriba.

Crisis espiritual

En casos aislados, la apertura de este centro puede ser tormentosa y, para algunos, puede suponer un choque cuando ven cuestionada su, hasta entonces, imagen del mundo. Entonces, la persona entra en una crisis espiritual, ya que instintivamente está claro para ella que Dios existe, pero no sabe cómo debe integrar este conocimiento en su vida. El ego se defiende desesperadamente para evitar que la persona se entregue a la fuente. Si éste fuerza la apertura de este centro, sin que la conciencia de la persona sea capaz de asumir la experiencia, puede provocarse una psicosis. Esto es lo que puede suceder con algunas drogas como el éxtasis, pero también por accidentes o traumas con experiencias cercanas a la muerte o por una apertura psicótica endógena como en la esquizofrenia. Sobre todo, las personas con un Yo (*véase* centros del Yo, chakras principales del primero al tercero) débilmente anclado pierden la forma y pasan a un estado amorfo-etéreo; son expulsados del cuerpo. Se trata de un proceso que los psicólogos denominan disociación. No obstante, el chakra más importante para la presencia versus la disociación es el chakra del timo, sobre el que nos detendremos en el próximo apartado «Otros chakras corporales».

Otros chakras corporales

8.º chakra

HARA

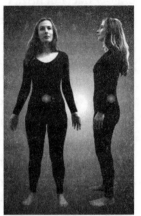

Imagen en color *véase* pág. 326

SITUACIÓN: cerca de la columna vertebral, a la altura del ombligo (hasta dos dedos por encima o por debajo).

CONEXIONES TRANSVERSALES:
· Especial: Kalpa Taru y chakras subpersonales.
· Directa: centro de la fuerza terrestre, chakra del timo.

CORRESPONDENCIAS CORPORALES:
· Zonas corporales: parte inferior del cuerpo, por debajo del ombligo.
· Órganos: riñón (bazo).
· Glándulas: glándulas suprarrenales.

PERCEPCIÓN SENSORIAL:
· Visión externa: primaria: poder; secundaria: tacto (vibración).
· Visión interna: centro interno como asentamiento de lo propio; sentido de gestión de la reserva de fuerza.

COLOR/COLOR COMPLEMENTARIO: naranja amarillento/azul medio.

POLARIDAD/ELEMENTOS/FORMA: andrógino/fuego, agua, tierra; alimentación del éter (*yin*)/punto.

REGLA DE LA ENERGÍA: condensación mediante acumulación. Dar como gran onda o explosión.

SÍLABA/TONO: HOY: o (también: HUO:).

AFIRMACIONES: Estoy absorto. Yo reposto. Descanso en mi centro. Me fortalezco. Yo me difundo.

REFUERZO DEL CHAKRA:
· Yo: confianza en uno mismo.
· Ejercicios: quedarse absorto en uno mismo y en la naturaleza que me rodea, deporte de contacto, centrarse, qi gong, tai chi.
· Nutrición: primariamente con energía terrestre; secundariamente con energía lumínica.

151

Hara - Conocimientos básicos

El Hara se localizada dos dedos por encima o por debajo del ombligo y hacia dentro, cerca de la columna vertebral. Como función básica es el almacén central de nuestra fuerza, nuestro depósito de fuerza vital; este concepto coincide también con el punto de vista oriental-asiático, ya que es aquí donde se localiza el centro de la energía vital (chi). Por tanto, no es casualidad que se encuentre a la altura del ombligo, donde, en otro tiempo, el cordón umbilical unió el embrión con la fuerza vital de la madre. Este chakra tiene correspondencia con los riñones como almacén del jugo vital, llenados a través del Hara con el «éter de la tierra» (*yin*) y a través del chakra del timo con el «éter del cielo» (*yang*). El Hara tiene una conexión directa con el chakra del timo; como centros energéticos de orientación similar en muchas de sus funciones, ambos parecen tener cometidos contrapuestos. Junto con el Kalpa Taru constituyen los tres anclajes etéreos del torso. La vecindad espacial del Hara con el chakra sacro, dispensador de las fuerzas vitales que reafirman la vida, y del chakra raíz, con sus temas de fuerza, violencia y efecto de fuerza ofensiva, es evidente. Desde el punto de vista cromático, el Hara está en resonancia con el naranja amarillento y el azul medio, aunque a este nivel predominan el rojo y el amarillo como componentes del naranja, a los que se añade la fuerza terrestre del negro; de esta manera se crea una conducción directa al centro de la fuerza terrestre.

El Hara es alimentado en primer lugar por energías terrestres. Los métodos orientales clásicos para la regeneración de estas energías, como el tai chi, el qi gong, etc., cargan el Hara. En el caso del tradicional sepuku japonés, con el harakiri se hiere el centro vital y constituye una forma simbólica y energéticamente coherente de matarse. Es interesante comprobar que en el harakiri, tras la punción inicial, el arma es empujada en las cuatro direcciones, horizontal y verticalmente (antes de que el padrino le corte a uno la cabeza), lo que en conjunto recuerda más a un ritual chamánico de los elementos que a un suave trabajo de luz. Algunos maestros del chi pueden hacer salir de manera brusca la energía de este centro y con ello rechazar a cinco discípulos de lucha sin tocarlos.

Existen diversos caminos para que las personas encuentren su propio centro. Si alcanzamos nuestro núcleo y encontramos nuestra integridad, por regla general conseguimos la actividad del chakra del timo. La forma de centrarse en el Hara se expresa mejor con el término «inmersión».

Hara - Temas y contenidos

REVITALIZACIÓN Y ACUMULACIÓN DE ENERGÍA

☺ Soy capaz de tomar la energía vital de la tierra y acumularla en mi Hara. Puedo hacerlo de manera inconsciente, o bien puedo haberme procurado una técnica para acumular la energía de manera consciente, como, por ejemplo, el tai chi, algunas técnicas orientales de lucha, el kahuna, o determinados rituales maoríes. De esta manera, en todo momento puedo revitalizar y nutrir tanto mi cuerpo físico como mi cuerpo energético.

☹ No soy capaz de conectarme con la tierra o bien almacenar la energía vital en mi Hara.

APLICACIÓN DE LA ENERGÍA DEL HARA

☺ Soy capaz de administrar de manera consciente mi depósito de energía del Hara. Así, en caso necesario, puedo hacer salir la energía almacenada de una sola vez. Como madre, puedo levantar un automóvil, cuando se trata de la vida de mi hijo, que ha quedado atrapado debajo. Como padre, soy capaz de defender con éxito a mi familia de un agresor, a pesar de que me saque una cabeza y sea mucho más fuerte.

☺ Soy capaz de aplicar la fuerza allí donde la necesito. Así pues, puedo llenar aquello que está en sintonía con el bien supremo con mi energía y la de la Madre Tierra.

☹ No puedo hacer nada. Dado que soy incapaz de controlar mi Hara, no soy capaz ni de dirigir mi plano muscular.

Inmersión y actuación desde el centro

☺ Puedo centrarme conscientemente en mi fuerza y encontrar en ella paz meditativa y concentrada presencia. De esta manera soy físicamente capaz de descansar en mi centro, dirigir mi encarnación hacia un punto. Siento interés por las técnicas de lucha meditativa orientales, o bien encuentro otras vías para la acumulación interna, en la naturaleza o simplemente montando en moto.

☺ He encontrado mi punto de equilibrio interno y siento mi serenidad. Mi ombligo es el ombligo de mi mundo. Ahí puedo volver a centrarme en todo momento. De la misma manera que a través de mi chakra del timo siento conscientemente la conexión superior con Dios, a través del Hara encuentro la conexión inferior con Dios.

☺ Soy capaz de influir (positivamente) sobre mis procesos vitales, tomar parte activa en el almacenamiento de energía de mi cuerpo y de administrar mi fuerza. Esto ayuda en los procesos de autocuración.

☹ No soy capaz de centrarme, ya que tengo una relación alterada de mi pelvis y mis piernas. No creo en mi propia fuerza.

☹ Para mí, centrarme significa únicamente meditar y abrirme hacia arriba tanto como me sea posible. Me abro muy bien a las cuestiones sutiles de arriba y disfruto de la paz del cosmos. Pero no me ocupo de mi propia fuerza porque a ese nivel no puedo encontrar paz interior.

Fuerzas arcaicas ↔ Calzonazos
(también chakra raíz)

☺ No he olvidado la bestia que hay en mí y cuento con las fuerzas animales arcaicas. No obstante están integradas de manera adecuada a mi vida civilizada. Puedo dejarlas ir, disfrutar de su fuerza y carácter salvaje, sin que por ello perjudique a otros o a mí mismo. Son mis amigas porque las conozco.

☺ En caso necesario puedo activar mi instinto asesino, con el que soy capaz de defenderme a mí y a mi familia. Cuando la situación lo requiere, también puedo aplicar la violencia y mi fuerza controlada contra algo. Pero prefiero la paz y aplicar mi fuerza en algo positivo.

☹ Estoy totalmente domesticado, soy un burócrata sin instintos ni sangre en las venas. Soy extremadamente sensato y aburrido y huyo de cualquier provocación. Con frecuencia, mis amigos son igual de asustadizos que yo. Oculto mi fuerza en la sumisión. Soy un trapo sucio.

☹ Soy como un animal salvaje enfurecido. No tengo corazón, soy inconsciente, antisocial, egoísta, agresivo hasta la violencia brutal y sin motivo y carezco del control que debe tener un adulto.

9.º chakra
KALPA TARU

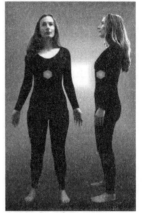

SITUACIÓN: a media altura entre el tercer y el cuarto chakra.

CONEXIONES TRANSVERSALES:
· Especial: el «triángulo» formado por el Hara, el Kalpa Taru y el chakra del timo.

CORRESPONDENCIAS CORPORALES:
· Zonas corporales: parte superior del abdomen.
· Órganos: páncreas.
· Glándulas: islotes de Langerhans.

Imagen en color *véase* pág. 327

PERCEPCIÓN SENSORIAL:
· Visión externa: unificación de las corrientes superior e inferior.
· Visión interna: fuerza de manifestación.

COLOR/COLOR COMPLEMENTARIO: verde hierba/lila (¡ambos interpolados!).

POLARIDAD/ELEMENTOS/FORMA: andrógino/agua, fuego; alimentación del éter (*yin* y *yang*)/ocho acostado (lemniscato).

REGLA DE LA ENERGÍA: combinación de la energía amorfa y la forma para manifestación y materialización.

SÍLABA/TONO: HY: (activación de la línea del Hara).

AFIRMACIONES: Confío en mí. Yo confío. Me manifiesto. Yo deseo. Yo merezco. Creo en mí.

REFUERZO DEL CHAKRA:
· Yo: autoconfianza (creer en uno mismo y en la propia fuerza, mover algo).
· Ejercicio: aprender a confiar, asumir lo imposible y hacerlo posible; con la fe mover montañas.
· Nutrición: caída simultánea de la energía lumínica y terrestre.

Kalpa Taru - Conocimientos básicos

El Kalpa Taru es un pequeño centro energético, situado entre el tercero y el cuarto chakra principales y que tiene la función de establecer una conexión entre los dos chakras vecinos. Así pues, aunque su tamaño es muy pequeño, su importancia es grande. En las deliberaciones indias tradicionales se describe como un centro dependiente del chakra cardíaco. Presenta correspondencia orgánica con el páncreas, que es el responsable de la alegría de vivir como parte del sentimiento personal de felicidad (la salsa de la vida) y en el reverso refleja los temas de la preocupación por uno mismo. El elemento correspondiente es el éter, tanto en su forma *yin* como en su forma *yang*, por lo que también actúan a este nivel los elementos fuego y agua de los chakras vecinos principales. Curiosamente, el Kalpa Taru está situado en el lugar en el que en algunas pinturas los antiguos maestros representaban a los muertos como colgados de una cuerda ascendiendo a los cielos.

Para la activación del Kalpa Taru parece ser necesaria una corriente energética de arriba (a través del chakra cardíaco) y una desde abajo (a través del chakra del plexo solar). De esta manera, este centro energético es un punto de fusión, un punto energético crucial del cuerpo. Es aquí donde se produce la unión de la energía vital de la tierra (con frecuencia relacionada con la experiencia de fuerza, alegría y pasión) y la energía lumínica del cielo (con frecuencia relacionada con la experiencia del amor profundo). Puede decirse que en este chakra se unen el *yin* y el *yang*. En él se unen de forma muy práctica los verdaderos deseos del corazón, presentes en el camino vital personal a partir del cuarto chakra, con la fuerza de transformación y la fuerza de voluntad para cambiar del tercer chakra. Con frecuencia, los bloqueos se deben al sentimiento de impotencia y desamparo, y, por otra parte, es un obstáculo cuando no se cree en la creación de su propia verdad. El sentimiento de impotencia está constituido principalmente por los sentimientos secundarios de rabia y tristeza por la negación de los deseos del corazón. Así pues, junto al Hara y al chakra del timo, el Kalpa Taru forma parte del triángulo del ancla del éter en el torso.

Un ejemplo de la relación activa con el Kalpa Taru: los trabajadores serios del sector de la sanación con frecuencia se aventuran a ofrecer sus servicios a cambio de donativos. De esta manera algunas personas les dan poco o nada porque no pueden o no quieren. Sin embargo, otras personas les dan donativos escandalosamente elevados. En última instancia, acaban ganando lo mismo que si trabajaran con precios fijos. Sin embargo, sus clientes están más contentos porque cada uno aporta lo que puede. Cuando estoy dispuesto a dar con generosidad, también recibo con generosidad. Sólo me queda dejarme sorprender por desde qué rincón en el que yo regalé algo vendrá, ya que no siempre sucederá desde el mismo lugar. Para que esto funcione, también deben equilibrarse algunos otros chakras.

Kalpa Taru - Temas y contenidos

GENEROSIDAD ↔ TACAÑERÍA

☺ Soy generoso, ya que sé que el universo proveerá para mí, o, dicho de otra manera, soy capaz de la manifestación. Doy de todo corazón, sin importarme lo que reciba a cambio. El Kalpa Taru me ayuda en mi vida cotidiana a reunir en mí el flujo de la Madre Tierra (estrella de la tierra) y la esencia del Padre Cielo (estrella del cielo).

☺ Entrego de forma visceral (tercer chakra) y desde el amor (cuarto chakra); de esta manera se pone en marcha el intercambio de energía. De algún lugar, quizás de una dirección de la que yo no me esperaba, recibo lo adecuado (no lo equivalente), lo que yo necesito y no lo que di o lo que creo que debería recibir.

☹ Soy tacaño, avaro y lo calculo todo. Siempre ansío más, quiero tener más que los demás. Tengo miedo de no recibir suficiente;

no creo que nadie se preocupe por mí. Cuando doy siempre espero algo a cambio; creo una obligación para la persona que ha recibido algo de mí. Soy incapaz de aceptar algo con libertad, ya que siempre desconfío de la otra persona y no creo que ésta dé algo sin esperar nada a cambio.

MANIFESTAR ↔ QUERER CIEGAMENTE Y DESEAR SIN FUERZA

☺ Asumo la responsabilidad de construir mi destino. Soy mi herradura de la suerte. Poseo una fuerza creadora propia, la cual se une a Dios mediante la apertura simultánea de los dos canales.

☺ Soy capaz de manifestarme. En mí, las corrientes del pensamiento de mi camino pueden unirse con la fuerza materializadora de la tierra. Cuando tengo una visión, con la ayuda de la fuerza de la tierra puedo dejar que se haga realidad. Y lo que con ella emprendo en el corazón ocurre por sí mismo. Personas y objetos que me ayudan aparecen de la nada sobre el plano. El dinero acude a mí y yo alcanzo mi fuerza.

☹ Estoy atrapado en el «quiero». De hecho, tengo mucho poder, voluntad y fuerza, pero mis objetivos no están subyugados a mi Yo más elevado, sino que son dirigidos por mi ego. De esta manera, la transformación de mis deseos no recibe la ayuda de energía externa, y en lugar de hacerla realidad con mi fuerza creadora, debo preocuparme hasta del más pequeño paso hacia delante. Vivo en mi entorno resistiendo constantemente a mis objetivos, por lo que veo la vida como una dura tarea. Así, no me doy cuenta de que lo único que se opone a mi determinación y me bloquea es mi propia resistencia.

☹ Tengo visiones y deseos del corazón muy claros, pero no tengo resuelto el asunto de mi fuerza vital, mi encarnación y mi alegría de vivir; simplemente, tengo una relación alterada con mis canales terrestres: mi canal hacia abajo está bloqueado y el Kalpa Taru es alimentado unilateralmente por el corazón. No obstante, mis deseos y mis visiones afectan a otros, pero no les arrastra, porque no siento pasión por ello y no consigo que mi fuerza toque de pies a tierra. Mis deseos permanecen sin cumplir.

Suerte y alegría de vivir ↔ preocupaciones

☺ Me siento protegido y confío en que recibiré todo aquello que necesito para vivir. Soy capaz de preocuparme de mí mismo porque tengo fe en que estaré protegido. Mi foco se centra en la alegría de vivir y no en los problemas. Para mí, la palabra suerte no es un término extraño. Estoy orientado a las soluciones y la alegría.

☹ Para mí, «ocuparme de mí» se transforma en «preocuparme». Voy por el mundo con un ademán preocupado y atormentado, ya que siempre hay cosas que no están en orden y que me oprimen. Me siento cada vez más amargado y caído, aunque sólo está en mi mente, porque me he apartado de la protección creadora de la fuente. Estoy orientado a los problemas y las preocupaciones.

Autoconfianza ↔ negación

☺ Dado que una y otra vez experimento lo maravilloso que es poner algo en marcha que será respaldado por el curso de las cosas, cada día tengo más confianza en mi manera de actuar, mi camino en la vida y el curso de las cosas; en última instancia gano en autoconfianza. La confianza en mí mismo me empuja a atreverme con cosas cada día de mayor envergadura y que mi fuerza sea cada vez mayor. En mi vida me convertiré en un «hacedor». De esta manera cada día estaré en mejor disposición de profundizar en mi trabajo y el entorno sacará provecho de mis regalos.

☺ Gracias a las cantidades cada vez mayores de energía que soy capaz de movilizar, mi experiencia es cada vez más directa, lo que significa ir cada día activamente hacia la plenitud de la vida. Junto con la fuente de la abundancia (estrella de la tierra) se abre ante mí la riqueza en todos los ámbitos.

☹ A causa de visiones faltas de fuerza o actuaciones sin visiones, basadas en planteamientos egoístas, mis proyectos no pasan de eso. Yo doy la culpa a mi entorno e incluso a Dios. Finalmente pierdo la confianza de que sea capaz de mover algo. Además, no reconozco que no tomo en serio mi lugar en la estructura global y los deberes que éste conlleva y que intento hacerlo a mi gusto.

☹ Mi confianza en mí mismo es nula y me tengo por un fracasado. Aunque el universo pusiera la suerte a mis pies, no sabría aprovecharla, porque no me siento merecedor de ella. Posiblemente esto se debe únicamente a que por una falsa solidaridad no quise avergonzar a mi padre, que no pasó de simple peón. Así sacrifico mi poder, mi fuerza creadora por la debilidad.

10.º chakra
CHAKRA DEL TIMO

Imagen en color *véase* pág. 327

SITUACIÓN: en el centro del tórax, a medio camino entre el chakra cardíaco y el chakra laríngeo.

CONEXIONES TRANSVERSALES:
· Directa: Hara.
· Especial: Kalpa Taru y chakras superpersonales.

CORRESPONDENCIAS CORPORALES:
· Zonas corporales: parte superior del cuerpo por encima del tórax.
· Órganos: pulmón, sistema inmunitario.
· Glándulas: glándula del timo.

PERCEPCIÓN SENSORIAL:
· Visión externa: telepatía no intencionada.
· Visión interna: dirección interna, concordancia, centro interno como Ser en el propio núcleo.

COLOR/COLOR COMPLEMENTARIO: turquesa/rojo rubí (amarronado).

POLARIDAD/ELEMENTOS/FORMA: andrógino/agua, aire; nutrición del éter (*yang*)/punto.

REGLA DE LA ENERGÍA: armonización mediante la concordancia y la sustentación silenciosa.

SÍLABA/TONO: A:HM.

AFIRMACIONES: Yo me inclino. Yo soy. Yo vigilo. Yo materializo.

FORTALECIMIENTO DEL CHAKRA:
· Yo: autovigilancia, autovaloración.
· Ejercicios: silencioso día a día; satsang; inclinarse ante todo; dejar de hacer; no pensar, no hablar; vivir el aquí y el ahora.
· Nutrición: primaria: energía lumínica; secundaria: energía terrestre.

Chakra del timo - Conocimientos básicos

El chakra del timo se encuentra exactamente a medio camino entre el chakra cardíaco y el chakra laríngeo y en un punto energético central. En el plano orgánico se corresponde con el timo, el cual controla el estado de sueño y de vigilia y también desempeña un papel en el estado de alerta (y entumecimiento) físico, emocional y espiritual. El chakra del timo está, pues, conectado directamente con el Hara y los riñones. El *chi*, la fuerza vital, almacenada en los riñones y el Hara, también se recarga mediante actividades espirituales. Esto también explica por qué después de una buena sesión de psicoterapia espiritual uno se siente reforzado y vivificado por la energía que fluye durante la misma, independientemente de si se ha actuado como paciente o como terapeuta. Asimismo, la zona del timo está relacionada, en cierta medida, con el control del sistema inmunitario. La forma correspondiente a este centro es el punto adimensional, el cual también simboliza el núcleo, el origen y la eternidad. El color en resonancia es el turquesa y el color complementario el rojo rubí amarronado. Los elementos correspondientes son el agua y el aire, pero es importante la nutrición del éter a través del lado *yang*, mediante la cual se establece una conexión directa con los chakras superpersonales.

En este chakra encontramos nuestro núcleo del ser, nuestro verdadero yo (no confundir con nuestro Yo mental). Algunos consideran que es el asentamiento del alma, cuya transformación y discurso transcurren básicamente a través del punto del alma, donde siempre se localiza. El chakra del timo es el asentamiento de nuestro yo divino, del «destello divino» y nuestro gobernador interno. Allí encontramos lo que buscamos de nosotros mismos en la meditación. Es el lugar donde nos hacemos uno con Dios, liberados de cualquier personalidad y de las características individuales, donde quema la llama de la luz divina y, al mismo tiempo, donde se ubica nuestro verdadero ser. Es el lugar de todas las valoraciones y juicios. Mientras que nuestro chakra cardíaco se abre cuando seguimos el camino del amor, el chakra del timo muestra claramente su mayor belleza cuando recorremos el camino de la libertad y de la conciencia. Si las personas se encuentran con amor, también pueden aportarlo al mundo a través del timo abierto, en forma de fuerza sanadora. En este centro se deja oír la «silenciosa voz del corazón».

¿Qué traumas se condensan en el chakra del timo? Se trata de lastres kármicos como consecuencia de acontecimientos de vidas anteriores o de sucesos en el más allá. Si asumimos el concepto de karma y culpa, destacaremos en este nivel. Vidas anteriores cargadas de violencia y grises, en las que se han cometido «atentados contra la humanidad y la vida» (crímenes de guerra, misas negras y magia negra, canibalismo, torturas, etc.), bloquean o incluso «rompen» el destello divino. Las personas con este tipo de traumas no saben lo que es la felicidad, hasta que sanan este chakra y retornan de nuevo a la vida, a su verdadero núcleo y a Dios. Si la persona no quiere enfrentarse a ello, con frecuencia cae en la drogadicción (principalmente el tabaco o la marihuana).

Chakra del timo - Temas y contenidos

PAZ INTERIOR ↔ DESESPERACIÓN

☺ Conmigo mismo me encuentro como en casa; tanto en mí mismo como en todo el mundo estoy en casa y soy bienvenido. Me encuentro en un lugar más allá de todo dolor y cualquier daño. Tengo un maravilloso y tranquilo sentimiento de felicidad, como nunca antes lo había sentido; nada espectacular y, precisamente por ello, profundo y verdadero.

☺ Por primera vez estoy experimentando lo que es la verdadera paz interior. Es un estado interno que nadie me puede quitar pero tampoco dar. Permanezco en mí, estoy completamente afianzado y mis actos tienen lugar manteniendo una elevada integridad personal.

☹ Para mí, la paz interior significa «tranquilidad, alegría, dulces», ya que nunca he experimentado su verdadero significado. Confundo la satisfacción material o las relaciones interpersonales gratificantes o incluso el esparcimiento con la paz. Encuentro la satisfacción en lo que hasta ahora conozco de la paz.

☹ No soy feliz, sin importar lo satisfecho que me gustaría estar en el mundo de ahí fuera. Cuando, en los momentos de tranquilidad, empiezo a mirar dentro de mí, me encuentro con deseos insatisfechos del alma. La felicidad interior irradiante permanece oculta para mí, ya que todavía no he llegado al núcleo de mi ser, no me he adentrado en mi interior.

Sentirse en casa ↔ aislamiento y soledad

☺ Yo ya no me siento solo y he conseguido la paz. Dado que estoy en contacto con el Todo y he dejado de aislarme a través de mi YO y atribuir valor únicamente a la individualización, me siento apoyado y unido a la fuente. Recuerdo la conciencia abierta al cosmos de la que disponía al nacer y la claridad cristalina con la que puedo observar el mundo.

☺ A través del chakra corona puedo permitir la entrada de energía divina mediante una unión en ocasiones más débil y otras veces más fuerte; en el timo descansa mi conciencia de ser una parte del Todo. Yo SOY (y puedo ver el alma de los demás, más allá de su maravillosa individualidad terrenal, a semejanza de Dios). A través de esta unión soy capaz de transformar de forma directa los problemas que suponen una carga a través de la respiración en el timo.

☺ He conocido el Todo y he perdido el miedo ante la muerte física.

☹ En los momentos de tranquilidad me inunda la soledad porque advierto que, fuera del tumulto del mundo exterior, en mí sólo domina el vacío, una incomunicación que me provoca mucha tristeza y desesperanza y me hace sentir pequeño y perdido.

Siento el dolor del aislamiento; no he llegado al núcleo de mi existencia y retrocedo asustado ante las capas de dolor que todavía me separan de él.

☹ Tengo el espíritu roto. No entiendo qué es el «Todo», porque no dispongo de ninguna conciencia interna que me permita estar en sintonía con el cosmos.

☹ Mi imagen de la vida no va más allá de la muerte. El carácter «definitivo» de la muerte me da miedo y, al mismo tiempo, es una tentación hacia una búsqueda difusa del sentido de la vida. Me debato entre el teísmo, el ateísmo, el nihilismo, el deseo de la muerte y el miedo a ella.

SILENCIO ↔ INTRANQUILIDAD Y DESASOSIEGO

☺ Soy capaz de estar en silencio y disfrutar de él. Para mí, el silencio es una parte necesaria de la vida, gracias a la cual soy capaz de profundizar en mi ser y que, finalmente, me permite proyectarme hacia fuera con autenticidad y fuerza.

☺ Soy capaz de compartir el silencio con otras personas. Con las personas que tienen abierto su chakra del timo, puedo permanecer sin hablar y armonizar perfectamente. Podemos realizar diversas tareas en una misma habitación en silencio y, al mismo tiempo, permanecer profundamente unidos. Así, puede hacerme feliz estar una hora en la cocina con mis congéneres limpiando verduras, sin pronunciar palabra. A pesar de todo, o precisamente por eso, vivimos una intensa comunión, ya que recorremos juntos de la mano el espacio del silencio y experimentamos la belleza de la creación.

☹ Para mí, el silencio es aburrido. No sé ni por dónde empezar. Un muro protector de aburrimiento me sirve de barrera entre mis capas más superficiales y los cimientos y profundidades de mi alma. De esta manera nunca estoy tranquilo y ni tan siquiera soy capaz de encontrar la paz en el silencio. Las ideas dan vueltas en mi cabeza y en momentos de silencio mi monólogo interno se dispara. Mi intelecto hace piruetas.

☹ Cuando estoy con alguien, hablo constantemente sobre banalidades, lo que impide que se hable de lo realmente importante. De esta manera no se establece una relación profunda entre nosotros, ya que no damos pie a la sensibilidad más profunda y lenta. Necesito hablar para ocultar los sentimientos incómodos o que me producen inseguridad.

☹ Para mí el silencio es peligroso, porque me hace darme cuenta de la soledad, de manera que huyo de él como de la peste. Soy un especialista en esparcimiento; en mi casa, la radio y la televisión están siempre en marcha, mientras hablo por teléfono, y por la noche necesito una copa para conciliar el sueño; de esta manera el silencio y la soledad no pueden invadirme de ninguna manera.

RESPETO ↔ MENOSPRECIO

☺ Respeto la creación, de la misma manera que el nombre de Dios, ante el cual me inclino. De la misma manera me respeto a mí mismo, porque formo parte de la creación. Me inclino con verdadera humildad… una y otra vez.

☺ Todo aquello dotado de vida tiene el mismo valor; a nivel del alma, todas las personas son iguales. Si miro a mi alrededor, a los ojos te veo a ti, me veo a mí, veo a Dios. Respeto a mis semejantes y también les trato con respeto.

☹ Mi imagen del mundo está llena de menosprecio. El ego ha corrompido mi alma y ha dejado que cese el flujo de la vida. El hecho de que esto haya ocurrido por una amargura del corazón, un concepto peculiar de mi comprensión o una vieja culpa no tiene importancia. Mediante la irradiación de mi menosprecio aparto a las personas de mí y cada día me encuentro más aislado y solo.

☹ Probablemente, debido a mi menosprecio, elegiré un modo de vida hostil, un lugar de menosprecio de la vida; me convertiré en un mercenario o un político corrupto, un ambicioso cazador de elefantes o un comerciante de automóviles fraudulento. Dado que, para mí, la vida no significa nada, tampoco las demás personas tienen importancia para mí. Mi alma grita con desesperación, pero yo no la oigo.

Valor ↔ valoración

☺ El valor que me doy a mí mismo se refleja en mi entorno. A mi vista todos tenemos el mismo valor, sin diferencias. Así pues, he dejado de valorar todo lo que se mueve. ¿Cómo pueden valorarse de forma diferente las diversas partes de un mismo todo? Me gusto y creo que soy valioso a causa de lo que SOY y no de lo que hago o tengo.

☺ No me atribuyo comprender el sentido del camino de una persona. Para mí no es nada bueno evaluar o valorar a los demás, ya que la valoración sólo puede hacérsela uno mismo. Mi valoración y evaluación se limita a cuestiones muy determinadas.

☹ Me gustan las jerarquías y los rangos. Sin una valoración no creo que pudiera entender las cosas, por lo que, de esta manera, las incluyo dentro de categorías. Mejor/peor, verdadero/falso, bueno/malo; así es mi mundo; me es igual si es blanco, negro o tiene algún tono de gris, lo que no tiene es color.

☹ Evalúo a los demás, porque sin una valoración del exterior soy incapaz de reconocer mi propio valor y en este valorar y ser valorado creo conocerles. Así pues, siempre miro si soy bueno o malo. Cuando me infravaloro, tengo como consecuencia sentimientos de rivalidad o incluso de envidia. Cuando me sobrevaloro, tiendo a la arrogancia y a la vanidad. Mi mundo gira únicamente a mi alrededor.

Alerta ↔ entumecimiento

☺ Voy por la vida completamente despierto y la vivo en toda su riqueza e intensidad. Mi mundo es colorido y feliz. Encarno aquello que soy y vivo en una importante integridad.

☹ Estoy obtuso y entumecido. En cierta manera vivo en un trance cotidiano. Para no sentir nada, intento pasar por alto las dificultades con desvíos y dispersiones.

☹ Mis actos, mis palabras, mis gestos, mis pensamientos, mis creencias y mis sentimientos no van por el mismo camino. La última consecuencia de ello es que eludo mi propio camino, por lo que me siento abatido, deprimido y, en el sentido literal de la expresión, cansado de la vida.

LIBERTAD DEL SEGUNDO NIVEL

☺ Una vez llegado a mi corazón me liberé de los juegos de mi personalidad, de los destructores dramas de mis emociones. Así, experimento el segundo nivel de la libertad, en el que me deshago del desorden de sentimientos personales, heridas y dependencia psíquica. Puedo elegir cómo quiero conducir mi vida y mis canales hacia la fuente, siempre que haga caso a mi guía interna.

☹ Estoy atrapado en las dependencias personales, no me siento libre y me encuentro aprisionado en mi mundo. Restrinjo el encuentro, la intimidad y el amor a un sentido muy limitado e ignoro los ofrecimientos cotidianos de encuentro profundo con nuevas personas y situaciones. Soy un esclavo de mis sentimientos, porque no he comprendido lo que hay en mí más allá de ellos.

FLUIR CON LOS DEMÁS

☺ Cuando me encuentro con personas y seres vivos con el chakra del timo abierto, soy capaz de fluir con ellos. Nos dejamos llevar por lo que viene, porque sentimos el flujo de la vida y viajamos despreocupados con todos los sentidos en alerta a través de la vida; en ocasiones felices, otras tristes, a veces serios, a veces despreocupados, duros o tiernos.

☹ Cuando estoy con alguien, tengo que hablarlo y planearlo todo extremadamente bien, ya que si dejamos las cosas al «azar», no llegamos a nada razonable. En realidad no tenemos intuición alguna sobre el momento ni, en consecuencia, la manera en que el momento entra en sintonía con nuestras necesidades. Somos rígidos e inflexibles en lo referente a avanzar juntos, viajar y temas similares. De esta manera, todo nos sale mal y, de alguna forma, todo resulta fatigoso.

Compartir el curso de la vida

Soy capaz de dejar a un lado mi ego y entregarme al ELLO, es decir, seguir a mi guía interna. Si los dos convenimos en ello, ya no hacemos nada más, «pasa», «ocurre». Es decir, seremos uno en nuestras actuaciones, y entre nosotros se produce una sintonía absolutamente perfecta, sin que para ello tengamos que gastar ni una gota de saliva. Las necesidades serán unas, nuestras actuaciones conjuntas tienen un mismo principio, un curso y un mismo final. La vida se convertirá en una improvisación guiada por el ELLO, en un flujo perfectamente intrincado de acción e inacción, en el que todo se engrana armónicamente. Y esto ocurre independientemente de la persona con la que se hace, sin importar si ya se había hecho algo conjuntamente con anterioridad o no, si es la primera vez que nos vemos o si nos conocemos desde hace años.

Este principio también es válido para los grupos. Si todos nos entregamos al momento, se crea una onda más allá de todas las personalidades, una existencia por encima de las personas individuales. En el jazz, en una sesión de *jam*, se produce música improvisada como si se hubiera estudiado perfectamente, aunque los músicos no se hayan visto nunca hasta entonces; para ello no importa el grado de dominio que tengan de su instrumento.

Telepatía no intencionada (sin premeditación)

En el chakra del timo se localiza la telepatía de persona a persona, aunque también (siempre que no afecte en exceso su imagen del mundo) es posible con un ser no humano. Este centro energético nos ayuda a establecer una unión con Dios, más allá de nuestra existencia humana. De esta manera será posible una toma de contacto con todas las formas de existencia posibles en una frecuencia de comprensión común, un primer plano por encima de lo humano. Esto se produce en conexión con el chakra estrella del espacio, el cual, sin embargo, tal y como parece, sólo se activa cuando el chakra del timo está suficientemente abierto. La telepatía a través de este centro funciona como transmisora de vivencias globales. No se produce por la focalización consciente en una persona o un suceso, sino que se crea de la Nada y es activada por el ELLO. Es por este motivo por el que se la puede calificar de involuntaria o no premeditada. La transmisión de información se produce de manera muy plástica y viva y totalmente independiente de la conciencia que tenemos en ese momento de la unión con esa persona. Así, puede venirnos a la cabeza la imagen de un niño pequeño que conocemos, llorando desconsoladamente de soledad y que se siente abandonado; más tarde nos enteraremos de que por un cambio de horario de última hora le fueron a buscar demasiado tarde al colegio. Una fuerza superior establece la unión y podemos compartir de manera simultánea la vivencia de otra persona. Y esta fuerza superior es la que decide cuándo sentimos, lo que la diferencia de la telepatía consciente a través de otros centros. No obstante, es algo lógico, ya que el timo reacciona más allá de nuestra personalidad y nuestra voluntad; simplemente «ocurre».

11.º chakra
CHAKRA OCCIPITAL

SITUACIÓN: centro de la zona occipital, dos o tres dedos por encima del Tercer Ojo.

CONEXIONES TRANSVERSALES:
· Cortocircuito: Tercer Ojo.
· Directa: punto del alma, chakra corona.

CORRESPONDENCIAS CORPORALES:
· Zonas corporales: zona occipital.
· Órganos: bulbo raquídeo (médula oblonga), oídos.
· Glándulas: hipófisis (glándula pituitaria).

Imagen en color *véase* pág. 328

PERCEPCIÓN SENSORIAL:
· Visión externa: oído.
· Visión interna: voz de la inspiración y la intuición; vista como imaginación pasiva.

COLOR/COLOR COMPLEMENTARIO: azul hielo/marrón nogal.

POLARIDAD/ELEMENTOS/FORMA: femenino/aire, éter/círculo.

REGLA DE LA ENERGÍA: captación de energías ligeras (tonos).

SÍLABA/TONO: MING:

AFIRMACIONES: Yo oigo/veo/siento perfectamente. Soy creativo. Estoy inspirado y tengo viva la imaginación.

REFUERZO DEL CHAKRA:
· Ejercicios: creatividad para uno mismo como acto impresivo* (pintura, escritura, música, bricolaje, modelar).
· Nutrición: agua.

---

* Arte que se crea mediante el encuentro con uno mismo y con el silencio, la inspiración, la reflexión, el recogimiento interno.

Chakra occipital - Conocimientos básicos

Este chakra se localiza en la zona occipital, dos dedos por encima de una línea horizontal imaginaria que transcurriera desde el sexto chakra principal, atravesando el cráneo, hasta la zona occipital. El color de resonancia es un azul cielo claro y frío (azul hielo) y el color complementario es el marrón nogal. La forma correspondiente es el círculo. Este centro se corresponde tanto con el elemento éter como con el elemento aire. El chakra occipital es contrapuesto al sexto chakra principal, debido al ramal retrógrado del «verdadero Tercer Ojo» en el centro del cráneo. De esta manera, comparte con el sexto chakra principal la hipófisis (glándula pituitaria), el centro en el que asienta nuestra fuerza de planteamiento. A pesar de estar conectado así, en cortocircuito, con el Tercer Ojo, funciona de manera autónoma; su activación tiene lugar básicamente a través del canal superior y parece ser especialmente dependiente del punto del alma y del chakra corona.

El sexto chakra principal representa groseramente el «polo masculino» de nuestro poder de imaginación. Funciona como si se centrara la concentración como un rayo láser sobre una tarea determinada, con plena conciencia e intención. Como contraposición está nuestro chakra occipital, el cual representa el «polo femenino», la fuerza visionaria. En este caso no se trata de una visualización voluntaria, sino más bien de una experiencia visual, permitir la aparición de sueños e imágenes. De la misma manera, nuestro Tercer Ojo está más relacionado con nuestro intelecto, mientras que nuestro chakra occipital lo está con nuestra intuición. Cuando se unen estos dos polos (la intuición pasiva y creativa y la razón de formación activa e intencionada), se crea algo que recibe el maravilloso nombre de «espíritu».

Así pues, el chakra occipital es un centro principal para las oscilaciones finas y los sentimientos. Nuestro Yo superior o nuestra alma quieren hablarnos a través de este chakra, utilizando imágenes dulces o tonos suaves. En lo referente a la función creativa de este chakra se trata de la inspiración como musa. Es una energía «sin palabras» que llega hasta nosotros, que se aplica mejor en actividades intuitivas, lo que nuevamente se expresa con mayor facilidad en la actividad creativa. Si las musas nos tocan, lo hacen a este nivel. De esta forma, este chakra se ocupa de contenidos diferentes a los del Tercer Ojo no sólo desde el punto de vista temático, sino que su flujo de energía también es contrapuesto. Mientras que la principal función del chakra occipital es la «inspiración» (el espíritu que fluye en el interior), el sexto chakra podría considerarse un canal de la «espiración)», ya que lleva la energía hacia el exterior.

Chakra occipital - Temas y contenidos

INSPIRACIÓN CREATIVA

☺ Soy sensible a visiones y tonos silenciosos que fluyen desde mi alma hasta mi conciencia. Siento y sé que tengo un Yo superior, que va mucho más allá de mi personalidad consciente y puede inspirarme de forma creativa. Esta conciencia superior me habla mediante una entrada de energía creativa; si quiero puedo abrirme a ella.

☺ Sigo los dictados de mi inspiración, sin dejar de lado mi intelecto y mi intuición, ya que los tres tienen diferentes funciones y aplicaciones. Soy capaz de poner en sintonía estos tres valores y de esta manera dar rienda suelta a mi espíritu.

☺ Gozo de una vida inspirada, incluso en el día a día alejado del arte. Asimismo, trabajo, comunico y lucho con inspiración, de la misma manera que hago teatro, bricolaje, viajo o pinto.

☹ Niego la existencia de un alma y de algo parecido a un Yo superior; sólo confío en mi lógica y su control. Para mí no existe la inspiración, la intuición es algo reservado a las mujeres y mi creatividad se basa en procesos lógicos.

☹ No soy sensible a las oscilaciones del cosmos. Mi trabajo no es inspirado y es muy aburrido; estoy atrapado en la rutina.

Estética y tonos finos

☺ Soy sensible y receptivo a los tonos finos y silenciosos de la vida y disfruto de la tranquila belleza de las cosas que se me ofrecen cada día. Así, he desarrollado un sentido de la estética, sobre todo para los tonos y los olores suaves, las sensaciones y la percepción visual fina.

☺ La música y las oscilaciones melódicas estimulan mi chakra occipital. Este hecho puede manifestarse en forma de un sentido de la musicalidad o simplemente con el hecho de que la música me llega al alma.

☹ Soy hipersensible a las oscilaciones suaves, porque no he interiorizado mi propia sensibilidad; de esta manera, mi sensitividad se ha transformado en sensibilidad. Soy incapaz de gobernar conscientemente este centro, por lo que rápidamente todo es demasiado para mí, muy alto, excesivamente estresante. Soy tímido y con facilidad me vuelvo agresivo o reacciono de forma sensitiva. Allí donde el volumen es alto y la gente se divierte, me convierto en un marginado social o me siento como un genio incomprendido.

☹ No soy sensible a los momentos tranquilos y silenciosos. Dado que los tonos silenciosos, debido a mi carácter burdo, no me llegan, percibo lo fino como aburrido.

Inspiración y arte

☺ La inspiración llega de puntillas hasta mí. Puedo transformarla en acción (teatro, *performance*), tono (música) o imagen (escultura, pintura), lo que globalmente se denomina arte.

☺ Poco antes del amanecer, mi chakra occipital está especialmente activo y es a esa hora cuando me llega la inspiración. Sé lo que es dejarse llevar por la pasión de la fuerza creadora y que todo fluya de mí a gran velocidad, plasmado en el papel, las teclas, la arcilla o el lienzo.

☺ Mi arte llega porque tengo algo que dar y que decir. No proviene de mi ego, sino que es el resultado de mi unión con la fuente; se trata de arte con inspiración. Mis amigos dejan de buen grado que les arregle su casa y mis arreglos florales o mis esculturas de metal son composiciones apreciadas.

☹ Mi sensibilidad artística está agotada. Simplemente el arte no me atrae. Aparte de que no practico ninguna forma de arte, soy incapaz de encontrarle su sitio de manera constructiva a un objeto o a un producto creativo.

Armonía y equilibrio

☺ Cada parte de mi personalidad actúa en armonía con las demás; un equilibrio entre la mitad derecha y la izquierda del cuerpo, un equilibrio entre la parte masculina y la femenina y un equilibrio entre la lógica y la intuición dan fe de este estado.

☹ Cada parte de mi Yo reacciona independientemente; la conciencia salta entre ellas de un lado a otro y no se produce una imagen cerrada. De esta manera, me es difícil comprender la naturaleza de las cosas. Por pura necesidad me aferro al pensamiento analítico o soy altamente intuitivo, pero no me manejo bien con las tareas estructuradas o técnicas. Me falta el equilibrio.

Fuerza visionaria

☺ Estoy abierto a las visiones, que soy capaz de diferenciar claramente de las ideas personales. Una visión me ayuda a encontrar mi destino y mi razón de ser en la vida y me da la fuerza, la magnitud y la pasión para seguir mi camino, ya que a este nivel se encuentran el plan divino y mi destino en la vida.

☹ Nunca he tenido una visión y nunca la tendré. Sólo conozco las estructuras de mi interpretación, cómo debería ser algo o cómo me gustaría que fuera. Sólo conozco el querer. Sin la protección o los requerimientos divinos sólo tengo el alcance de una persona y no puedo crecer más allá, por lo que envidio a los demás.

12.º chakra
CHAKRA FRONTAL SUPERIOR

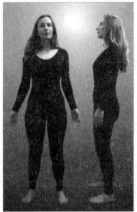

SITUACIÓN: sobre la frente, a medio camino entre el Tercer Ojo y el chakra corona.

CONEXIONES TRANSVERSALES:
· Cortocircuito: chakra del plexo solar.

CORRESPONDENCIAS CORPORALES:
· Zonas corporales: frente.
· Órganos: lóbulo frontal.

PERCEPCIÓN SENSORIAL:
· Visión externa: entrada de la voluntad divina.

Imagen en color *véase* pág. 328

· Visión interna: voz de la inspiración formal y de la propia voluntad. Ver como reconocimiento y comprensión.

COLOR/COLOR COMPLEMENTARIO: violeta azulado/verde claro (¡ambos interpolados!).

POLARIDAD/ELEMENTOS/FORMA: masculino/aire, éter/círculo.

REGLA DE LA ENERGÍA: transformación y equilibrio de la información superior hacia la más interna.

SÍLABA/TONO: OM/HI:N.

AFIRMACIONES: Mi espíritu es claro. Yo sé (como reconocimiento). Yo quiero. Estoy en sintonía con la voluntad de Dios.

REFUERZO DEL CHAKRA:
· Ejercicios: formar la voluntad propia; recibir la voluntad de Dios.
· Nutrición: agua.

Chakra frontal superior - Conocimientos básicos

El chakra frontal superior se encuentra a medio camino entre el Tercer Ojo y el chakra corona. Se corresponde con los elementos éter (*yang*) y aire. La función principal de este chakra es el equilibrio energético de las energías mentales (eléctricas) fuera y dentro del Yo.

El chakra frontal superior se activa cuando el conocimiento superior entra en acción, es decir, el conocimiento que no descansa en nuestro intelecto, sino que representa una aportación de otra fuente. Asimismo, junto con el chakra corona es el asentamiento de la sabiduría. El verdadero entendimiento y la comprensión profunda que va más allá de la comprensión lógica, es decir, comprender en el sentido del reconocimiento, son temas relevantes a nivel de este centro. Así pues, el chakra frontal superior sincroniza la malla de nuestros propios pensamientos y nuestra percepción subjetiva del mundo con la aportación de un conocimiento superior. En sentido figurado también es un «centro visual». Al igual que en el caso del Tercer Ojo, en este chakra también se manejan aspectos intelectuales.

Por otra parte, este chakra también maneja esa claridad espiritual absolutamente necesaria en cualquier religión. Muchos grupos espirituales trabajan con una repetición constante de frases o palabras (mantras), para vaciar la mente de pensamientos y devolverle la claridad y la sensibilidad. El hecho de llegar a ello a través de un mantra indio, budista o cristiano no tiene la menor importancia. En el budismo existe un mantra adecuado para la activación y limpieza del chakra frontal superior (también del Tercer Ojo); dice así: *Na myoho renge kyo.*

No es casualidad que los musulmanes y los budistas se arrodillen para rezar y rocen el suelo con el chakra frontal superior. Esto no parece inadecuado para un centro energético que tiene relación con determinado aspecto. Bajo mi punto de vista, esto es así porque en este lugar tiene lugar la concordancia de muestra propia voluntad con la voluntad divina. En el chakra frontal superior se asienta nuestra fuerza de voluntad, cuyo ejecutor es el chakra del plexo solar (conexión de cortocircuito); la propia voluntad, empeños e intenciones se desarrollan a este nivel. Y, cuando no queremos nadar contra la corriente de la vida, conseguimos la sintonía de nuestra propia voluntad con la voluntad divina.

Chakra frontal superior - Temas y contenidos

CLARIDAD
Y COMPRENSIÓN MENTAL ↔ VALORACIÓN PERSONAL

☺ Mi mente está en sintonía con el conocimiento superior de una superconciencia, a través de la cual está clara y limpia. De esta manera, los pensamientos y las influencias que no pertenecen a mi ser y me apartan del camino no tienen posibilidad de cuajar. Mi pensamiento es cristalino y centrado y mi juicio está inspirado.

☺ Dado que estoy conectado a la fuente, soy capaz de diferenciar entre lo que es verdad y lo que sólo es un pensamiento vacío, un planteamiento, una ilusión. He aprendido a sentir la verdad y empiezo a desarrollar un sentido para la «veracidad»; este sentido crece a partir de un plano de conocimiento más allá del intelecto. Soy capaz de reconocer de verdad.

☹ No me nutro de la claridad y la comprensión, sino de mi juicio. Para mí, la única manera es valorar y modelar por mí mismo y la adquisición de conocimientos es el único medio para la comprensión. No conozco el camino de la inspiración y la sabiduría. Si además tengo el chakra del timo bloqueado, tiendo también a depreciar rápida y despiadadamente mis juicios.

☹ Estoy desesperado y confuso. Soy incapaz de conciliar ni mis inspiraciones ni mis deseos y aspiraciones personales.

☹ Me aferro a mis insostenibles conceptos de la vida, los cuales no representan el núcleo de mi verdadera existencia ni están en sintonía con el bien supremo. Por regla general, mi imagen del mundo sigue una ideología rígida y en la vida pasa de largo ante la verdad suprema, aun cuando en ocasiones sigue buenos principios. No soy razonable.

FUERZA DE VOLUNTAD ↔ VOLUNTAD DÉBIL

☺ Soy capaz de emplear mi voluntad y, con la colaboración de mi tercer chakra, de actuar con motivación y de manera audaz, al mismo tiempo que con fuerza, sobre mi entorno. Cuando actúo en sintonía con mi vocación, mi voluntad tiene una fuerza que me sobrepasa y me da poder para cumplir con las tareas establecidas en mi plan de vida.

☺ El querer y el poder son los que determinan mi vida y no el tener y el deber. Escucho con agrado las críticas constructivas y los consejos útiles, pero en última instancia soy yo el que decido sobre mí mismo, ya que no hay nada que deba... ¡sino que puedo! Yo determino mi propia vida.

☺ Mi camino vital reúne los polos de un conocimiento superior con mi propia capacidad, para ponerme en sintonía con él y establecer objetivos personales concretos y propósitos.

☹ Me dirigen desde fuera y determinan por mí, ya que mi voluntad es controlada por una autoridad interna resquebrajada que me indica qué debo hacer y qué debo dejar, lo que debo y lo que tengo. En ocasiones mis acciones son obligadas.

☹ Soy un rebelde que lucha constantemente contra todo, independientemente de que lo haga como fanático de determinada ideología o «solo ante el mundo» (una fase de obstinación no vivida en la infancia y una rebeldía no resuelta durante la adolescencia pueden llevar a esta situación). De esta manera, nunca tengo claro lo alejado que estoy de la realidad con mi ideología. Sin embargo, los demás no me reciben mal, pero me compadecen y únicamente me soportan.

VOLUNTAD PROPIA ↔ VOLUNTAD SUPERIOR

☺ ¡Hágase TU voluntad! Mi voluntad personal está en sintonía con la voluntad divina. Es decir, que en un primer paso sopeso si mi deseo sirve a mi bien superior personal y al bien superior de los demás. Sólo cuando mi voluntad y la voluntad divina son una sola actúo, ya que sólo entonces siento la veracidad y el amor del siguiente paso en mi camino.

☺ Gracias a mi unión con Dios a través de los chakras superpersonales tengo inspiraciones relacionadas con mi camino personal. En el chakra frontal superior se unen el conocimiento superior y mi propia capacidad de ponerme objetivos concretos y de crearme propósitos; mi voluntad es SU voluntad.

☹ ¡No existe ninguna voluntad superior! Sigo sólo mis planteamientos racionales de futuro y actúo según mis intenciones personales y mi voluntad original, sin concordar con un bien superior. De esta manera siento que, con frecuencia, me resulta difícil alcanzar mis objetivos. Me cuesta mucho avanzar, mientras que otros siguen su camino sin esfuerzo. Así, con frecuencia, debo luchar con mi vida, como si mi carro estuviera siempre encallado en el barro, por lo que he perdido la sensación de ligereza de la vida.

☹ ¡Hágase mi voluntad! Yo quiero, ¡cueste lo que cueste! ¡Quiero que todo vaya tal y como me he planteado! No me interesa cuál es el camino mejor para todos y me tomo el derecho de dirigir las situaciones según mis deseos. Quiero dominar, deseo sentarme en el trono, con un mundo a mi alrededor que se amolde a mí.

☹ ¡Mi voluntad no se cumple nunca! Me he rendido total y definitivamente. Todo lo que pretendo es estar en sintonía con el bien superior. Pero se me hace difícil concretar mi propia posición dentro del plan general y, a partir de ahí, sacar objetivos para mi camino. He aprendido a modificar y cambiar mis propios planteamientos.

INSPIRACIÓN COMO CONOCIMIENTO SUPERIOR

☺ Dado que estoy conectado con la fuente, soy capaz de diferenciar lo que es verdad de lo que es un pensamiento vacío.

Aprendo a sentir mi verdad y me corresponde el conocimiento superior. La verdad será aquello que se vive y nos hace actuar.

☺ La integridad forma parte de mi Yo. Oigo un sí cuando mis actos dirigidos por un guía superior concuerdan con el gran Todo, y un no cuando esto no ocurre. En ocasiones soy capaz de explicar con una base lógica este sentimiento de concordancia y en otras no, pero compruebo que me engaña menos que mi intelecto. Hallo un orden en mi vida, y mi vida alcanza un orden.

☹ Tengo muchas verdades que, en mi estructura racional artificial, he ensamblado a base de ética, moral, ideología, religión, filosofía, etc. Dependo de los juicios de los demás, de sus estructuras mentales, porque no soy capaz de revisar mi imagen del mundo a través de la conexión con la propia fuente. Así pues, asumo como mías percepciones del mundo que no concuerdan de ninguna manera conmigo ni con mi camino de vida, y rechazo verdades sobre mí porque las considero erróneamente falsas. Mi mundo perceptivo y racional se hunde cada vez más en el caos, y mientras que los juicios y sentencias dirijan mi camino, nada cambiará.

☹ Tengo miedo de volverme loco porque sostengo que todas esas experiencias sobrenaturales son un sinsentido esotérico que tiene una influencia negativa sobre mí, pero, por otra parte, no puedo negar mis percepciones paranormales. En el fondo me gustaría no saber tanto, porque esta dimensión de la vida me da miedo. Básicamente, mi educación científica me ha enseñado a no tomar en serio mis sensaciones. Así pues, soy un autoproclamado minusválido espiritual, situación a la que en parte yo mismo he contribuido.

Puntos corporales

13.º chakra
PUNTOS DEL PIE

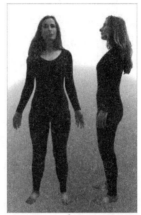

Imagen en color *véase* pág. 329

SITUACIÓN: aproximadamente en el centro del pie, señalando hacia abajo.

CONEXIONES TRANSVERSALES:
· Cortocircuito: chakra raíz.

CORRESPONDENCIAS CORPORALES:
· Zonas corporales: suelo de la pelvis, pies, pierna, ano.
· Órganos: huesos.

PERCEPCIÓN SENSORIAL:
· Visión externa: enraizamiento superior como conexión de fuerza a la tierra.
· Visión interna: puesto, anclaje y contacto con la tierra, movimiento.

COLOR/COLOR COMPLEMENTARIO: rojo intenso/cian (como el chakra raíz).

POLARIDAD/ELEMENTOS: masculino/tierra, fuego.

REGLA DE LA ENERGÍA: materialización como una cristalización escalonada.

SÍLABA/TONO: U:HU:

AFIRMACIONES: Estoy de pie. Voy hacia delante paso a paso. Yo hago. Echo raíces. Estoy anclado.

REFUERZO DEL CHAKRA:
· Yo: capacidad de estar.
· Ejercicios: establecerse, fijar la dirección; construcción sólida, paso a paso y continua.
· Nutrición: minerales.

Puntos del pie - Conocimientos básicos

Los puntos del pie (nuestros chakras colaterales más profundos) se encuentran en el centro del pie. En ellos, el intercambio de energía se produce en sentido vertical y se abre hacia el suelo. Los puntos del pie tienen una conexión en cortocircuito con el chakra raíz. Las correspondencias corporales de este centro energético se corresponden en parte con las del primer chakra principal. Estos dos centros energéticos se activan mutuamente cuando uno de ellos es estimulado. Así, por ejemplo, una respiración energetizante en el suelo de la pelvis puede asociarse fácilmente con una activación hormigueante en la planta de los pies. El elemento predominante a este nivel es la tierra, aunque las últimas llamaradas del fuego también desempeñan su papel. La regla energética es la materialización como una cristalización de avance lento, pero continuo y sólido. Como consecuencia, los puntos del pie también tienen correspondencia con los huesos (procesos de mineralización).

En el plano físico, los centros de los pies aseguran la conexión con la inconmensurable fuerza de la Madre Tierra. Para conseguirlo, debemos aprender a «echar raíces energéticas» con nuestros puntos del pie. Algunos lo expresan como el contacto con la tierra; no obstante, mi estimación va más allá, ya que este chakra tiene una función que yo denominaría actividad de la materialización o «solidificación». En la práctica, se trata también de los hechos que construyen, aseguran y, por así decirlo, dejan tras ellos una huella permanente en nuestra vida. Desde el punto de vista energético, los pies son, además, los órganos ejecutores del suelo de la pelvis. Mientras que el chakra raíz es una especie de motor vital individual, los puntos del pie son algo parecido a un ejército de fuertes constructores, el cual nos conduce a través de etapas de paz y de lucha.

Por una parte, en los puntos del pie trasladamos nuestra propia energía y, por otra, nos conectamos al mismo tiempo con la fuerza de la Madre Tierra. Crear algo: construir una casa, plantar un árbol, engendrar un hijo; estos objetivos vitales definidos por la sabiduría popular reflejan aspectos de los puntos de los pies. Las personas que no son capaces de focalizar y encauzar su energía carecen simplemente de la conexión con la tierra. Nuestros pies nos llevan paso a paso hacia delante, lo que implica nuestra capacidad para construir algo consecuente y seguir adelante con energía.

Puntos del pie - Temas y contenidos

Solidez ↔ liviandad

☺ Mi impulso interno, que me llega hasta el chakra raíz a través de los puntos del pie, es como una potente locomotora: una vez en movimiento sigue su camino hasta la meta. Soy capaz de avanzar paso a paso, construir algo piedra a piedra. La consecuente persecución de mis objetivos y la perseverancia son mis virtudes. Sin embargo, también disfruto de la capacidad de resistencia y la paciencia para recorrer mi camino a pasos pequeños.

☺ Yo alcanzo mis objetivos porque soy una persona decidida. Mis ideas se convierten en objetivos, a éstos les siguen propósitos y después la acción. Soy capaz de construir de manera persistente, con habilidad y sistemáticamente. La gente confía en mí para la consecución de un plan, ya que puedo trabajar con energía y de manera consecuente. Me mantengo ocupado con una cosa, aunque aparezcan dificultades.

☺ Soy una persona que los demás consideran sólida. Tener los pies en el suelo y la perseverancia son características que me aseguran una posición segura. Mi fuerza y mi presencia terrenal en el aquí y el ahora son conocidas. Doy seguridad y también la siento, lo que me produce autoconfianza. No tengo ningún problema en establecerme.

☹ Soy incluso infinitamente creativo y visionario, pero me falta la base para aplicar esto realmente. No paso más allá de la

185

construcción de volátiles castillos en el aire. En ocasiones ema-
nan de mí grandes ideas, me lleno la boca con ellas hasta que
los demás se hartan de oírme, pero nunca acabo poniendo en
práctica ninguna de ellas, por lo que, con razón, los demás me
tienen por un soñador con la cabeza llena de pájaros.

☹ La vagancia y el letargo marcan mi camino. Para mí, la comodidad y el mínimo esfuerzo son objetivos de mi vida. Esto se
debe, por una parte, a mi falta de energía y, por otra, a que no
tengo ninguna ilusión por el trabajo. Para mí, la filosofía supone
una elitista vía de escape intelectual.

☹ Soy capaz de liberar energía a impulsos e iniciar bien las cosas,
pero mi capacidad de resistencia es la misma que la de un
fuego alimentado sólo con paja: mi energía se esfuma tan súbi-
tamente como apareció.

Hacerse un sitio ↔ vagar
(junto con el chakra raíz)

☺ Siento que pertenezco a mi estirpe (grupo familiar, clan, familia
de origen, país, estado). Tengo (en sentido tanto material como
figurado) los pies sobre la tierra.

☺ Puedo echar raíces. Puedo reclamar un territorio o un lugar
(casa, terreno y suelo) para mí y mi familia o estirpe, delimitar-
lo, cuidarlo y defenderlo. Puedo crear un sitio en donde establecerme, crecer y prosperar.

☹ Soy un extraño. He perdido mis raíces y soy un nómada invo-
luntario. He perdido la capacidad de echar raíces y de hacer un
sitio (en la vida).

☹ Estoy ligado a la tierra, y cualquier cosa que se aleje de la seguridad de mi pequeño mundo me da miedo, aunque no lo
admita. Soy sedentario y rígido como un bloque de hormigón.
Hacia fuera desprecio todo lo extraño con el fin de protegerme
de ello. Querría evitar que me sobrepasara y alterara mi mundo
de seguridad (con lo que yo también me vería obligado a cambiar). Así pues, lo elimino y me refugio en mi trabajo.

14.º chakra
Puntos de la rodilla

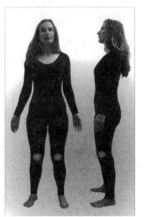

Situación: a la altura de la rodilla, irradiado en forma de maza doble.

Conexiones transversales:
· Cortocircuito: chakra sacro.
· Directa: chakra raíz.

Correspondencias corporales:
· Zonas corporales: parte inferior del abdomen.
· Órganos: tejido conectivo.

Percepción sensorial:
· Visión externa: flujo de la energía.
· Visión interna: movilidad, motivación.

Imagen en color *véase* pág. 329

Color/color complementario: naranja/azul claro (como el chakra sacro).

Polaridad/elementos: femenino/tierra, fuego (agua).

Regla de la energía: densificación como movimiento constante de la adaptación y adecuación mutua.

Sílaba/tono: U:HM:

Afirmaciones: Yo acompaño. Soy permeable. Yo fluyo. Me adapto. Soy flexible.

Refuerzo del chakra:
· Yo: motivación.
· Ejercicios: acompañar → ser flexible y adaptable, al mismo tiempo que nos movemos con intención y con un objetivo, procesos en grupo.
· Nutrición: minerales, proteínas.

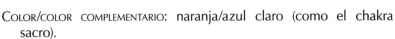

Puntos de la rodilla - Conocimientos básicos

Los puntos de la rodilla se encuentran directamente en la rodilla, en la zona de la rótula. Se irradian en forma de maza doble hacia delante (hacia la rótula) y hacia atrás (hacia el hueco poplíteo). Como en el caso de los puntos del pie, en los puntos de la rodilla pueden establecerse claras conexiones transversales con los chakras principales, en este caso incluso dos: la más importante con el chakra sacro y otra con el chakra raíz. Aunque los puntos de la rodilla están relacionados con la tierra y el fuego, reciben una fuerte influencia del agua del chakra sacro. Así aparecen temas como la orientación, la movilidad y la adaptación. Las correspondencias corporales de los puntos de la rodilla coinciden a todos los niveles con las del chakra sacro, con el que también existe una conexión de cortocircuito. Como consecuencia, la rodilla también está muy relacionada con los riñones; así pues, los problemas de rodilla y los renales pueden presentar una dependencia energética. Los centros energéticos de la rodilla son como mojones en el flujo ascendente de la energía terrestre y en el flujo descendente de la energía vital. Cuando en nuestra vida se trata de cuestiones de permeabilidad, raramente podemos ignorar este chakra.

En el caso de los puntos de la rodilla, como en todos los chakras colaterales, también tienen que ver con la actividad. Con ellos ocurre lo mismo que con la articulación de la rodilla: sólo el movimiento la mantiene en marcha. Si éste falta, cesa su actividad. En este chakra, el tema central es el equilibrio entre la acción y la reacción, y más allá la capacidad de llevar la iniciativa, en contraposición con la adaptabilidad. De esta manera, existen numerosos temas que reducen la función de los puntos de la rodilla. En el núcleo se encuentran las dimensiones relacionadas con la rigidez o la flexibilidad de los puntos finales, así como la motivación o la pereza. Llegados a este punto, creo que algunos lectores prestarán especial atención, ya que la ilusión por el trabajo, la pasión por el cumplimiento de una tarea y la fuerza de la creación provienen del chakra sacro (conexión de cortocircuito). Si nuestra motivación está bloqueada y las cosas no funcionan tal y como nos las habíamos planteado, probablemente no sería ninguna tontería comprobar nuestra propia ilusión en el trabajo.

Puntos de la rodilla - Temas y contenidos

CAPACIDAD DE ENTUSIASMO ↔ INICIATIVA BLOQUEADA

☺ Me gusta llevar la iniciativa cuando se manifiesta en mí la vitalidad de la fuerza creadora y me empuja a actuar.

☺ Es fácil motivarme, encender mi chispa. Tengo capacidad de entusiasmo y soy apreciado como miembro de un equipo.

☹ Soy una persona pasiva, que actúa hacia el exterior de manera cansina, letárgica o flemática, porque me he prohibido a mí mismo experimentar la pasión y la creatividad que pudiera haber en mí (mi chakra sacro).

☹ Dentro de mí borbotea la energía vital reprimida y frenada, porque tengo miedo de activarme desenfrenadamente. Este desasosiego interior se manifiesta en un movimiento continuo de mis piernas cuando estoy sentado y en un baile sin freno de mis pies bajo la mesa.

MOVILIDAD ↔ INMOVILIDAD

☺ Confío en la movilidad y en la capacidad de adaptación. Soy capaz de adaptarme a situaciones cambiantes. De esta manera soy capaz de seguir según lo que me exige el desarrollo de los acontecimientos.

☺ Precisamente por mi capacidad de adaptación, las situaciones intermedias y los sucesos inesperados no me apartan de mi camino, ya que soy capaz de integrar muchas cosas, además de gozar de una sorprendente capacidad de superar los obstáculos. Tanto en mi vida como en la consecución de mis proyectos sigo una dirección clara.

☹ Soy un cabeza cuadrada y tengo la flexibilidad de una piedra. Mi movilidad no merece ese nombre porque soy extremadamente rígido y testarudo. No me aparto ni un centímetro de mi camino y hacerlo me destroza.

☹ Me pierdo porque estoy exageradamente adaptado. Para mí, un cambio de opinión significa aparecer ante un equipo con ideas divertidas, pero llegado el momento me desinflo y acepto las ideas de mis colegas, aunque sean verdaderas tonterías. Curiosamente, mi vida está dominada por una difusa falta de dirección.

15.º chakra corporal
PUNTOS DEL CODO

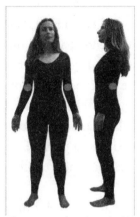

SITUACIÓN: codo, irradiación en forma de maza doble (como los puntos de la rodilla).

CONEXIONES TRANSVERSALES:
· Cortocircuito: chakra del plexo solar.

CORRESPONDENCIAS CORPORALES:
· Zonas corporales: codo, parte superior del brazo, parte inferior del brazo, parte media del abdomen.
· Órganos: músculos, piel.

Imagen en color *véase* pág. 330

PERCEPCIÓN SENSORIAL: desconocida.

COLOR/COLOR COMPLEMENTARIO: amarillo canario/azul oscuro.

REGLA DE LA ENERGÍA: roce de las similitudes.

VOCAL/TONO: desconocido.

AFIRMACIONES: Yo crezco con el roce. Me gusta la unión. Puedo entremezclarme.

REFUERZO DEL CHAKRA:
· Ejercicios: buscar conflictos, análisis, unión activos.

Puntos del codo - Conocimientos básicos

Sobre nuestro propio sexo lo sabemos casi todo y sobre el otro casi nada. Y lo mismo ocurre con los puntos del codo, que, por ejemplo, y en comparación con los conocidos puntos de la mano (por lo menos en mi libro), constituyen un tema ciertamente nuevo. Al igual que el resto de los chakras colaterales, se trata sobre todo de órganos ejecutivos autónomos, que actúan en estrecha relación con un chakra principal, que en este caso es el chakra del plexo solar. Como consecuencia, las correspondencias corporales pueden extraerse a groso modo de las del tercer chakra, al igual que la correspondencia con los elementos fuego, agua y tierra.

¿Cuál es la mejor manera de esbozar los temas y contenidos de los puntos del codo? Los codos pueden tocar las costillas, pero también pueden cruzarse. El tema más habitual que encontraríamos a este nivel podría definirse como «amigo o enemigo». Los puntos del codo se ponen en acción cuando nos dirigimos o rechazamos a los demás con nuestro poder voluntaria y enérgicamente. Así pues, tenemos el desafío de cambiar con decisión la presencia personal que irradia el tercer chakra y de llevarla al mundo.

Además, este tema de fuerza está relacionado con una segunda dimensión. Nuestra capacidad de imponernos, además de nuestra voluntad de colaborar con otras personas, también se origina en estos centros energéticos. Así pues, en estos puntos es muy importante la capacidad de imponerse frente a la capacidad de cooperación. De esta manera creamos una cooperación activa sin ceder, rendirse ni avasallar a los demás; codo con codo, tal y como en realidad están nuestros codos a ambos lados del cuerpo.

En mi opinión, las múltiples coincidencias con los temas del tercer chakra son evidentes en este chakra. Por regla general, en la práctica del trabajo de sanación espiritual encontramos pocos temas que se localicen exclusivamente en los chakras colaterales; especialmente en los puntos del codo encontraremos realmente pocos deseos. Posiblemente esto se debe a que en nuestra sociedad individualista occidental estamos bien entrenados para trabajar con los codos.

Puntos del codo – Temas y contenidos

CAPACIDAD DE CONFLICTO Y COMPETENCIA

☺ Cuando mis sombras se extienden activamente hacia fuera y en mi entorno encuentran oposición, yo sigo manteniendo el tipo. Soy admirado por alguno y odiado por otros.

☺ No temo los conflictos. Me enfrento con gusto a la competencia y las exigencias de la vida. Soy perseverante y mantengo una opinión propia cuando defiendo un punto de vista personal. A pesar de todo, soy un luchador que además de atacar y repartir también puede insertar.

☺ Me gusta medirme físicamente con los demás y con el sudor de mi frente sentirme a gusto con cada fibra de mi cuerpo. Me gustan las disciplinas como el fútbol, los deportes de lucha o el motorismo. Para mí se trata de imbuirme en determinada energía y sentir la tensión y la comezón del desafío; no se trata de ganar.

☹ Tengo una personalidad gris y anodina. Tengo la sensación de tener que contentar a los demás. Inhibo todas las características de mi personalidad inapropiadas a los ojos de los demás o que no son aprobadas por ellos. Sufro la presión de tener que ser valorado positivamente y aceptado por los demás. Aunque me resulte difícil, sonrío y me trago muchas cosas.

☹ Dado que vivo extremadamente adaptado y tengo un terrible temor a ser rechazado o a ser infravalorado, evito los conflictos. Soy débil, temo el desafío de una exposición llena de fuerza o incluso agresiva. Soy muy influenciable porque no sé defenderme y tampoco sé decir que no.

☹ Para mí, cada situación que no tengo clara es una lucha. Mis codos sirven sólo para repartir y no para dar el brazo. Las personas que me rodean ya tienen algunos cardenales por mi culpa y por culpa de mi desfachatez.

16.º chakra

PUNTOS DE LA MANO

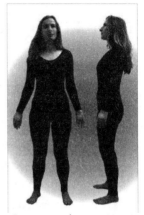

SITUACIÓN: en el centro de la palma de la mano.

CONEXIONES TRANSVERSALES:
· Cortocircuito: chakra cardíaco.

CORRESPONDENCIAS CORPORALES:
· Zonas corporales: manos, caja torácica.
· Órganos: corazón.

PERCEPCIÓN SENSORIAL: desconocida.

COLOR/COLOR COMPLEMENTARIO: verde esmeralda/magenta (como el chakra cardíaco).

Imagen en color *véase* pág. 330

POLARIDAD/ELEMENTOS: femenino/agua, madera; zona de corte de aire y fuego (como el chakra cardíaco).

REGLA DE LA ENERGÍA: armonización mediante intercambio.

SÍLABA/TONO: desconocido.

AFIRMACIONES: Yo doy y tomo. Yo regalo y recibo.

REFUERZO DEL CHAKRA:
· Ejercicios: trabajo energético con las manos (por ejemplo reiki); dar y tomar, regalar y recibir.

Puntos de la mano – Conocimientos básicos

Los puntos de la mano se sitúan en el dorso de la mano, exactamente en el lugar donde se cree que se clavaron los clavos que sujetaron a Jesucristo a la cruz. En un sentido figurado, sirvió como escarnio de su capacidad sanadora, ya que Jesús sanaba (también) mediante la imposición de las manos. De igual manera proceden algunos sanadores de nuestros tiempos. Entre tanto, se ha demostrado también físicamente (palabras clave biofotón, fotografía de Kirlian) que las manos pueden irradiar energía. Y todo aquel que en algún momento ha recibido una buena sesión de reiki no necesita ninguna teoría para creer en ello. Al igual que otros chakras colaterales, los puntos de las manos son también guías energéticas ejecutoras, en este caso del chakra cardíaco. La sanación por imposición de manos deja bien claro lo estrecha que es la relación con este centro y que la fuerza de nuestro corazón se encuentra en nuestras manos. Expresiones como «con la mano en el corazón» ilustran esta relación.

Los temas que pueden encontrarse en los puntos de las manos son, aunque parezca banal, dar y tomar, así como regalar y recibir. La regla energética correspondiente es la armonización mediante el intercambio. Así, en este centro se acumulan temas como la avaricia, el narcotráfico, el acaparamiento, el rechazo, etc. De hecho, dar no es más espiritual que recibir, ya que el que no es capaz de recibir nada tampoco será capaz de mantener adecuadamente la circulación de la energía, de la misma manera que ocurre con alguien que no es capaz de dar. Además, las manos tienen que poder retener y soltar. Creo que todos conocemos los temas del retener o no querer soltar. En los procesos espirituales, sencillos tratamientos prácticos con las manos y rituales manuales pueden ser de gran ayuda, sobre todo cuando se trata de temas del chakra cardíaco o cuando el proceso de transformación se encuentra justamente en la fase del amor.

En la práctica espiritual, la emisión de energía a través de las manos es el proceso de comunicación básico. En la aplicación del trabajo de sanación poco tiene que hacerse con los chakras de las manos del paciente. Sin embargo, las manos albergan todavía más información, que básicamente va más allá de su ámbito. Así, las líneas de las manos, la longitud de los dedos, etc. dibujan la vida de una persona, y para un buen quiromántico son como un libro abierto. Por otra parte, la palma de la mano representa, al igual que la planta del pie o el lóbulo de la oreja, la totalidad del organismo energético de la persona. Así pues, un masaje manual en estas zonas reflejas puede armonizar la circulación de la energía en el organismo.

Puntos de la mano – Temas y contenidos

REGALAR Y RECIBIR

- ☺ Soy capaz de dar amor con todo mi corazón. Reparto con gusto mi amor, porque he comprobado que por repartirlo no disminuye, sino que aumenta. Tampoco pido nada a cambio, porque lo regalo por la voluntad de dar.
- ☺ Mi capacidad de dar descansa sobre mi profunda confianza interna en que recibiré todo aquello que necesito, de que estoy protegido. Sé que los regalos de la vida vendrán a mí desde todas las direcciones, independientemente de lo que yo regale.
- ☺ Soy capaz de abrirme para recibir, de manera que puede llegar hasta mí la plenitud de la vida (chakra de la estrella de la tierra).
- ☹ La desconfianza, la envidia y el miedo frenan mi generosidad. Regalo para recibir algo a cambio y siempre comparo el valor de lo recibido con el de lo que di, para ver lo bien parado que he salido y el valor que los demás me atribuyen.
- ☹ Dado que soy incapaz de dejar ir, el flujo del amor, y con él el de la materia, está estancado. Me irrita la fortuna de los demás,

a los que todo les va bien «sencillamente porque sí». Sin embargo, yo no soy realmente capaz de recibir algo de corazón y considero que los regalos de la vida no van conmigo.

Ciclo de dar y tomar
(junto con el tercer ojo)

☺ He entendido el ciclo de dar y tomar. Veo cómo vienen las cosas, les doy la bienvenida con el corazón abierto y las recibo. Tomo conciencia de cómo cambian y dejo que así sea, porque es su destino. Entonces las dejo marchar y de esta manera hago sitio para lo nuevo, lo próximo que me ha de venir.

☹ Para mí, el curso de las cosas es sospechoso porque no puedo controlarlo. Al principio me opongo a lo nuevo, ya que soy desconfiado y no tengo la voluntad de hacerle sitio. No deseo ningún cambio. Aunque en otro momento haya luchado para no cambiar con las cosas, después les tomo tanto apego que no querría desprenderme nunca de ellas. Me aferro a ellas con todas mis fuerzas, con la profunda convicción de que si las pierdo nunca volveré a tener algo tan bonito.

Chakras superpersonales

Algunos de nuestros chakras se extienden más allá de los límites de nuestro cuerpo material, aunque siguen localizándose en nuestro cuerpo energético. Se alinean a lo largo de un eje que atraviesa nuestro cuerpo longitudinalmente y que conduce por arriba hasta el cielo y por debajo hasta el centro de la tierra. Dado que en nuestro camino hacia arriba nos movemos con oscilaciones cada vez más finas y de más alta frecuencia, cada vez es necesaria una sensibilidad más alta para captar los fenómenos que tienen lugar a estos niveles. Naturalmente, esto no significa que los chakras de este plano sean menos importantes, sólo porque debamos ser más sensibles para captarlos. Aunque en la bibliografía aparecen algunos chakras superpersonales aislados, no existe, que yo sepa, ninguna nomenclatura unitaria. Así pues, he tenido vía libre y los he denominado según su función, lo cual puede comprobarse con facilidad. Los colores propios de los centros energéticos transpersonales superiores van desde los tonos azul y violeta, como, por ejemplo, el azul eléctrico, en la zona de los UV, hasta el negro.

En todos estos chakras el elemento correspondiente es el éter en su forma *yang* (excepto en el punto del alma) y la energía la del espíritu amorfo que fluye hacia el interior. Así, en nuestro viaje de descubrimiento de los chakras superpersonales nos encontramos con un grupo de temas eminentemente masculinos, ya que a este nivel nos acercamos cada vez más a la energía divina, y precisamente desde el lado *yang*. Éste es el cordón rojo en nuestra ascensión al cosmos. Hacia arriba, las experiencias emocionales y físicas se hacen cada vez más débiles, motivo por el que las personas experimentan la activación de este centro de manera etérea y con mucha menor intensidad que en el caso de los siete grandes. Sin embargo, el conocimiento en el que uno es iniciado y al que uno se abre es cósmica y culturalmente mucho más antiguo que en el caso de los chakras principales. En lo que se refiere a las figuras y formas que yo describo y que se refieren a estos chakras, existe una tendencia unitaria que yo consideraría sólo parcialmente segura. No obstante, parece ser que se perciben básicamente figuras tridimensionales, en contraposición a las figuras bidimensionales de los chakras corporales.

En el caso de los chakras superpersonales, al igual que ocurre con los chakras subpersonales, existen conexiones con otros centros energéticos, con los cuales se establece una influencia mutua. La interacción que se establece tiene aproximadamente la fuerza de las conexiones especiales, y es más débil cuanto mayor es el número de chakras conectados. Una unión de este tipo debe ser entendida más como una especie de sinergia que como una dependencia reactiva mutua. En la práctica implica que cuanto más se abre un centro energético a un «grupo de sinergia», mayor es la tendencia a abrirse también de los otros chakras pertenecientes a dicho grupo. Este tipo de grupos de chakras se incluyen en la lista de características de los chakras individuales bajo el título de «conexiones transversales» como «sinergia».

En este apartado, describo los centros energéticos hasta una altura de 2,50 m por encima de la cabeza. No obstante, existen más centros energéticos hasta una altura de tres o cuatro metros. Pero como en este libro no deseo incluir nada que no haya sido constatado, como mínimo, en cierta manera, en la práctica del trabajo cotidiano con nuestros pacientes (excepto en el caso del chakra hipotético estrella del tiempo), dejo estas esferas para aquellos que se manejan mejor a niveles tan altos. Los lectores con experiencias y conocimientos concretos a este nivel, pueden compartirlos conmigo a través de mi correo electrónico. La dirección es: *info@heilarbeit.de*

17.º chakra
PUNTO DEL ALMA

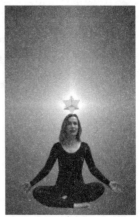

SITUACIÓN: aproximadamente la anchura de una mano por encima del chakra corona.

CONEXIONES TRANSVERSALES:
· Directa: chakra occipital.
· Sinergia: chakras superpersonales, chakra del timo, chakra cardíaco.

PERCEPCIÓN SENSORIAL:
· Visión externa: telepatía automática con el alma de la persona que tenemos enfrente.

Imagen en color *véase* pág. 331

· Visión interna: voz del Yo superior; conexión con uno mismo; reconocimiento de un encuentro kármico; sentir una transformación espiritual.

COLOR/COLOR COMPLEMENTARIO: azul acero oscuro saturado/verde oliva.

POLARIDAD/ELEMENTOS/FORMA: masculino/éter (*yang*), aire/esfera o anillo y polo superior del merkaba.

REGLA DE LA ENERGÍA: transformación como transmutación (alteración de lo amorfo).

SÍLABA/TONO: WI:ZZ:

AFIRMACIONES: Yo escucho mi Yo superior. Yo escucho la voz de mi alma. Me unifico con todas las partes de mi alma por encima de todas las vidas.

REFUERZO DEL CHAKRA:
· Yo: autorreconocimiento.
· Ejercicios: Escuchar el Yo superior, reforzar lo puro que hay en mí; reconocer el propio camino del alma a lo largo de las vidas (reencarnaciones).
· Nutrición: ayuno y nutrición lumínica.

Punto del alma - Conocimientos básicos

El punto del alma se encuentra aproximadamente la anchura de la mano por encima de la cabeza. Si nos imaginamos que allí irradia luz, sería posible reconocer el fenómeno de la aureola, que se representa a este nivel en las pinturas de la edad media. El color propio del chakra es un azul acero saturado violáceo y el complementario el verde oliva. En este punto, con frecuencia también se ve un tono dorado anaranjado, lo que en realidad es más el color de nuestra alma que del propio chakra. Existe una fuerte conexión con el chakra occipital, cuya intensidad puede compararse a la de una conexión directa. La forma correspondiente posiblemente es la esfera, aunque en concordancia con al aureola también podría ser el anillo. Además, podemos encontrar también el polo superior del merkaba (*véase* punto de la encarnación).

Este chakra representa nuestra maravillosa individualidad y unicidad cósmica al nivel más alto («Dios nos quiere a todos distintos»), nuestra alma en su singularidad y su belleza, pero también con sus deseos y sus problemas de antiguas encarnaciones (en caso de que hayan existido y que se crea en ello). Así pues, en este centro se encuentra el Yo individual superior, que en algunos libros se cita con frecuencia como el Yo Superior. Así, en lo referente a los chakras, se trata cada vez más de nuestra unión con la unidad cósmica. El punto del alma es un centro más bien «pasivo», es decir, que sólo se activa después de tomar conciencia de la existencia de nuestra alma. De esta manera, la aureola adquiere un significado figurado de representación de la conexión entre nuestro ser terrenal y lo divino.

Así pues, el punto del alma es un lugar importante de transformación para las sesiones espirituales, en el que se llega a la transmutación espiritual, una vez modificados el resto de planos situados por debajo. Por este motivo, después de una sesión de sanación, este chakra estará siempre activo cuando la persona se ha transformado en otro estado de la existencia y se acerca más a la verdad suprema cósmica y la verdad individual superior (determinación, lugar en la vida, al servicio de Dios, dones personales, etc.). Este chakra se activa especialmente en sesiones con requerimientos transpersonales como regresiones a vidas pasadas, trabajo kármico o trabajo sobre el tema del destino.

Punto del alma - Temas y contenidos

EXPERIMENTACIÓN DEL YO SUPERIOR

☺ Sé que tengo un alma y estoy interesado en la comunicación sincera con mi Yo superior. He aprendido que la pureza y la inocencia llegarán a mi vida cuanto más sincero sea con mi alma y cuanto más reconozca mis partes oscuras.

☺ La sensación de sintonía me permite reconocer las necesidades de mi alma.

☹ Llevo sólo ropa blanca, hablo con voz de ángel y practico una paciencia angelical, aunque lo que querría sería echarme al cuello del que tengo enfrente. He «eliminado» mis partes oscuras de un plumazo; por lo menos es lo que yo creo. Con razón, mi entorno cada vez me toma menos en serio, ya que mi pretendida inocencia y pureza sólo es una imposición y mi espiritualidad ha sido silenciosa, pero eficazmente corrompida por mi ego. Mi comportamiento es forzado, porque mi verdadera personalidad, con sus partes oscuras y sus fealdades irrumpe una y otra vez a través de la fachada color de rosa.

☹ Consciente o inconscientemente desatiendo la voz de mi Yo superior, ya que no la oigo o intento convencerme de que un alma no es otra cosa que una ilusión de mi mente. No tengo a nadie que me dé una razón de por qué tengo que ser siempre adulto y fuerte.

RECONOCIMIENTO DE LOS ENCUENTROS KÁRMICOS

☺ Reconozco cuándo una persona se dirige a mí personalmente en el plano del alma, independientemente del motivo que tenga. Así, reconozco a las personas que en esta vida son importantes en mi camino.

☺ Cuando encuentro en mí almas conocidas de vidas pasadas en nuevas encarnaciones, utilizo esta oportunidad para trabajar sobre todas las cargas antiguas, para que tanto en esta vida como en vidas futuras pueda seguir libremente mi camino. El sentimiento es de reencuentro (al contrario que el reconocimiento de los parientes de la familia del alma).

☹ No reacciono ante el encuentro con almas conocidas importantes antiguas y nuevas, o no entro en contacto con ellas, ya que, ¿por qué debería hablar con personas desconocidas «sin ningún motivo», simplemente por el hecho de una sensación tan indefinida? Tonterías.

INTERCAMBIO DEL ALMA EN EL PUNTO DEL ALMA

☺ A través de mi alma soy capaz de comunicarme directamente con otras almas. Este intercambio telepático se produce de forma totalmente automática cuando me encuentro con otra persona con cuya alma, la mía desea comunicarse. No puedo influir en esto.

☺ Los contenidos que intercambio en el plano del alma no son tangibles, porque tienen lugar más allá de la forma de trabajar de mi cerebro y de sus representaciones (imágenes, palabras). Así, puedo compartir con otra persona el silencio durante mucho tiempo, porque la acción y el lenguaje no son necesarios cuando nuestras almas se comunican.

☹ Este canal está cerrado para mí. Además, no me aporta ninguna cosa compartir el silencio con otra persona, porque en esa situación no ocurre nada. Para mantener un intercambio con alguien, necesito aquello que puedo experimentar con mis cinco sentidos y a través de la palabra.

18.º chakra

PUERTA DEL ALMA

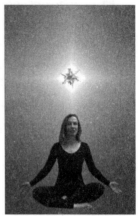

SITUACIÓN: De 40 a 50 cm por encima de la cabeza.

CONEXIONES TRANSVERSALES:
· Visión externa: contacto con almas incorpóreas cercanas o unidas a la tierra.
· Visión interna: unión en forma de díada o tríada, acuerdo de familia (memoria de compromiso con uno mismo).

Imagen en color *véase* pág. 331

COLOR/COLOR COMPLEMENTARIO: lila azulado medio/verde aguacate oscuro (ambos interpolados).

POLARIDAD/ELEMENTOS: masculino/éter (*yang*).

REGLA DE LA ENERGÍA: ampliación mediante adición simple (formación de díadas y tríadas).*

SÍLABA/TONO: desconocido

AFIRMACIONES: Te invito a estar conmigo. Sé bienvenido. Me uno a ti.

REFUERZO DEL CHAKRA:
· Ejercicios: abrirse mediante la meditación a la posible presencia de otras almas y entrar en contacto voluntariamente.
· Nutrición: ayuno y nutrición lumínica.

---

* *Díada*: unión de dos seres vivos o dos cosas para formar por ejemplo una pareja sentimental, pero también como contrapuestos, como claro/oscuro; *tríada*: unión de tres seres vivos o tres cosas para formar un trío, por ejemplo familia nuclear (padre-madre-hijo) o tríos (Padre-Hijo-Espíritu Santo).

Puerta del alma - Conocimientos básicos

La puerta del alma se encuentra aproximadamente entre 40 y 50 cm por encima de la cabeza. Se activa cuando un alma quiere encontrar a una persona. Para ello, no parece tener importancia si este alma está sólo de visita o, por el motivo que sea, desea permanecer con determinada persona. Este centro energético es, por así decirlo, un vestíbulo de nuestra propia alma (se encuentra directamente por encima del punto del alma), donde recibimos huéspedes cargados y no cargados. Es importante saber que las almas que visitan a una persona a este nivel, preferentemente son no encarnadas. No está claro hasta qué punto, en este centro, pueden establecer comunicación las almas de personas vivas, pero probablemente esto ocurra en muchos chakras simultáneamente, entre otros en el punto del alma situado por debajo. A este nivel no se producen uniones con otras almas; aparentemente, esto ocurre en la puerta de la encarnación, situada bajo los pies, mientras que las uniones con el alma de animales y plantas tienen lugar presumiblemente en el chakra de los seres vivos. Así pues, en este centro nos encontramos básicamente con la visita de almas incorpóreas, de las cuales algunas nos visitan sin ser invitadas y se instalan en nuestra vida, como espíritus a los que no hemos llamado. En este chakra nos encontramos realmente sólo con almas, y no con presencias u otras formas de energía. Parece ser importante el hecho de que se trata (preferentemente) de almas ligadas a la tierra. Es decir, almas que, o bien «hacen cola» para nacer o bien acaban de morir y todavía no se han despedido ni ascendido.

El ejemplo más frecuente de un alma de visita es el alma de un niño que tiene que nacer y que quizás también reunirá a las personas de una familia. Así pues, este centro se activará cuando una nueva alma se presente en un sistema familiar ya establecido o ante una persona sola, para manifestarse en la materia y, antes de la concepción puede ser una situación de espera para el alma encarnada. No obstante, en ocasiones, un alma quiere nacer independientemente de si ha sido invitada o no. Así, en su búsqueda (con un objetivo, atrevida o desesperada) de una madre, algunas almas con un gran deseo de ser encarnadas pueden instalarse a la fuerza en este centro de una madre potencial, la cual, a su vez, mediante su deseo inconsciente o semiconsciente de maternidad, deja la puerta abierta a este tipo de almas. De esta manera, lógicamente, las mujeres son enfrentadas de manera más intensa a la existencia de este centro que los hombres, aunque aquí la paternidad y la maternidad son desafiados en la misma medida.

Puerta del alma - Temas y contenidos

ESTABLECER CONTACTO CON OTRAS ALMAS

☺ Puedo establecer contacto con un alma extraña o simplemente alegrarme de su presencia.

☺ Puedo abrir tanto mi conciencia como para establecer una unión con el alma que me está buscando y acordar con ella hasta qué punto o durante cuánto tiempo quiero mantener un contacto repetido o incluso duradero.

☹ Ningún alma tiene que buscar contactar conmigo porque yo no noto nada de esto.

☹ Mi conciencia a nivel de este centro está enturbiada. Pero como subconscientemente oigo las señales de un alma extraña, empiezo a seguir sus insinuaciones y, en algunos niveles, mi vida cotidiana se convierte en un caos, sin que yo sepa la razón.

EMBARAZO Y FORMACIÓN DE LA FAMILIA

☺ En el mejor de los casos estaré a la espera de la presencia de un alma que desea que yo sea su madre, o indirectamente que yo sea su padre, y de sus demandas. Hasta el momento de decidirnos claramente a realizar juntos el camino, para nosotros representará un proceso consciente y gratificante.

☹ En una ocasión me encontré con un caso poco afortunado en que un alma que quería nacer se aferró a la puerta del alma y desde allí actuó sobre la mujer «que había debajo» y la debilitó. Actuó así, independientemente del hecho de que la pareja de la mujer demostró ser totalmente inadecuada. Al alma parecía darle lo mismo, simplemente quería nacer, y precisamente de esa mujer, sin importar las consecuencias. Quizás el alma quería conscientemente nacer en esta zona de pareja conflictiva. A pesar de todas las teorías del destino y el azar, probablemente no es la manera más adecuada de cerrar un acuerdo familiar espiritual.

19.º chakra
PUERTA CONDUCTORA SUPERIOR

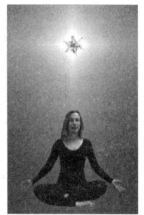

SITUACIÓN: con el brazo estirado hacia arriba, a la altura de la muñeca, por encima de la cabeza

CONEXIONES TRANSVERSALES:
· Sinergia: chakras superpersonales, chakra del timo, chakra cardíaco, chakras de la cabeza.

PERCEPCIÓN SENSORIAL:
· Visión externa: entrada de la dirección superior del plano de la maestría y co-

Imagen en color *véase* pág. 332

municación espiritual bidireccional; reconocimiento de otros de la misma familia de almas.
· Visión interna: unión con una familia de almas.

COLOR/COLOR COMPLEMENTARIO: azul azur/oliva dorado.

POLARIDAD/ELEMENTOS/FORMA: masculino/éter (*yang*)/pirámide de tres caras.

REGLA DE LA ENERGÍA: ampliación mediante adición múltiple.

SÍLABA/TONO: I:HIJU:

AFIRMACIONES: Me dejo ayudar por las fuerzas celestiales. Me protegen desde arriba. Recibo ayuda de mis guías internos. Reconozco a mis iguales.

REFUERZO DEL CHAKRA:
· Ejercicio: escuchar las sugerencias del guía interno del lado de la luz y en caso necesario pedir ayuda; establecer una unión con la familia de almas.
· Nutrición: ayuno y nutrición lumínica.

Puerta conductora superior - Conocimientos básicos

La puerta conductora superior se encuentra por encima de la cabeza, a la altura de la muñeca con el brazo estirado hacia arriba. Sus colores correspondientes son el azul azur y el oliva dorado. También se considera que existe correspondencia con el color oro, pero es más bien un reflejo de la esencia fluyente (voluntad divina). La forma correspondiente es la pirámide de tres caras.

Si utilizamos un lenguaje más coloquial podríamos decir que este chakra es nuestra primera conexión con la World Wide Web (www) espiritual, filtrada y canalizada por el proveedor de nuestro guía superior. A través de este centro entramos en la superconciencia del Todo y si lo pedimos con voluntad y el corazón abierto, recibiremos consejo y acción para nuestra vida personal. Tal y como ocurre en Internet, para nosotros es importante que conozcamos la fuente de información y permanezcamos puros de corazón, ya que es nuestro único «sistema antivirus». Los asesores que no estén en sintonía con nuestra senda y que persigan su propio objetivo pueden colarse a través de este canal. Así pues, no todo lo que se sintoniza tiene valor para el receptor, es creíble a pies juntillas o posee validez universal. Este acceso a la red tiene, además, obviamente, la terminación «.tierra», ya que las informaciones interestelares no parecen relevantes a este nivel; con ellas contactaremos más arriba. Este Internet espiritual es un acceso importante al conocimiento humano arcaico y a la existencia humana. Es interesante ver que la cultura egipcia surge con frecuencia cuando este chakra es estimulado. Queda en el aire la cuestión de si el hecho de que la forma de resonancia sea la pirámide descansa aquí o en que los antiguos egipcios fueron quizás buenos conocedores de este nivel.

A diferencia de los centros más profundos, más bien receptivos, en el caso de este chakra se trata de un centro claramente bidireccional con una conexión con la fuente, sobre todo con las propias instancias maestras y guías, lo cual puede utilizarse conscientemente.

Así pues, se crea también una conexión indirecta de diálogo con la verdad suprema de Dios, la cual, sin embargo, en la comunicación espiritual práctica, transcurre en el nivel intermedio del guía y maestro personal. De esta manera, este centro nos ayuda a reconocer las familias de almas. Con ello me refiero a almas encarnadas en personas que nos encontramos en nuestra vida cotidiana y que en su vida han elegido el mismo camino que nosotros o que tienen por recorrer los mismos deberes y aprendizajes. En ese caso reconocemos de manera instintiva un sentido de pertenencia, del cual podemos hacer uso de manera oficial para protegernos mutuamente.

Puerta conductora superior - Temas y contenidos

WWW ESPIRITUAL

☺ Tengo acceso a la World Wide Web espiritual y me bajo la información que, en sintonía con el Todo, necesito para mi camino de la superconciencia. Esto lo hago con amor y humildad, ya que de otra manera no funciona. Junto a la puerta conductora inferior también tengo acceso al conocimiento de la humanidad, más allá de las teorías históricas.

☹ Estoy apartado de la plenitud de la superconciencia e intento solucionar todos los problemas con mis capacidades personales humanas muy limitadas.

CONTACTAR CON LAS INSTANCIAS CONDUCTORAS

☺ He desarrollado mi propia forma de comunicación con mi guía superior, mis espíritus y (quizás) también con maestros ascendidos. Puedo plantearles preguntas para pedir consejo y puedo escucharles o comprender sus signos. Es igual si lo hago en contacto directo o con ayuda de otros medios, como las cartas del tarot, el péndulo o el I-ging. De esta manera me alineo y tomo mi lugar en mi gran familia espiritual, mi clan espiritual.

☹ No gozo de suficiente fe, humildad o entrega como para pedir ayuda. Bien porque no creo en planos superiores, porque soy demasiado arrogante para pedir ayuda, o simplemente por miedo ante la verdad suprema (para verla o incluso para experimentarla). Las cartas del tarot sólo las utilizo para reforzar mis arraigadas opiniones personales y siempre acabo enfadándome por lo poco que coinciden.

☹ Caigo en una vía de canalización y me veo atrapado en el mundo de lo sobrenatural. Entonces me levanto, porque doy más valor a lo espiritual que al día a día terrenal y ya no reúno las sugerencias y los cambios de los polos.

FAMILIAS DE ALMAS Y PARIENTES DE ALMAS

☺ Reconozco a los que pertenecen a mi familia de almas. Es algo intuitivo, instintivo e inmediato, más allá de cualquier característica personal o de la conducta de esa persona. Si ellos también están abiertos, también me reconocerán. Este reconocimiento se acompañará de una sensación de reencuentro, la cual puedo separar claramente de otros aspectos de atracción. Así, tengo la posibilidad de compartir con otras personas en sintonía conmigo.

☹ Yo no veo nada. Cuando reacciono de manera instintiva frente a una persona, rápidamente se pone en marcha mi razón y encuentra miles de motivos por los que sería ilógico entrar en contacto con esa persona.

20.º chakra

CENTRO DEL DESTINO

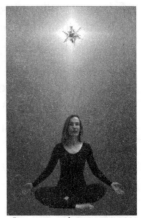

Imagen en color *véase* pág. 332

SITUACIÓN: con el brazo estirado hacia arriba, a la altura de la punta de los dedos, por encima de la cabeza.

CONEXIONES TRANSVERSALES:
· Sinergia: chakras superpersonales, chakra cardíaco, chakras de la cabeza, chakra del timo.

PERCEPCIÓN SENSORIAL:
· Visión externa: reconocer su sitio en la estructura global; contemplar el plan divino como propio.
· Visión interior: percepción de la propia concordancia del camino propio, del estar «en el sitio correcto»; reconocimiento del destino personal.

COLOR/COLOR COMPLEMENTARIO: azul azur oscuro/oliva dorado claro.

POLARIDAD/ELEMENTOS: masculino/éter (*yang*).

REGLA DE LA ENERGÍA: ampliación mediante multiplicación.

SÍLABA/TONO: desconocido.

AFIRMACIONES: Yo (re)conozco mi camino. Doy la bienvenida a mi destino. Ofrezco mis dones. Me mantengo fiel a mí mismo.

REFUERZO DEL CHAKRA:
· Ejercicios: aprender a conocer la propia razón de ser y los dones, mantenerse fiel a uno mismo incluso ante las tentaciones y los conflictos, vivir según un código del honor (Bushido japonés).
· Nutrición: ayuno y nutrición lumínica.

Centro del destino - Conocimientos básicos

Biométricamente, la localización del centro del destino se encuentra por encima de la cabeza, a la altura de la punta de los dedos con el brazo extendido hacia arriba, aproximadamente un metro por encima del vértice de la cabeza, es decir, alrededor de la longitud de la mano por encima de la puerta conductora superior. Desgraciadamente, desconozco qué formas están en resonancia con este centro. En este caso, como regla de la energía he apuntado la multiplicación, ya que la fuerza para cambiar los planes de vida propios se multiplica a través de la aceptación del propio destino.

Como su nombre indica, el centro del destino es el chakra de la interpretación personal de nuestra propia existencia terrenal en esta encarnación. Es el poste indicador del camino del alma. Si queremos experimentar más sobre nuestro camino en este planeta y de los cometidos que nos esperan, así como sobre lo que en nuestro interior más profundo nos agrada, nos hace felices y nos satisface, entonces no podemos olvidarnos de este chakra. Para ello no importa de qué pregunta sobre la vida se trate, en este centro encontraremos la respuesta. Si, antes de empezar nuestra vida terrenal hemos cerrado un «contrato de encarnación», allí se encontrará codificado todo, lo importante y la letra pequeña. Si seguimos nuestro destino, entonces aparecerán nuestros mayores dones y se desplegarán para provecho de todos y nos sentiremos felices y satisfechos. Si no es así, en este chakra encontraremos un avisador continuo que nos recordará la sensación de insatisfacción y con frecuencia anhelos inalcanzables, por los que en realidad hemos venido a la tierra. Es aquí donde en ocasiones se localiza también la atracción hacia lugares, situaciones o personas que no podemos explicar con nuestra razón ni con la inclusión sólo de nuestros chakras corporales. Si ignoramos esta llamada, puede ocurrir que dejemos de tener los pies en el suelo. En la vida todo se derrumba y no entendemos por qué, ya que hemos invertido mucho en construirla, nos hemos preocupado tanto. Lo que no entendemos es simplemente el hecho de que hemos actuado en contra de nuestro propio destino y nuestra voz interior, con lo que nos hemos boicoteado a nosotros mismos.

Por otra parte, mediante la activación de este chakra se consigue el espacio del otro lado de los problemas conscientes, el *space beyond* (espacio más allá). Así pues, también es un centro de clarividencia, ya que percibimos la otra perspectiva cósmica en lo que respecta a nuestros problemas y permite que conozcamos mejor nuestros recursos. Al igual que en el caso de la puerta conductora superior, en este centro nos movemos en el nivel donde nuestro camino personal se funde a partes iguales con el Todo. A través del ojo de la cerradura del cosmos podemos espiar un poco más allá de los límites de nuestra pequeña existencia.

Centro del destino - Temas y contenidos

EL CAMINO DEL DESTINO ↔ EL CAMINO DEL CABEZOTA/FRACASO

☺ Me preocupo por encontrar y comprender el sentido de mi vida. Sé que sólo se me revelará más allá de mi comprensión, aunque necesite la razón para llevar a la acción de manera estructurada y consecuente en mi camino.

☺ Acepto el sencillo hecho de que para mí existe un objetivo en la vida, lo cual me ofrece sólo un número limitado de caminos con sentido y prácticos. Yo puedo elegir con cuál quiero alcanzar mi objetivo, pero existe un hilo conductor predeterminado.

☹ No existe un sentido superior de la vida. Así pues, sólo cuenta mi estructura vital racional. Prefiero darme veinte veces con la cabeza contra la pared que preguntarme en una sola ocasión si el camino elegido es el correcto.

☹ Deseo que mi vida tenga un sentido y determinada dirección, pero no confío en llegar a conocerlo. La pérdida de seguridad y confianza que esto conlleva me provoca un gran miedo. La última consecuencia de todo ello es que me atemoriza mi propia fuerza y envergadura. Entre tanto me considero incluso un fracasado.

CAMBIAR LOS PROPIOS DONES

☺ Honrar al Señor significa reconocer mis dones para mí y los demás y convertirlos en la línea directriz de mi entrega. De esta manera hago lo que mejor sé hacer y lo que aporta mayor beneficio a los demás. Así, mi trabajo se convierte en un regalo para mi entorno y en contrapartida recibo de los demás mucho amor y alegría.

☹ No sé dónde están mis dones. Tampoco me interesa, ya que estoy corrompido por el poder y el dinero. He elegido un trabajo con el que gano mucho dinero, aunque mi corazón se inclina por otras cosas. No soy feliz y dejo que mis clientes lo noten (también en mis honorarios).

☹ Soy un «adicto al sofá», me regodeo en la satisfacción de mis dones y me regocijo complaciente ante las múltiples posibilidades que tendría en la vida si por una vez pudiera hacer un esfuerzo, apagar el televisor y deshacerme de la bolsa de patatas fritas. Me he convertido en un soñador recalcitrante.

CÓDIGO DE HONOR

☺ Gracias al conocimiento sobre mi camino vital, mis dones y las leyes cósmicas, tengo una sólida ética espiritual, mi código de honor totalmente personal, mi Bushido. Así, mi personalidad alcanza su grado más elevado de integridad.

☹ ¿Código de honor? Tonterías. Yo hago lo que me da resultados rápidos, aunque para ello tenga que prescindir de la ética.

21.º chakra
ESTRELLA DEL CIELO

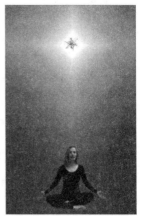

SITUACIÓN: aproximadamente dos veces la longitud del brazo (hasta la punta de los dedos) por encima de la cabeza o unos 2 m por encima.

CONEXIONES TRANSVERSALES:
· Sinergia: chakras superpersonales, chakras de la cabeza, chakra del timo, todos los chakras corporales masculinos.

Imagen en color *véase* pág. 333

PERCEPCIÓN SENSORIAL:
· Visión externa: contacto con Dios/el padre celestial.
· Visión interna: relación personal con y percepción de Dios; en algunos «compromiso de servicio».

COLOR/COLOR COMPLEMENTARIO: violeta azulado oscuro/dorado.

POLARIDAD/ELEMENTOS/FORMA: masculino/éter (*yang*)/estrella de seis puntas tridimensional.

REGLA DE LA ENERGÍA: ampliación de lo amorfo en eterno como profundización hacia la fuerza espiritual, la voluntad divina y la conciencia.

SÍLABA/TONO: HI:

AFIRMACIONES: Yo soy uno CONTIGO. Yo soy uno con Dios padre. Creo plena y completamente. Yo sirvo.

REFUERZO DEL CHAKRA:
· Ejercicios: mantener diálogo con Dios padre; practicar la oración informal personal; permanecer y/o vivir a SU servicio.
· Nutrición: ayuno y nutrición lumínica.

Estrella del cielo - Conocimientos básicos

Este chakra se encuentra aproximadamente dos metros por encima de la cabeza, desde el punto de vista biométrico dos veces la longitud del brazo. Su color es el violeta azulado oscuro. En este chakra es interesante el color complementario, el dorado, sin lugar a dudas el color de los templos de la mayoría de las religiones del mundo. La aceptación de que la forma correspondiente a este centro es la estrella, aunque no se pueda asegurar con cuántas puntas, es muy hipotética y aventurada. Existe también una muda sospecha de que este chakra activa todo el cráneo, que en ese instante reacciona con una sensación de comezón. Sin embargo, esto también puede ser una correspondencia errónea y puede atribuirse a una activación simultánea del chakra corona. Es lógico que la armonía con Dios en este centro favorezca la creación de un canal abierto hacia arriba. Como regla de la energía he remarcado la «ampliación hacia la eternidad»: si a través de este chakra estamos conectados con la fuente, dispondremos de gran cantidad de energía para nuestra vida.

En este centro energético está codificada nuestra relación absolutamente personal con el padre celestial, con la luz o con el «polo masculino» de la fuente. En este caso se trata de la propia fuente y no de canales aislados, como, por ejemplo, en la puerta conductora superior. De esta manera, a este nivel se crea una conexión no falseada con la verdad suprema. Expresado de una manera más sencilla, también podría denominarse el «centro de servicio» divino superior. Dado que en el caso de este chakra nos hallamos a gran altura en nuestra aura, nos encontramos con oscilaciones muy finas, las cuales nos pueden pasar desapercibidas entre el «rumor» de las impurezas (nutrición inadecuada, actuación poco consciente, verdades a medias, falta de amor). Si mantenemos una relación distorsionada con Dios, ésta se manifiesta en este centro y limita la función del chakra. En ocasiones, las religiones ayudan a aclarar este chakra, pero su doctrina también puede bloquearlo. En último extremo se trata de nuestras creencias personales, nuestra propia espiritualidad primitiva (vivida) y no de conceptos religiosos extraños y planteamientos adquiridos.

Yo utilizo la palabra «servicio» dentro del contexto espiritual para nuestro servicio a la humanidad, en caso de que lo hayamos elegido como camino de vida. Así, nuestra comunicación a través de este centro adquiere determinado sentido y sabor. Estar al servicio significa, en el plano emocional, haber creado con Dios la mayor relación de amor de nuestra vida, y, en el práctico, llevar la vida en sintonía con los requerimientos divinos; hacer lo que el mundo necesita. Los maestros sanadores y espirituales que están al servicio de Dios con toda seguridad extraen de ello gran cantidad de conocimientos para transmitir.

Estrella del cielo - Temas y contenidos

Contacto con la fuente

☺ Tengo una relación clara con Dios y soy capaz de ponerme en contacto y comunicarme con Él a mi propia manera. La fe, la confianza y la humildad me ayudan en mi devota oración o en mi diálogo completamente privado.

☹ Yo niego a Dios y no tengo ningún interés en entenderme con Él.

☹ Tengo una imagen distorsionada de Dios y una relación deteriorada con la religión. No reconozco ningún tipo de relación individual con Él, sino que he asumido una imagen impuesta por mi religión. Me falta el contacto personal con Dios.

☹ Tengo una relación distorsionada con Dios. En lo más profundo de mí, creo en Él, pero determinados episodios de mi vida me condujeron a alejarme de Él (así, le culpo de la temprana muerte de mi padre o del grave accidente de mi hija). Mi relación con Él es conflictiva, lo que ha hecho que se estreche mi canal hacia Él. De cara al exterior le odio, pero en mi interior le tengo miedo. Soy el hijo rebelde, que lucha contra Él deses-peradamente y lleno de rabia.

Seriedad en el servicio

☺ Al haberme puesto al servicio de Dios me tomo mi tarea, el servicio a la humanidad, en serio.

☺ He puesto a Dios en el primer lugar de mi vida por un profun-do convencimiento. Es mi mayor amor. En ocasiones es difícil y me obliga a asumir conflictos o a negarme alegrías rápidas. Sin embargo, a medio plazo, mi sensación personal de felici-dad y de unidad con la fuente se ven fortalecidas, con lo que mi vida se hace cada vez más fácil y satisfactoria.

☹ No estoy de acuerdo con lo que soy como hombre en el cami-no de Dios ni con las obligaciones que ello conlleva. Así pues, no extraigo ninguna consecuencia práctica para el día a día de mi cometido en la vida. Yo vivo para mi felicidad y satisfac-ción.

☹ Soy débil en mi relación con Dios y en el cumplimiento de mis obligaciones, cuando mi vida se rige por las influencias que a primera vista no puedo conciliar con mi servicio. Mi relación con Dios no es tan fuerte y clara como para mantener mi fe en todo momento. Así pues, algunos acontecimientos me arrojan, después de una breve subida, fuera del camino durante una larga temporada. Sólo al pasar un tiempo me doy cuenta de que me he desviado del camino. Cuando mi fe es suficiente-mente fuerte me vuelvo a centrar de nuevo en mi cometido.

22.º chakra

ESTRELLA DEL ESPACIO

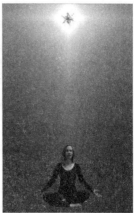

Imagen en color *véase* pág. 333

SITUACIÓN: aproximadamente 2,5 m por encima de la cabeza, biométricamente dos veces y media la longitud del brazo (hasta la punta de los dedos).

CONEXIONES TRANSVERSALES:
· Sinergia: chakras superpersonales, chakras de la cabeza, chakra del timo.

PERCEPCIÓN SENSORIAL:
· Visión externa: contacto con formas vivas no humanas, transferencia de información cósmica.
· Visión interna: expansión cósmica; paso a la conciencia del Todo.

COLOR/COLOR COMPLEMENTARIO: azul de media noche/amarillo tiza (ambos interpolados).

POLARIDAD/ELEMENTOS: masculino/éter (*yang*).

REGLA DE LA ENERGÍA: desaparición de la dimensión espacial.

SÍLABA/TONO: desconocido.

AFIRMACIONES: Yo estoy AQUÍ. Yo soy TODO. Yo os escucho a todos. Yo siento mi lugar en el cosmos. Estoy completamente abierto.

REFUERZO DEL CHAKRA:
· Ejercicios: abrirse a otras formas de vida; experimentar el propio lugar en el cosmos.
· Nutrición: ayuno y nutrición lumínica.

Estrella del espacio - Conocimientos básicos

La función de este chakra sólo puede describirse si admitimos el concepto de desaparición de la continuidad del espacio y el tiempo. Dejando al lector la valoración de este concepto, aquí me limitaré a describir las observaciones que se desprenden de la actividad práctica. La estrella del espacio se encuentra aproximadamente 2,5 m por encima de la cabeza. Como color correspondiente tiene el negro azulado (azul de media noche), tal y como se representa la inmensidad infinita del cosmos o como se refleja en la pupila de los ojos. Y precisamente es a esta inmensidad adonde nos conduce la estrella del espacio. Nos ayuda a establecer conexiones con esferas energéticas más allá de la dimensión espacial. Esto requiere una sintonía perfecta, pero ésta se reduce a la mitad cuando se tiene en cuenta que la física moderna redefine una y otra vez el concepto de infinito y la práctica de la telepatía no está limitada por la separación espacial. Muchas personas conocen el fenómeno por el cual un individuo cercano se encuentra en un aprieto y de pronto se siente intuitivamente la necesidad de contactar con él y asegurarse de que se encuentra bien, incluso aunque esté de vacaciones en Filipinas.

Una característica principal de este chakra es la comunicación telepática. A este nivel de nuestro Ser, estamos capacitados para realizar telepatía en un plano sobrehumano. A lo que me refiero es a que a través de este chakra podemos establecer una conexión con formas de vida no humanas. En primera instancia no nos referimos con ello al mundo animal, sino a la comunicación interestelar con seres extraterrestres en un primer plano común de entendimiento. Ciertamente puede sonar extraño, pero para un centro situado a esa altura por encima del cuerpo no es algo descabellado. La función de la estrella del espacio como centro de telepatía cósmica posiblemente consiste en consolidar el chakra del timo como órgano central de telepatía.

Si llevamos nuestra conciencia a este centro energético, podemos encontrarnos con traumas de nuestra alma, experimentados en otros mundos. Con frecuencia se trata de traumas de una naturaleza no humana: el abandono de un planeta que se ha hecho inhabitable, guerras, devastación y experiencias extremas similares. Los dramas personales como la muerte de un ser (no humano) querido también encuentran aquí su lugar. Dado que los contenidos que pueden asomar mediante el trabajo a nivel de este chakra pueden tener un efecto negativo, el sanador o terapeuta será extremadamente precavido para no valorar y con ello no sofocar con su juicio el proceso de aclaración.

Estrella del espacio - Temas y contenidos

CRECER EN EL TODO, EN EL AQUÍ

- ☺ Con el sentimiento del Todo puedo adentrarme en las profundidades cósmicas. Puedo SER más allá de las limitaciones terrenales. Soy uno con todo; yo soy TODO.
- ☺ A través de mi capacidad de expandirme en el espacio, experimento la paradoja de que el AQUÍ adquiere una nueva presencia y una nueva intensidad.
- ☹ No tengo sentimiento de la inmensidad cósmica ni de la presencia puntual del AQUÍ. No vivo ni AQUÍ ni ALLÁ, sino en ninguna parte.

COMUNICACIÓN TRANSHUMANA

- ☺ Soy capaz de comunicarme interestelar (sobrehumana) y telepáticamente. Esto significa que puedo entrar en contacto con otras personas prescindiendo de toda la parte humana, de la misma forma que puedo hacerlo con formas de vida no humanas como, por ejemplo, seres extraterrestres de otras esferas y otras dimensiones distintas de las terrestres.
- ☹ Tonterías, no existe vida más allá de la Tierra. De ser así, el hombre, que dispone de tanta tecnología punta, lo sabría.

Somos los señores del universo y la única forma de vida inteligente.

GUÍA INTERESTELAR

☺ Si me conviene y dispongo de una guía más allá de la Tierra, con este chakra tengo la posibilidad de contactar con este ser. No me avergüenzo de buscar encuentros paranormales para conseguir ayuda en mi camino y mis acciones.

☹ ¡Todo pamplinas! De existir una guía, que sea un ángel como Dios manda; a éste, como mínimo, puedo imaginármelo.

DEMANDAS PLANETARIAS Y EL PLANO HUMANO

☺ Si me pongo en sintonía con este centro, tengo la oportunidad de experimentar algo sobre las demandas y los problemas de determinadas razas interestelares. Esto ocurre también con los del planeta Tierra. De esta manera, demandas que tienen que ver con toda la humanidad pueden experimentarse o como mínimo vislumbrarse con ayuda de la estrella del espacio.

☹ ¡Idioteces! La vida sobre la Tierra es una casualidad, un resultado de la explosión primitiva y el mar primitivo y nada más. Tengo claro que yo sobreviviré hasta que la Tierra de destruya a sí misma.

Chakras subpersonales

De la misma manera que existen chakras por encima de nuestra cabeza, también los hay, y no menos importantes, por debajo de nuestros pies. Sin embargo, son incluso menos conocidos que los centros energéticos superpersonales, ya que generalmente su apertura sólo tiene lugar cuando existe la conexión superior. De esta manera, a través del canal superior, la persona tiene la seguridad y la protección de la fuente para adentrarse en las «profundidades de la tierra» y, sobre todo, en las profundidades del Yo. Con frecuencia, los temas anclados bajo nuestros pies, y que al aclarar el chakra salen a la luz, son terribles y «duros», lo que requiere una fe sólida y una buena guía. En este caso, el elemento es siempre el éter en su forma *yin*, la energía terrestre que da vida, a excepción del punto de la encarnación, en el que también entra en juego el elemento tierra.

Muchos de los chakras superpersonales tienen su correspondencia bajo los pies, con la función contrapuesta. No obstante, existen diversas diferencias con los centros energéticos superpersonales. En el caso del color que corresponde a cada chakra, a este nivel pasamos físicamente a la zona de los infrarrojos; los tonos cromáticos de los centros son percibidos con frecuencia por nuestro ojo interno en diferentes tonos de marrón. Mientras que hacia arriba nos encontramos con oscilaciones finas y de alta frecuencia, hacia abajo tendemos más hacia las oscilaciones de baja frecuencia con una elevada amplitud. Conceptos como «hormigueo», «oscilación», «vibración», «agitación», «ritmo», «palpitación» u «onda» dejan paso a elementos como «alta frecuencia», «luz» o «tono». Al trabajar con estos chakras terrestres, con frecuencia, nuestra sensación física sigue las percepciones correspondientes a estos conceptos. Un ejemplo sería la onda expansiva de un golpe de *chi* (por ejemplo en un arte marcial), la cual tiene aproximadamente una velocidad de un metro por segundo, o la agitación del Kundalini. Asimismo, los chakras subpersonales también están unidos a los procesos lentos de la vida, como, por ejemplo, la construcción y la destrucción celular, los procesos químicos y fisiológicos y, como conseuencia, también la enfermedad física y la convalecencia.

Contrariamente a los chakras superpersonales, el viaje nos lleva al vientre de la Madre Tierra, con lo que nos encontramos reforzados en las cualidades *yin* femeninas espirituales, lo que marca el hilo conductor de este viaje. De la misma manera que hacia arriba nos acercamos a Dios como padre celestial, en nuestro camino hacia abajo en algún momento nos encontraremos la fuente en la estructura de la Madre Tierra. Mientras que hasta ahora todos los chakras que aparecen en el libro tienen una base bastante sólida, a este nivel existen tres chakras que deben comprobarse e investigarse más a fondo, pero que deben citarse.

23.º chakra

PUNTO DE LA ENCARNACIÓN

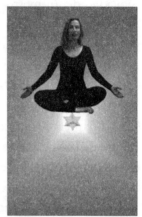

SITUACIÓN: contrapuesto al punto del alma, aproximadamente la anchura de mano por debajo de los pies.

CONEXIONES TRANSVERSALES:
· Sinergia: chakras subpersonales, chakra raíz, puntos del pie, Hara.

PERCEPCIÓN SENSORIAL:
· Visión externa: enraizamiento profundo como anclaje en la fuerza local de la Madre Tierra.

Imagen en color *véase* pág. 334

· Visión interna: voz del Yo más profundo; anclaje espiritual a la tierra; sensación de la transformación material.

COLOR/COLOR COMPLEMENTARIO: naranja salmón/azul real.

POLARIDAD/ELEMENTOS/FORMA: femenino/tierra, éter (*yin*)/polo inferior del merkaba.

REGLA DE LA ENERGÍA: materialización como transformación a través de la alquimia (variación de la forma).

SÍLABA/TONO: DOM:

AFIRMACIONES: ¡*carpe diem*! (¡aprovecha el momento!) Cada día pongo en práctica mi destino. Mi existencia está ligada a la tierra. Estoy enraizado. Estoy afianzado.

REFUERZO DEL CHAKRA:
· Ejercicios: ejercicios de contacto con la tierra (tai chi, qi gong). Aplicar en la práctica las indicaciones del Yo superior; practicar la disciplina.
· Nutrición: alimentos de alto valor nutritivo.

Punto de la encarnación - Conocimientos básicos

El punto de la encarnación es el chakra contrapuesto al punto del alma y se encuentra aproximadamente a la anchura de la mano por debajo de los pies. Su color es un intenso naranja salmón y el color complementario es el azul real. Según la opinión de algunos, el merkaba (una estrella tridimensional formada por dos pirámides de tres caras superpuestas) se extiende desde el punto del alma hasta el punto de la encarnación, de manera que el extremo inferior de esta figura geométrica se localiza en este último.

La función del punto de la encarnación es el anclaje de nuestro Ser espiritual en la tierra en el día a día, en la materia y en las acciones concretas. Así, junto al elemento éter, en él también se encuentra el elemento tierra. Así pues, el primer cometido de este chakra es la manifestación práctica de nuestro establecimiento personal de objetivos espirituales. En el punto del alma (y en nuestro centro del destino) podemos reconocer nuestro camino del alma, pero debemos cambiarlo en el punto de la encarnación. Así, parece lógico que en él podamos encontrar traumas, como, por ejemplo, el fracaso en el cambio del propio camino de la vida en encarnaciones anteriores. Mientras que el punto del alma está conectado con los chakras superiores de la cabeza y su actividad refuerza nuestra intuición, el punto de la encarnación está acoplado con los chakras corporales inferiores y, a través del chakra raíz, potencia todo nuestro instinto y fuerza de acción. De esta manera, es otro asentamiento de la sensación de concordancia, sobre todo cuando aquello reconocido como correcto para el camino del alma se transforma en acción. Aquí se asienta el Yo más profundo, otra voz de nuestros instintos.

Así pues, el punto de la encarnación es un chakra central cuando se trata del anclaje espiritual de la energía en el suelo. Esto puede servir, por ejemplo, localmente para la regeneración y transformación de la tierra. De la misma manera, en un lugar puede crearse un vórtice, una conexión energética entre el cielo y la tierra que, por ejemplo, enriquece constantemente con energía un lugar de sanación y así, por sí mismo, ya puede tener un efecto terapéutico. Además, este chakra también sirve para la conexión con espíritus terrestres locales; dicho de otra manera, la «forma específica del lugar de la Madre Tierra», es decir, los espíritus terrestres y ayudantes locales. Cuando se realizan rituales terrestres chamánicos sirviéndose de las fuerzas terrestres de determinado lugar, se activa este centro.

Yo alimento la sospecha de que la sanación física llevada a cabo con ayuda de las fuerzas terrestres de la fuente se localiza en este centro. De esta manera, los procesos de transformación de nuestro cuerpo material se verían influenciados por este chakra.

Punto de la encarnación - Temas y contenidos

TRANSFORMACIÓN DEL PROPIO CAMINO DE VIDA

☺ Yo pongo mi ser espiritual en crecimiento o floreciente en acción y así afianzo mi camino individual del destino en esta vida. Como mi espiritualidad está ligada a la tierra, me siento seguro, relajado y, por tanto puedo abrirme al entorno. Mi espiritualidad es natural y evidente.

☺ Utilizo rituales para entrar en contacto con mi parte espiritual y me proyecto también hacia el exterior. Como sanador profesional busco un lugar de sanación con un vórtice anclado y, de esta manera, pongo en acción mi destino.

☹ Con sus opiniones y convicciones filosóficas y religiosas, los demás me hacen dudar espiritualmente. Yo me escondo y oculto mis rituales ante los demás y hacia fuera no reconozco lo que internamente hace tiempo que encarno. El miedo y la vergüenza por «salir del armario espiritual» bloquean mis acciones.

☹ Soy tan etéreo y «luminoso» que ya no sirvo para la vida cotidiana, y, además, me siento muy iluminado. He errado mi objetivo, ya que mis dones espirituales especiales me fueron otorgados para el beneficio de toda la sociedad y no sólo para la satisfacción de mi ego. Así, dejo que se pierda mi propia determinación, ya que me niego el amor activo y un camino decidido.

☹ Soy demasiado perezoso y comodón; la negligencia, el placer y la decadencia me han hecho ineficaz y han permitido que pierda de vista mi camino. La dispersión constituye una distracción bienvenida frente a los grandes cometidos de mi vida.

Refuerzo de los instintos

☺ Mis instintos primarios son alimentados y reforzados por la tierra. De la misma manera que la intuición me conduce a datos sobre el lado de la luz, con toda seguridad mis instintos, con ayuda de las fuerzas terrestres, pueden guiarme por la vida. Puedo tomar instintivamente las decisiones correctas, utilizando para ello y de manera inconsciente el conocimiento arcaico de la vida. Así, además de un Yo superior dispongo de un Yo inferior igualmente valioso.

☹ Tengo poco instinto y me es difícil seguir mis impulsos y mis «inspiraciones físicas». Si una fuerza energética sube por mis piernas y despierta el animal que hay en mí, doy un paso atrás y me refugio en el control de la razón.

24.º chakra
PUERTA DE LA ENCARNACIÓN

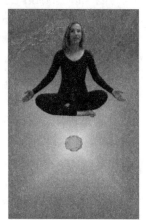

SITUACIÓN: aproximadamente 40 cm por debajo de los pies.

CONEXIONES TRANSVERSALES:
· Sinergia: chakras subpersonales, chakra raíz, chakra del plexo solar.

PERCEPCIÓN SENSORIAL:
· Visión externa: anclaje de la propia energía mental en la tierra, fuerza de los antepasados.
· Visión interna: conexión con una díada o tríada, compromiso de relación; voz de la tenacidad. Fuerza del compromiso.

Imagen en color *véase* pág. 334

COLOR/COLOR COMPLEMENTARIO: naranja marrón/azul bebé oscuro (ambos interpolados).

POLARIDAD/ELEMENTOS: femenino/éter (*yin*).

REGLA DE LA ENERGÍA: profundización y energización mediante adición.

SÍLABA/TONO: desconocido.

AFIRMACIONES: Sigo mi camino con compromiso, responsabilidad y tenacidad. Afronto las ataduras con resolución. Yo respeto.

REFUERZO DEL CHAKRA:
· Ejercicios: transformar las relaciones guiadas; decidir conscientemente; asumir las consecuencias; mantenerse comprometido.
· Nutrición: alimentos cercanos a la naturaleza, o bien macrobióticos.

Puerta de la encarnación - Conocimientos básicos

(Todavía inseguros)

En mi trabajo diario me encontré con un posible chakra alrededor de 40 cm por debajo de los pies. La existencia de este chakra no ha sido definitivamente constatada y es posible que observaciones futuras pongan de manifiesto otras actividades energéticas. A pesar de todo, he decidido introducirlo para que el lector sea quien experimente y valore por sí mismo si su existencia tiene sentido para él. Los colores de este chakra parecen ser el naranja marrón y el azul bebé oscuro.

La puerta de la encarnación podría ser el centro energético contrapuesto a la puerta del alma; sin embargo, no estoy seguro, ya que la puerta del alma se encuentra unos 10 cm más alejada del cuerpo. No obstante, ambos centros tienen en común que en ellos se integran almas o energías anímicas en nuestro campo íntimo y nuestro ámbito de responsabilidad. Pero en el raíl del tiempo ambos están evidentemente contrapuestos: la puerta del alma muestra, por así decirlo, el futuro y abre nuestra conciencia a almas que aparecen nuevas en nuestra vida. La puerta de la encarnación, por el contrario, nos retrocede a los ancestros, en la dirección de donde venimos. Así, en este chakra encontramos también fuerzas automáticas con las que tenemos una conexión kármica. No obstante, tanto en la puerta del alma como en la puerta de la encarnación se trata de almas sin encarnación, es decir, o bien que todavía no han nacido o que ya han muerto. En la puerta de la encarnación miramos hacia atrás hacia nuestra serie de encarnaciones, así como a la fuerza de nuestros antepasados y nos unimos a ellos.

Además, la puerta de la encarnación entra en acción cuando se trata de la unión firme transformada en el día a día con la encarnación material de otra alma. Ésta puede ser la relación real con una persona viva, como el compañero de vida o el hijo recién nacido, pero también puede perfectamente ser la unión con el propio clan, los ancestros. Así pues, este chakra se activará probablemente con temas en los que se trata de agrupamiento de personas de cualquier tipo. Esto empieza en la dimensión de una pareja, y de ahí puede incluir a la familia, la estirpe, el pueblo... En todo caso, en este chakra nos encontramos con temas como la responsabilidad, la seriedad, la coherencia y el compromiso.

Las uniones que tienen lugar en este centro energético van más allá de nuestras necesidades (como las del chakra raíz y sacro) y nuestro amor personal. Están en sintonía con nuestro camino del alma y albergan un plano de responsabilidad espiritual. Si, por ejemplo, se vive en este centro el compromiso de una relación de pareja, las personas que forman la pareja recibirán una guía y un cometido común. Los dos son desafiados a poner en práctica su determinación a través de la puerta de la encarnación, ya sea engendrando un hijo o trabajando conjuntamente. No obstante, la resolución para el servicio común también está codificada en otros chakras, tal y como ya se manifestó con anterioridad.

Puerta de la encarnación - Temas y contenidos

INTEGRACIÓN SOCIAL

☺ Vivo en un compendio de relación de pareja, relaciones familiares, amistades y conocidos. Así, estoy integrado socialmente. Todo ello constituye gran parte de mi estado de satisfacción con mi vida.

☹ Me he enemistado con muchas personas de mi entorno más cercano. Mi red social es débil, por lo que, ante el más mínimo problema, el suelo se hunde bajo mis pies. Mi escasa integración social es consecuencia de una escasa integridad personal.

Capacidad de unión ↔ incapacidad de unión

☺ Soy capaz de entregarme duradera y completamente a una persona y establecer una unión con ella. Al hacerlo, asumo mi parte de responsabilidad en el cuidado de nuestra relación.

☺ Conozco el significado de la lealtad y para mí es importante.

☹ No puedo entregarme totalmente a ninguna persona; en realidad, no soy capaz de establecer una unión con nadie. Así, una relación conmigo nunca alcanza un grado completo de compromiso.

☹ La lealtad y la responsabilidad son bellos conceptos, pero mi mundo es otro, sobre todo cuando se trata de construir algo de manera estable y responsable con otra persona.

Honrar a los ancestros ↔ desarraigo

☺ Yo honro a mis antepasados. Estoy orgulloso de mis ancestros y veo la línea de fuerza, amor y conciencia prácticamente infinita que forman. Yo me encuentro en su extremo; en su momento esto cambiará y entonces aportaré mi fuerza a aquellos que vengan detrás de mí.

☹ Estoy desarraigado y he perdido la conexión con mis antepasados. Soy como un soldado sin batallón, como un hada sin bosque, como un bisonte sin pradera. No se me muestra la inmensa fuerza de mis ancestros porque me he alejado de mi clan y de mis antepasados.

25.º chakra

PUERTA CONDUCTORA INFERIOR

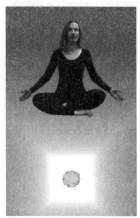

Imagen en color *véase* pág. 335

SITUACIÓN: la longitud de un brazo (hasta la muñeca) o bien alrededor de 80 cm por debajo de los pies.

CONEXIONES TRANSVERSALES:
· Sinergia: chakras subpersonales, chakras de la cabeza, chakra raíz.

PERCEPCIÓN SENSORIAL:
· Visión externa: contacto bidireccional con espíritus terrestres e instancias guía de la tierra.
· Visión interna: percepción de la adecuación del propio camino vivido.

COLOR/COLOR COMPLEMENTARIO: marrón claro/azul bebé.

POLARIDAD/ELEMENTOS/FORMA: femenino/éter (*yin*)/pirámide de cuatro caras.

REGLA DE LA ENERGÍA: asentamiento en la tierra de la propia fuerza de acción energética mediante adición múltiple.

SÍLABA/TONO: desconocido.

AFIRMACIONES: Me dejo conducir por la tierra y sus fuerzas naturales. Invito a las fuerzas terrestres a apoyarme. Me abro a la ayuda que viene de abajo.

REFUERZO DEL CHAKRA:
· Ejercicios: dejarse conducir y ayudar por las fuerzas terrestres; donación de ofrendas; brujería; rituales chamánicos y de los elementos.
· Nutrición: alimentos naturales.

Puerta conductora inferior - Conocimientos básicos

La puerta conductora inferior se encuentra 80 cm por debajo de los pies, es decir, a la misma distancia del cuerpo que la superior. Su color es el marrón claro y el color complementario el azul bebé. Desconozco los datos sobre los tonos en resonancia. La forma podría ser la pirámide de cuatro caras, aunque todavía debe confirmarse. Mientras que, con frecuencia, en la puerta conductora superior intervienen las religiones del antiguo Egipto, en la inferior se encuentran las tradiciones sudamericanas de los incas y los mayas... En cuanto a la función, es equiparable a la de la puerta conductora superior; es el centro transpersonal inferior que permite la comunicación en las dos direcciones, tanto con nuestro guía interno y nuestros maestros como con las fuerzas de la tierra. No obstante, en esta comunicación son válidos los preceptos del chamanismo, a diferencia de la puerta conductora superior, donde las energías de alta frecuencia se ponen de manifiesto mediante el trabajo de luz.

A nivel de este chakra se abre una puerta hacia todas las posibles formas de energía de la tierra. Además de nuestro guía y nuestro ayudante, en este centro podemos entrar en contacto con entes caprichosos. Más de una vez he tenido la experiencia de que, hablando figuradamente, parásitos comunes en la tierra han utilizado este canal para ascender por una persona y entrar en contacto con ella. Así pues, en este chakra también me he encontrado con posesiones. Por ello que no debe sorprender que en este centro nos encontremos con temas como, por ejemplo, el trato poco agradable con espíritus terrestres (llamada de demonios como magia gris o negra) o trastornos en la relación con la conducción a través de las fuerzas de la tierra. Además, tengo una fuerte sospecha de que a este nivel existe una alterada relación con el anclaje de las encarnaciones. Las cargas ancestrales de cariz religioso, provocadas por la inquisición, ofrendas humanas o persecución de brujas, es decir, temas de la violación patriarcal de la espiritualidad, aparecen con frecuencia en este centro.

Desde este chakra también podemos entrar en la superconciencia, aunque yo lo definiría mejor como un contacto con el conocimiento humano arcaico. Esto no se experimentará como la navegación por el World Wide Web espiritual, sino como un despertar instintivo, con el que se reactivarán el conocimiento ritual original, así como la experiencia de los ciclos naturales y, a partir de ahí, los acontecimientos de la encarnación. Los rituales con ofrendas, las fiestas de las estaciones, los ritos de la naturaleza, el agradecimiento por la cosecha, los rituales con animales, la muerte y el nacimiento, así como el ciclo de la vida, alcanzan la conciencia a este nivel.

Puerta conductora inferior - Temas y contenidos

CONTACTO CON LAS ENERGÍAS TERRESTRES

☺ Cuando entro en contacto con los espíritus terrestres, lo hago de una manera tan interiorizada, desinteresada y entregada como a través del canal superior. Además, soy consciente de los fuertes vientos que soplan a este nivel. Pero mi atención por las fuerzas de la tierra también provoca, en este caso, el retroceso de mi ego y hace que mis actos estén en sintonía con el gran Todo.

☹ Soy esclavo de la magia y las técnicas espiritistas que dependen de mi voluntad. No invito a espíritus y fuerzas, sino que los llamo. Soy como un pequeño niño borracho de poder que mira fascinado cómo todo puede suceder con sólo un par de frases, sin ser consciente de la dimensión ni de las consecuencias de mis actos. (Incluso la magia blanca sigue con frecuencia la voluntad de una sola persona que no tiene en consideración todas las implicaciones.)

CONOCIMIENTO RITUAL

☺ Al adentrarme en las profundidades de mis raíces, encuentro mi conocimiento ritual arcaico. Su utilización refuerza mi relación con la Madre Tierra y me permite fijar mi fuerza todavía mejor al suelo.

☹ A mí me es extraño cualquier tipo de ritual, a no ser que los vea de lejos, tomando una cerveza, atiborrándome a palomitas y viendo un par de jóvenes medio desnudas sobre una escoba y bailando alrededor de un fuego. Ése es un lenguaje que yo no entiendo.

Conocimiento humano arcaico

☺ Mi conciencia es capaz de viajar al pasado de la humanidad, aunque sea en forma de una sensación, un moverse en los canales de la historia de la Tierra. Recuerdo todo aquello que fuimos y que somos.

☹ Más allá del siglo xx no existe nada que valga la pena añorar o recordar.

26.º chakra

CENTRO DE LA FUERZA TERRESTRE

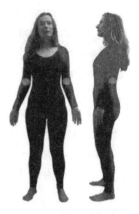

SITUACIÓN: la longitud del brazo hasta la punta de los dedos con la mano estirada o bien alrededor de 1 m por debajo de los pies.

CONEXIONES TRANSVERSALES:
· Directa: Hara.
· Sinergia: chakras subpersonales, chakra raíz, chakra sacro.

PERCEPCIÓN SENSORIAL:
· Visión externa: entrada de la irrefrenable fuerza terrestre pura.
· Visión interna: percepción extática.

Imagen en color *véase* pág. 335

COLOR/COLOR COMPLEMENTARIO: marrón medio/azul medio, poco saturados (ambos interpolados).

POLARIDAD/ELEMENTOS: femenino/éter (*yin*).

REGLA DE LA ENERGÍA: profundización, energización y fortalecimiento mediante multiplicación.

SÍLABA/TONO: desconocido.

AFIRMACIONES: me sumerjo en la fuerza vital pura. Soy puro éxtasis. Soy una fuente de pura fuerza.

REFUERZO DEL CHAKRA:
· Ejercicios: tomar y cambiar el propio destino; trance; rituales extáticos; danzas de lucha; entrar plenamente en la fuerza.
· Nutrición: alimentos altamente nutritivos, almidones.

Centro de fuerza terrestre - Conocimientos básicos

El centro de la fuerza terrestre se encuentra aproximadamente un metro por debajo de los pies. Desgraciadamente, no conozco resonancias como el tono o la forma; indico los colores marrón medio y azul medio con cierta reserva. El centro de la fuerza terrestre tiene una conexión directa con el Hara. En la práctica diaria, este chakra se muestra como la puerta de acceso a la fuerza terrestre en estado puro, a la energía terrestre arcaica. Desempeña un papel importante cuando se trata de levantar y aprovechar la energía terrestre. En él, la economía energética de nuestro cuerpo parece conectarse con la riqueza energética inagotable de la tierra. Así pues, este chakra está contrapuesto al centro del destino, lo que me permite especular que a través de este centro recibimos energía extra de la forma vital, cuando actuamos en sintonía con nuestro ser espiritual.

En la práctica chamánica existe la energía negra, que atribuiría preferentemente a este centro de forma definitiva. En este punto, me gustaría dirigirme a todos aquellos trabajadores de la luz de orientación cristiana que sienten un ligero pánico al oír la expresión «energía negra»: los colores de la suerte de los chinos son el negro y el rojo, mientras que el blanco es para ellos el color de la muerte. La fuerza vital de la tierra es negra; como consecuencia, no por casualidad, el negro tiene un importante significado en sistemas religiosos orientados a la fuerza, como los monjes de Shaolin o los druidas y los magos de la tierra. Cuando literalmente se trata de «fuerzas sobrenaturales» (una madre provoca un accidente de tráfico para salvar a su hijo), deberíamos dirigirnos a este centro. Además, técnicas como los ritos de trance pueden ayudar a abrir este chakra. ¡A este nivel la palabra clave es éxtasis!

La forma más clara de expresión del despliegue de la Madre Tierra parece ser la activación de la Kundalini. Kundalini es un término indio para designar una energía extremadamente fuerte que asciende desde el extremo inferior de la columna vertebral. Figurativamente se representa en forma de una serpiente enrollada que puede desenrollarse a lo largo de toda la columna vertebral hacia arriba, ascendiendo ceremoniosamente por la espalda. La energía Kundalini es una forma de energía tan fuerte que la persona en la que se ha desplegado por completo con frecuencia tiene sensaciones y realiza movimientos incontrolados y extremos. Dado que el origen de la Kundalini se encuentra en el primer y el segundo chakra principal, esta experiencia se acompañará de fuerza y sensación de felicidad. La activación de la Kundalini se realiza, evidentemente, a partir del centro de la fuerza terrestre. Lo que no está claro es si la Kundalini es «sólo» energía ascendente del propio cuerpo o una fuerza formada por la energía interna propia y la fuerza de la Madre Tierra. No obstante, lo que sí está claro es que se trata de poder en estado puro.

Centro de la fuerza terrestre - Temas y contenidos

FUENTE DE FUERZA PURA

☺ Estoy conectado a una fuente de fuerza pura; a través de mis venas corre el aliento de la Madre Tierra. Lato con la oscilación de fuerza de la tierra. Me marca el ritmo; yo soy la nota que danza con él.

☺ Cuando me siento débil o enfermo, me acuerdo de mi canal hacia abajo. Con ayuda de árboles, piedras o utensilios chamánicos soy capaz de unirme a la Madre Tierra, de manera que su fuerza en estado puro fluye hacia mí y pone mi cuerpo nuevamente a flote.

☹ Todo mi potencial de fuerza reside en las reservas que tengo en mi cuerpo. Cuando se agotan debo hacer una pausa, porque no tengo ni idea de cómo conectarme con la fuerza que hay bajo mis pies.

ÉXTASIS Y TRANCE

☺ Soy fuego, impredecible, salvaje, y exploto en todos los colores. Mi danza ilumina toda la sala y estoy poseído por el ritmo; es indiferente si asisto a un encuentro «rave» o si bailo una polca. Sé que el fuego del éxtasis une cielo y tierra y que provoca un cortocircuito de sus fuerzas, que es electrizante, al mismo tiempo que curativo.

☺ Mi capacidad para alcanzar el éxtasis me abre el sagrado camino del trance, mediante el cual se manifiestan al mismo tiempo en mi vida abismos de cálida sensualidad y cimas de la más profunda pasión.

☹ El éxtasis es algo extraño para mí. Tengo mucho miedo de perder el control sobre mi cuerpo, aunque sólo sea un momento. Por eso nunca experimento lo que puede significar entrar en un espacio totalmente diferente, más allá de la percepción cotidiana, en el que mis ojos se abrirán a otras realidades.

☹ El sexo conmigo es bonito, pero conmigo no se pueden alcanzar grandes cimas. En mis relaciones, la pasión se desgasta con el tiempo, porque no permito que mi pareja y yo nos adentremos sin reservas y nos entreguemos a un inconsciente viaje erótico, allá donde nos quiera llevar.

27.º chakra

CHAKRA DE LOS SERES VIVOS

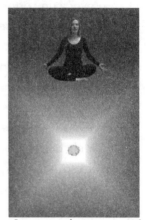

Imagen en color *véase* pág. 336

SITUACIÓN: aproximadamente una vez y media la longitud del brazo (hasta la muñeca) o 1,5 m por debajo de los pies.

CONEXIONES TRANSVERSALES:
· Sinergia: chakras subpersonales, chakra raíz.

PERCEPCIÓN SENSORIAL:
· Visión externa: contacto con el mundo animal y vegetal.
· Visión interna: unión con la naturaleza, unión «animal», partes animales (también en el chakra raíz).

COLOR/COLOR COMPLEMENTARIO: marrón nogal/tono azul claro (ambos interpolados).

POLARIDAD/ELEMENTOS: femenino/éter (*yin*).

REGLA DE LA ENERGÍA: probablemente también energización y fortalecimiento mediante multiplicación.

SÍLABA/TONO: desconocido.

AFIRMACIONES: estoy conectado con la tierra y todos sus seres vivos. Amo a todo ser vivo como a mí mismo. Soy respetuoso con mi entorno.

REFUERZO DEL CHAKRA:
· Ejercicios: actuar respetuosamente con los tesoros de la naturaleza y sus seres vivos; caza y recolección respetuosos; hablar con animales y plantas.
· Nutrición: alimentación ovolacto-vegetariana y vegetariana estricta.

Chakra de los seres vivos - Conocimientos básicos
(Todavía poco seguro)

Este chakra es, junto a la puerta de la encarnación, el segundo de este libro cuya existencia es para mí más bien una sospecha fundada que un hecho comprobado. Se encuentra aproximadamente 1,5 m por debajo de los pies. Los pacientes me han descrito como colores un tono negro y un tono dorado, los cuales, sin embargo, son más indicativos de la fuerza éter y tierra; como colores propios apuesto más por el marrón nogal y el azul claro.

Los escasos datos que hasta el momento he conseguido sobre este chakra, señalan todos en la misma dirección: el tema de este chakra son los seres vivos, ya sean plantas o animales, y a través de ellos nuestra relación con la fauna y la flora. Con este centro oscilan el respeto, el amor y la humildad por todos los seres vivos. La conexión con la naturaleza y la atención amorosa para el mundo animal y vegetal podría estar codificada a este nivel.

¿Nos ocupamos de ello en la vida cotidiana del mundo industrial? En la jungla de las grandes ciudades raramente se caza o se recolecta de la forma arcaica. Lo que en realidad tiene ocupada a la sociedad urbana es la matanza de animales con todas sus consecuencias. Es igual si aplasto un mosquito, enveneno a una rata o, en el contexto de un matadero, sacrifico un pollo o un cerdo, el tema siempre es el mismo. Básicamente, todo ello podría resumirse en la cuestión básica de vegetarianismo versus consumo de carne, el cual está planteado entre la población de las civilizaciones occidentales.

No sería de extrañar que a nivel de este chakra existiera también una especie de comunicación telepática instintiva. Como sabemos, existen personas que susurran a los caballos, y tienen que entrar en conexión con los animales a través de algún chakra. Pero es precisamente en este punto donde la argumentación zozobra. En algu-

243

nos círculos esotéricos se conoce un centro conocido como chakra delfín, que se localiza entre 3,5 m y 4 m por encima de la cabeza y que se supone preparado para la comunicación en un plano de oscilación especialmente fina, al que tienen acceso, por ejemplo, los delfines. Así pues, no sería de extrañar que, dependiendo del tipo de animal, estuvieran implicados determinados centros energéticos en el proceso de comunicación. Quizás el chakra de los seres vivos es «sólo» un centro de comunicación para las tortugas o los dinosaurios (por así decirlo, un chakra de parque jurásico), en el que nuestras partes animales primitivas están más cerca que en el chakra raíz. Pero, por el momento, no son más que especulaciones.

El chakra de los seres vivos - Temas y contenidos

HOMBRE Y NATURALEZA ↔ NATURALEZA HUMANA

☺ Me inclino humildemente ante la belleza y la grandeza de la Madre Naturaleza y sus hijas, la fauna y la flora. Mi humildad se caracteriza por la propia conciencia, ya que sé que soy y he sido siempre parte de la naturaleza. Yo la nutro y ella me nutre a mí. Estoy completamente unido al ciclo de la vida.

☹ Mi arrogancia humana me ha apartado de la naturaleza; incluso me considero mejor. Ya no me considero parte de ella y la utilizo como una cosa que únicamente sirve para cubrir mis necesidades. De esta manera altero la base de mi vida, sin comprender realmente lo que estoy haciendo. Mi separación de la vida de este planeta no me permite ver su belleza ni sus complejas relaciones.

NUTRICIÓN LIGADA A LA NATURALEZA

☺ Cuando recolecto los frutos de la naturaleza o voy de caza, lo hago con total respeto y profundo agradecimiento por los dones que me ofrece la naturaleza. No me avergüenza dar su justo valor a lo que me mantiene vivo. Y los guisantes de mi sopa me acercan más a la vida que mi reproductor de DVD.

☹ Para mí, los alimentos son productos industriales que consigo con dinero. Me gustan los alimentos de diseño, especialmente aquellos en los que no puede distinguirse el producto original; me horroriza que un pescado me mire desde el plato; además, una salchicha industrial no tiene nada que ver con un cerdo.

28.º chakra

ESTRELLA TERRESTRE

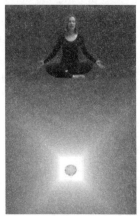

SITUACIÓN: aproximadamente dos veces la longitud del brazo (hasta la punta de los dedos) o unos 2 m por debajo de los pies.

CONEXIONES TRANSVERSALES:
· Sinergia: chakras subpersonales, chakra sacro, chakra cardíaco, todos los chakras corporales con polaridad femenina.

Imagen en color *véase* pág. 336

PERCEPCIÓN SENSORIAL:
· Visión externa: contacto con la diosa o la Madre Tierra.
· Visión interna: relación personal con la diosa y su percepción.

COLOR/COLOR COMPLEMENTARIO: marrón oscuro/azul claro.

POLARIDAD/ELEMENTOS: femenino/éter (*yin*).

REGLA DE LA ENERGÍA: ampliación de lo formativo en indefinido como profundización, energización para el amor y la fuerza vital.

SÍLABA/TONO: WO:M:

AFIRMACIONES: me sumerjo en la plenitud de la vida. Me sumerjo en el amor. Estoy protegido. Me permito ser querido. Honro a la madre divina/Madre Tierra. Estoy protegido por la fortaleza de la Madre Tierra.

REFUERZO DEL CHAKRA:
· Ejercicios: aceptar la plenitud de la vida, ascender montañas, dejar que todo florezca, hacer posible lo imposible.
· Nutrición: comer conscientemente, sea lo que sea.

Estrella terrestre - Conocimientos básicos

La estrella de la tierra tiene una ubicación totalmente contrapuesta a la de la estrella del cielo, unos 2 m por debajo de los pies. En lo referente a las resonancias externas, sólo puedo definir el color, el marrón oscuro, y, como color complementario, el azul claro.

¿Qué ocurre en este centro energético? Esencialmente, es el punto en el que podemos entrar en contacto con el polo divino-terrestre (y femenino) de nuestra existencia humana en la Tierra. Es el acceso a la espiritualidad divina desde la otra dirección, a través de la tierra. Este camino es tan apreciado por los chamanes y sanadores que curan trastornos físicos como lo son los canales transpersonales superiores para los trabajadores de la luz. En este chakra se refleja nuestra relación totalmente personal con la Madre Tierra, es decir, con el polo terrestre de la fuente. De la misma manera que en el caso de la estrella del cielo se trata de una conexión con la verdad superior, en la estrella de la tierra se trata de la conexión con la verdad inferior. Y al igual que en la estrella del cielo nos confrontamos con los preceptos cósmicos, en este centro nos enfrentaremos a las leyes de la encarnación terrestre. En este caso también es precisa una gran abertura y conciencia si queremos trabajar con este chakra. Los hombres lo tienen especialmente difícil, ya que muchas religiones están organizadas patriarcalmente, lo que conlleva que las prerrogativas religiosas les dificulten la libre experimentación de esta fuerza espiritual.

En el caso de la estrella de la tierra se trata de la forma de la vida. Si nos abrimos conscientemente a este centro energético, experimentaremos emociones como la protección universal en la fortaleza de la Madre Tierra o la clara sensación de sentirse en casa en el planeta Tierra. Si estamos anclados a este nivel, navegaremos en la sensación del amor y de la plenitud de la Madre Tierra. De la misma manera que nuestro espíritu está anclado en la estrella del cielo, nuestra existencia terrestre tiene sus raíces en la estrella de la tierra.

Así pues, las llaves de este chakra son el amor y la humildad hacia todo lo natural y vivo de la Tierra, así como el amor hacia y el cuidado de nosotros mismos. En primer lugar, en este centro podemos experimentar la abundancia de amor y todas las energías que desprende, así como la inacabable riqueza (material y no material) de la existencia. A este nivel se confirma el dicho: «el dinero va unido al amor», porque el dinero trabaja según las leyes de la abundancia.

Estrella terrestre - Temas y contenidos

RIQUEZA Y ABUNDANCIA ↔ ESCASEZ, POBREZA Y RECHAZO

☺ Disfruta de la inacabable plenitud de la abundancia divina de la vida. Me sumerjo en el mar del amor; me va increíblemente bien. Esto se debe a que me he abierto de todo corazón y con todo mi ser al cuerno de la abundancia del universo.

☺ Me sobra el amor. Con la ayuda de mi Kalpa Taru puedo reverter esta abundancia superterrenal en una forma terrenal que se corresponda conmigo. De esta manera puedo convertir mi vida y la vida de mi alrededor en una fiesta del amor y de la abundancia.

☺ En el plano económico nado en la abundancia, de la misma manera que en otros planos. Estoy seguro de la abundancia de la Madre Tierra y sé que: «valgo tiempo, dinero y amor» (con frecuencia también tema del chakra del timo).

☹ Me resisto a la abundancia, ya que si la permitiese significaría que podría aventajar y tener más éxito que mis pobres padres. Esto es impensable, sería deshonrarlos, ¡yo no puedo hacerlo!

☹ Abundancia, ¿qué es eso? Exceso, ¿de dónde? Estoy contento cuando consigo cierta ventaja. Tengo que aferrarme a lo poco que tengo, porque de otra manera también lo perderé…

☹ Soy un negador económico. Es decir, me niego a mí mismo la abundancia, para saldar una deuda imaginaria y para mantener mi orgullo o defender el honor.

Cuidado de la vida en la tierra ↔ descuido de la naturaleza viva

☺ Pongo el mayor cuidado en la vida y la creación. Dirijo mis acciones al mantenimiento de la vida del planeta Tierra y al bienestar de todos los seres vivos. Así, vivo en sintonía con las leyes naturales de la Tierra.

☹ La tierra es un dispensador de material para mis fines egoístas y nada más. ¡Y después de mí, ya puede venir el diluvio! Descuido la vida y no me preocupo por el medio ambiente. No pienso ni actúo de manera ecológica ni en sintonía con la Madre Tierra, sino exclusivamente en mi provecho económico y mi enriquecimiento personal. Vivo como un verdadero derrochador.

Contacto con la madre tierra ↔ distanciamiento de la madre tierra

☺ Puedo establecer contacto con la «diosa», la Madre Tierra, y veo en esta polaridad la acción de la fuente de toda existencia. Siento un profundo respeto y una profunda confianza en esta fuerza.

☹ ¡No existe ninguna diosa! Soy un machista inveterado, y todo lo que significa poder tiene que ser masculino.

Hipotéticos chakras
ESTRELLA DEL TIEMPO

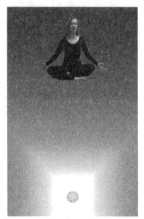

SITUACIÓN: alrededor de 2,5 m, biométricamente dos veces y media la longitud del brazo (hasta la punta de los dedos), por debajo de los pies.

CONEXIONES TRANSVERSALES:
· Sinergia: chakras subpersonales, sobre todo la estrella de la tierra.

PERCEPCIÓN SENSORIAL:
· Visión externa: percepción del curso del tiempo de la tierra.

Imagen en color *véase* pág. 337

· Visión interna: percepción subjetiva del tiempo.

COLOR/COLOR COMPLEMENTARIO: marrón negruzco/azul blancuzco.

POLARIDAD/ELEMENTOS: femenino/éter (*yin*).

REGLA DE LA ENERGÍA: desaparición de la dimensión del tiempo.

SÍLABA/TONO: desconocido.

AFIRMACIONES: Yo soy AHORA. Yo soy SIEMPRE. El pasado, el presente y el futuro son uno solo. Yo fluyo sin tiempo ni barreras.

REFUERZO DEL CHAKRA:
· Ejercicios: estar en el aquí y el ahora con todos los sentidos, sensaciones y emociones; experimentar la percepción del tiempo mediante largos ejercicios de meditación.
· Nutrición: comer conscientemente sea lo que sea.

Estrella del tiempo - Conocimientos básicos (hipotético)

La estrella del tiempo es el único chakra de este libro, cuya existencia es más bien una suposición fundada que una experiencia real. Por eso lo incluyo como hipótesis y no forma parte de los 28 chakras confirmados que he presentado; y también por este motivo esta obra se titula *El libro de los 28 chakras*. Sin embargo, no quisiera privar al lector de las siguientes reflexiones, ya que existen algunos datos que apuntan a la existencia de este chakra.

En el campo de los chakras superpersonales hemos estudiado la estrella del espacio. Cabe suponer que en el plano de los chakras subpersonales existe un chakra contrapuesto con una función parecida en relación con el desarrollo de la tierra en la continuidad de espacio-tiempo. En cuanto a las resonancias sólo tengo una sospecha en lo relacionado a los colores: marrón negruzco y blanco azulado.

Entonces, ¿cómo llego a la suposición de la existencia de este chakra? Cuando repasamos la historia de la evolución de la Tierra, descubrimos una curva exponencial en la velocidad de transformación. Si para la transformación del aspecto de la Tierra fueron necesarios millones de años, la ventana del tiempo se redujo a miles de años con el inicio de la «civilización», después a siglos y, actualmente, contamos en decenios. De la misma manera, nuestra transformación personal también tiene un curso en el tiempo, que es individual y variable. Desde el presente miramos atrás hacia el pasado y adelante hacia el futuro. Pero, ¿no es todo lo mismo? ¿No es siempre ahora? En la física moderna, el tiempo y el espacio han sido totalmente relativizados (en este contexto recomiendo libros como *El universo en una cáscara de nuez*, de Stephen Hawkings). Nuestro concepto cotidiano del espacio y el tiempo es totalmente arbitrario y, además, está mal definido, tal y como demuestran las experiencias de muchas personas en relación con la dilatación o compresión del tiempo.

La estrella del tiempo nos proporciona una nueva forma de ver la dimensión del tiempo. ¿Recuerdas la relación entre la amplitud y la frecuencia de una oscilación (pág. 54-55)? En la estrella del tiempo nos acercamos a la desaparición de la frecuencia con una interminable amplitud, es decir, fuerza. Probablemente una interrupción del tiempo nos abre una conciencia atemporal, la presencia eterna en el presente. Los sanadores espirituales experimentan que hay partes del futuro que son predecibles. Los adivinos se concentran en una esfera que les facilita datos sobre el plan vital de determinada persona. Así, en el campo de los sanadores espirituales profesionales existe una serie de fenómenos que no pueden explicarse en el contexto de una continuidad temporal. En resumen, el tiempo es tan dilatable como el espacio. No obstante, la cuestión que permanece abierta es si precisamente este chakra es relevante para este tipo de fenómenos, si es que realmente existe en esta forma.

Asimismo, en la estrella del tiempo se refleja el ciclo de la vida: nacer, florecer, crecer, madurar, marchitarse, morir y desintegrarse; la vida en cenizas, las cenizas en tierra, la tierra en vida, y así una y otra vez… Las culturas matriarcales, las brujas, los chamanes y religiones como el budismo o el lamaísmo son más fieles a este ciclo ancestral de la vida y la muerte que nuestra civilización occidental. Todas estas doctrinas se sirven en gran medida del canal energético inferior del que depende este chakra.

Estrella del tiempo - Temas y contenidos

YO VIVO EN EL PRESENTE ↔ YO VIVO EN CUALQUIER TIEMPO, NO SÓLO EN EL PRESENTE

☺ Yo vivo en el PRESENTE. Aprendo del pasado, pero no me aferro a él. Miro hacia el futuro, pero no permito que mi mirada quede cegada por anhelos y deseos inalcanzables, porque todo lo que tengo está AQUÍ (estrella del espacio) y AHORA.

☹ Soy un maestro en huir del presente. La melancolía y el orgullo me empujan al pasado, y los anhelos e ilusiones al futuro. De esta manera, siempre actúo como si estuviera ausente y en otra parte.

RELATIVIDAD DEL TRANSCURSO DEL TIEMPO ↔ FIJACIÓN DEL TIEMPO

☺ Conozco la sensación completamente atemporal de simplemente SER, más allá de una conciencia del transcurso del tiempo. El pasado, el presente y el futuro son sólo conceptos y pueden equipararse los unos a los otros en el aquí y el ahora. Así pues, estoy abierto a fenómenos más allá de la continuidad del tiempo.

☺ Como sanador, durante el proceso de sanación, cinco minutos antes de entrar en materia, recibo imágenes exactas de la situación para el transcurso de la sesión terapéutica. Cuando en casa, por la mañana, preparo mi maletín de trabajo, sólo tomo exactamente los utensilios rituales necesarios para la sanación de los pacientes de ese día, aunque ni tan siquiera sepa quién se va a presentar en mi consulta.

☹ Tengo visiones que coinciden punto por punto con los sucesos reales. Esta experiencia me produce pavor.

☹ Mi visión científica del mundo está profundamente dañada, y ahora se desmoronan algunas de las cosas que yo creía saber sobre el tiempo. Desde entonces, mi razón me repite una y otra vez: ¡Esto no es posible!

EL CICLO DE LA REENCARNACIÓN

☺ He integrado en mi visión del mundo el ciclo de la vida y, en consecuencia, actúo con respeto, tolerancia y amplitud de miras en lo referente al curso de las cosas. Tengo tranquilidad y paz en mi interior, ya que el carácter finito de esta encarnación es para mí estimulante, al mismo tiempo que intrascendente. Sin la muerte, mi vida no tendría ningún estímulo. Para mí, esta vida es un episodio en el viaje del alma, en cuyo principio y final yo, como hombre, no puedo influir.

☹ Soy ateo o nihilista. Estoy convencido de que después de la muerte seré completamente destruido. Al mismo tiempo, tengo mucho miedo a la muerte, porque temo la gran nada. Perplejo, intento conseguir en esta vida todo aquello que deseo conseguir.

☹ Me aferro al precepto religioso que me promete que después de esta vida llena de autodisciplina y sufrimiento recibiré una inmensa recompensa en el más allá, naturalmente, sólo si sigo el estricto código de comportamiento en esta vida (esta promesa es una especialidad de los movimientos ultraconservadores del cristianismo, los cuales, bajo mi punto de vista, nada tienen que ver con el mensaje de amor de Cristo, sino con la expansión a través del miedo). Como cristiano olvido que la reencarnación no fue eliminada de la doctrina cristiana primitiva hasta un concilio papal del siglo VII.

Anexo

Tablas

Visión general de las tablas
para el trabajo con los chakras

En este último apartado se encuentran las tablas en las que se exponen las principales características de los chakras. Un 95 por 100 de los conocimientos que se resumen en este apartado se basan en las observaciones de numerosos sanadores recopiladas a lo largo de muchos años. Yo las he estructurado, de manera que pueden extraerse conocimientos adicionales. La inspiración, asimismo, me llevó a incluir otros datos. Las tablas no son definitivas, ya que la descripción, sobre todo de los chakras transpersonales, constituye un terreno por explorar. En la elaboración he preferido dejar espacios en blanco en lugar de omitir circunstancias completas, sólo porque en el caso de algunos centros energéticos todavía no se dispone de esos conocimientos. Como el resto del libro, he concebido las tablas como algo orgánico, que a través de la práctica de las personas dedicadas al sector de la sanación pueden precisarse y detallarse más cada día. Así, las tablas de los diferentes centros energéticos no se presentan simplemente una detrás de otra, porque en la actualidad todavía no puedo decir nada sobre ellos.

No hay que olvidar que la descripción de un sistema tan complejo como el de los chakras sólo puede constituir una aproximación. Así pues, pido al lector que no se aferre a conceptos y significados aislados de las tablas; yo las concibo como un resumen obviamente incompleto, pero inspirador y de ayuda para la práctica diaria (o eso espero). Estoy convencido de que las siguientes tablas serán de utilidad para unos y otros. Sobre todo serán útiles para aquellos que buscan la manera de diagnosticar la actividad de un chakra o de activarlo mediante técnicas específicas.

He dispuesto las tablas aproximadamente en el mismo orden en que se describieron los fenómenos de resonancia en el primer capítulo del libro y he creado tres grupos: las resonancias externas, las internas y «que actúan» y las interacciones con el entorno.

Grupo A: EXT - Resonancias externas

Las tablas de las resonancias externas incluyen las principales correspondencias de los chakras con fenómenos físicos como la energía, el color, el tono o la forma. Se llaman resonancias externas porque se trata de la reacción ante fenómenos externos; muestran lo que resuena con los centros energéticos. En la práctica, las resonancias externas nos aportan un amplio abanico de posibilidades para estimular un chakra mediante métodos en parte técnicos y relativamente simples.

Como ejemplo, nuevamente el chakra raíz: la música de tambor, de ritmo martilleante y sordo, en un espacio iluminado con luz roja, activa nuestro primer chakra.

Tabla 1.ª EXT - Colores de los chakras corporales

En esta tabla se incluyen los colores y los colores complementarios de los chakras corporales. Por lo menos en lo que se refiere a los chakras principales, éstos son bien conocidos. El lector experimentado es posible que encuentre interesantes los colores complementarios. De ellos se desprende, por ejemplo, por qué el verde se considera con frecuencia el color curativo principal (chakra cardíaco y corona), por qué el rosa (magenta) se utiliza como color de las cuestiones del corazón o cómo los colores de los chakras dos y cinco, con conexión en cortocircuito, presentan una correspondencia cruzada.

Tabla 2.ª EXT - Colores de los principales chakras transpersonales

Los colores de los chakras transpersonales deben considerarse con prudencia, ya que en los círculos de sanación sólo se conocen algunos de ellos. Los colores de los chakras más exóticos (por ejemplo, la puerta de la encarnación) se calcularon a partir del curso cromático global y de los matices cromáticos de los chakras vecinos. Lo considero justificable, porque el curso cromático se conoce. De la misma manera, podría estar claro que los tonos incluidos son sólo valores aproximados (como ya hice notar en el primer capítulo del libro). Yo puedo vivir con ello, y espero que vosotros también. Dado que el paso de un color a otro es tan progresivo, en la dimensión super y subpersonal, el cambio se produce sólo cada cuatro chakras. Yo creo que es posible imaginarse los colores intermedios, por lo que he intentado colorear las imágenes de los chakras de esa parte en color.

Tabla 3.ª EXT - Polaridades, elementos y formas

En esta tabla he incluido tres resonancias diferentes. La primera la denomino polaridad o pertenencia de género. Es una correspondencia audaz, aunque, con toda seguridad, constituirá una buena materia de debate en los círculos especializados. En lugar de «masculino» y «femenino», también pueden utilizarse los términos *yin* y *yang*. En segundo lugar aparece la correspondencia con los elementos, que no debería suponer ningún problema, ya que fue ampliamente tratada al inicio del libro. Desgraciadamente, la correspondencia con las formas tiene lagunas, ya que a este nivel todavía existe mucho desconocimiento. Sin embargo, las formas aquí incluidas están bien documentadas y son muy útiles para la estimulación de los chakras. Me alegraré si se producen nuevos descubrimientos.

Tabla 4.ª EXT - Reglas energéticas

Me hice el propósito de formular una «regla energética» para cada chakra. Se trata de una especie de principio energético básico para entender la acción del centro energético. Puede plantearse de la siguiente manera: algunos centros funcionan según el principio de la atracción, otros según el principio de repulsión y otros según las reglas de la armonización. La regla energética sólo pretende ser una ayuda, ya que mediante ella puede estimularse su espíritu utilizando el principal mecanismo de acción de un chakra.

Tabla 5.ª EXT - Mantras y timbre de voz

En este resumen se trata de nuestra voz. Se incluyen los mantras indios, que yo transcribo para completar la información. No obstante, los mantras vocales están muy próximos a la práctica y son muy eficaces para la estimulación de los chakras. Además, como músico y cantante aficionado, no podía dejar de describir, allí donde tuviera el conocimiento, los cambios de la voz cantora según la apertura o el cierre de un chakra.

Tabla 6.ª EXT - Música y danza

Ésta es la tabla de un melómano que no podía evitar establecer una correspondencia entre los chakras y los diferentes estilos de música y danza. En este caso debe aplicarse la tolerancia, ya que a este nivel los gustos y las opiniones están definitivamente disociados, aunque este planteamiento tiene, con toda seguridad, su valor como estímulo. Si existe un instrumento decisivo para un determinado chakra también se incluye en la tabla.

Tabla 7.ª ESPECIAL - Piedras curativas para la estimulación del equilibrio de los chakras

Para finalizar este apartado de las tablas me atrevo a apuntar una correspondencia más de los chakras con algunas piedras curativas. Esta correspondencia se basa en la experiencia, pero, en el caso de algunas piedras (sobre todo en el nivel transpersonal), permite nuevas comprobaciones y constataciones. Esto se debe, entre otras cosas, al hecho de que esta tabla conlleva algo más que la concordancia del color de las piedras curativas con los chakras, tal y como es habitual. La correspondencia presentada va más allá e intenta establecer una unión entre la esencia de la piedra y la del chakra. En los círculos de los sanadores, cuyos conocimientos han influido tanto en este libro, desgraciadamente existen pocos expertos en el tema de la cristaloterapia, por lo que esta tabla todavía está en pleno desarrollo. No obstante, no quiero privar al lector de esta correspondencia.

Espero que los expertos en piedras que trabajan con otros parámetros no me lapiden, sino que me envíen un correo electrónico con sus descubrimientos (info@heilarbeit.de), de manera que en un futuro pueda incluir sus conocimientos. Sin embargo, incluso en este momento, la tabla ha demostrado su utilidad para su aplicación práctica.

Grupo B: INT - Resonancias internas

En estas tablas se trata de las experiencias internas que aparecen en relación con la actividad de un chakra, es decir, de las resonancias internas. Aquí, también los planos corporal, emocional y mental siguen ese mismo orden. El plano espiritual fluye allí donde aparece, pero no siempre lo hace.

Tabla 8.ª INT (todo) - Percepciones

Esta tabla se ocupa de las distintas percepciones de la persona. En la primera columna he incluido la percepción sensorial de la llamada visión externa. Entre ellos se encuentran naturalmente nuestros cinco sentidos clásicos, pero también muchos más. Son los sentidos dirigidos hacia el exterior, que nos ayudan a comunicarnos con nuestro entorno. En la segunda columna se encuentran las percepciones de la visión interna, que describen nuestra experiencia individual durante la percepción de procesos internos o externos. Esta tabla es realmente fiable y debería mostrar clara y rápidamente al lector que dispone de más de cinco sentidos y que éstos pueden reflejarse en él mismo en infinitas formas de experiencias.

Tabla 9.ª INT (cuerpo) - Correspondencias corporales

En esta tabla se encuentran las clásicas correspondencias corporales de los chakras con el cuerpo físico. Bajo mi punto de vista, estas correspondencias sólo tienen sentido para los chakras corporales. Si en un chakra transpersonal aparece una resonancia corporal, por regla general es que existe un centro energético corporal que se interpone en una función intermedia. En esta tabla se incluyen tres correspondencias con las zonas corporales, con los órganos y con las glándulas. Para completar la información, he incluido consejos nutricionales para los chakras que constituyen una indicación de qué nutrientes pueden corresponder a determinado chakra. Básicamente se puede afirmar que una nutrición poco variada (es indiferente si es a base de patatas fritas de bolsa, alimentación vegetariana o alimentación de luz) siempre tiene consecuencias negativas para nuestro sistema energético.

Tabla 10.ª INT (cuerpo) - Técnicas manuales

En un esquema debe mostrarse cómo, a partir de la movilización de la energía en el cuerpo mediante diversas técnicas de contacto y trabajo sobre el aura, pueden estimularse o abrirse los chakras. El principio es el siguiente: cuanto más avanzamos hacia el cielo o hacia los centros transpersonales, más suave debería ser el contacto, hasta que el contacto físico se interrumpe y se trabaja únicamente a nivel del aura. Sin embargo, no debemos olvidar que las técnicas manuales siempre implican un trabajo a nivel del aura, aun cuando el chakra coincida con nuestro cuerpo físico.

Tabla 11.ª INT (cuerpo) - Ejercicios corporales

En muchos libros de chakras o de yoga existen buenos ejercicios físicos para la estimulación de los chakras principales. Yo no soy experto ni en yoga ni el qi-gong, por lo que no pretendo ofrecer un gran número de ejercicios descritos con precisión; sin embargo, sí he querido incluir una pequeña selección. Sólo pretende ilustrar bajo qué criterios deben buscarse los ejercicios para determinado chakra corporal. Aconsejo a todo aquel al que le gusta la actividad física que busque el asesoramiento de un experto en las técnicas descritas.

Tabla 12.ª INT (emoción) - Palabras clave
de la experiencia

Probablemente ésta es la tabla más interesante y estimulante sobre el significado de los chakras. Las palabras clave incluidas en esta tabla corresponden a la experiencia emocional que puede tener lugar en cada uno de los chakras. Las palabras clave de la columna de la izquierda representan una experiencia generalmente positiva a la que se llega cuando un chakra es activado y abierto. En ese momento irradia, por así decirlo, en su cualidad original. Sin embargo, si el chakra está cerrado y bloqueado, advertiremos sensaciones y sentimientos que se encuentran en la columna de la derecha. Así pues, una mirada a la columna derecha nos aportará información sobre posibles temas problemáticos que cierran un chakra. La «sensación de bloqueo» tiene en la superficie los componentes de la sentida falta de actividad del chakra (por ejemplo, en el chakra cardíaco, introversión, distancia o frialdad) y, más profundamente, la cualidad emocional de la experiencia que bloquea el chakra (en el caso del chakra cardíaco, una herida emocional, una traición, una sensación de abandono, el aislamiento, etc.). En la tabla de arquetipos y papeles, así como en el índice alfabético, encontrará otros estímulos para temas problemáticos.

Búsqueda del bloqueo emocional

Existen métodos sencillos para reconocer un bloqueo emocional. En un bloqueo, nuestro cuerpo se contrae en un (o varios) lugar(es) y nosotros no somos capaces de recibir la energía (llena de amor) o la mirada directa (al corazón) de otra persona. Si conocemos qué experiencia y qué emoción ocultamos a esa persona y a nosotros mismos, entonces podremos transformarnos.

Un truco cuando no somos capaces de aguantar la mirada alguien: repetirse a uno mismo las palabras de la segunda columna y buscar con cuáles de ellas ya no tenemos que apartar la mirada; ése es nuestro propio deseo.

Tabla 13.ª INT (emoción) - Técnicas respiratorias

Los chakras pueden estimularse voluntariamente mediante determinadas técnicas respiratorias. Dado que la respiración también estimula de forma directa la sensibilidad de una región corporal, yo incluyo el trabajo con la respiración dentro del grupo de las técnicas emocionales del trabajo de los chakras. En este contexto me gustaría dar un último consejo: cuando se combina un movimiento con la respiración, durante la inspiración siempre debe ser radial en dirección al corazón/Kalpa Taru y durante la espiración desde el tórax hacia afuera.

Tabla 14.ª INT (espíritu) - Afirmaciones

Las afirmaciones son sencillas frases guía que pueden elevar el espíritu a determinado plano de conciencia. De esta forma, permiten la activación de un chakra a través de las regiones mentales de nuestro Yo. Si recitamos en voz alta las afirmaciones de determinado chakra, pueden ocurrir dos cosas: o bien sentimos cómo nuestro corazón se abre a causa de la concordancia y en el lugar de este chakra nos invadirán bonitas sensaciones, o bien sentiremos espasmos y cansancio al recitar las afirmaciones, porque nuestro chakra cerrado se defiende contra ellas. Entonces habremos descubierto nuestro problema, al que deberemos tener en cuenta si queremos abrir completamente el chakra.

Tabla 15.ª INT (espíritu) - Preguntas clave

Las preguntas clave nos ayudan en el análisis de los temas de bloqueo de un chakra. Nos estimulan a entrar en contacto con la esencia y los contenidos de un centro energético. En la práctica, esto puede suponer una ayuda para la solución de problemas. Así pues, cuando advertimos que en el análisis nos bloqueamos en un deseo o un hallazgo importante, podemos intentar percibir en qué lugar de nuestro cuerpo se ha encallado el deseo, preguntarnos qué chakra se localiza a ese nivel y plantearnos las preguntas correspondientes de la tabla. Pueden proporcionarnos la respuesta decisiva.

Tabla 16.ª INT (espíritu) - Manifestación

Esta tabla muestra el camino de la manifestación. Si aportamos algo nuevo, por ejemplo, un proyecto o un producto a la vida, el camino pasa de la nada amorfa al algo de forma definida. A partir de una inspiración surge una idea, de una idea un deseo del corazón, de un deseo del corazón un propósito y el propósito es seguido de hechos (o no). Desde la perspectiva del transcurso de los chakras, esto representa una evolución de arriba hacia abajo. Esta tabla puede utilizarse también como lista de control en el desarrollo de un proyecto, para controlar el transcurso de la realización de un proyecto o cuando aparecen obstáculos.

Grupo C: ACT - Actuación

Cada chakra influye sobre nuestro intercambio activo con el entorno de una manera distinta, lo que en estas tablas de interacción describo con la abreviatura ACT (actuación). En este caso ya no se trata de experiencias, sino de actuar. La primera tabla está dedicada al intercambio energético general del entorno. Las dos siguientes presentan cuestiones especiales de la relación de pareja y la última los jueguecitos y papeles que realizamos en el día a día.

Tabla 17ª. ACT - Entrenamiento de chakras

En esta tabla se incluyen acciones y comportamientos para cada chakra, los cuales nos desafían a reaccionar a partir de dicho centro. Si, como consecuencia, entramos en interacción con nuestro entorno, entonces activamos más intensamente el chakra correspondiente. Aprender haciendo. Lo reforzamos al usarlo. Esta tabla también puede utilizarse como una guía de ejercicios para el fortalecimiento de los chakras.

Tabla 18.ª ACT - Amor de pareja

Nuestro amor por una persona puede expresarse en muchos niveles de nuestro Ser. El amor es como una planta, que en cada chakra produce una flor diferente. Cada una de ellas es única, perfecta y naturalmente equiparable a las otras formas de amor. El amor ES sencillo. Se muestra a nosotros desde distintos ángulos, y está ante nosotros por si queremos abrirnos y entregarnos.

Tabla 19.ª ACT - Sexualidad de pareja

Naturalmente, lo que es válido para el amor es válido para la sexualidad. La sexualidad es sólo una manifestación de la fuerza motriz de la vida. Esta tabla muestra las distintas formas del encuentro sexual especial y vivificante entre un hombre y una mujer a todos los niveles de su ser.

Tabla 20.ª ACT - Papeles y arquetipos

En esta tabla he recopilado, entre risas y lágrimas, papeles y arquetipos. Éstos representan comportamientos típicos, que recibimos de buen grado en el plano de cada uno de los chakras. En ocasiones, estos papeles son arquetípicos, naturales y primitivos, sobre todo los que se encuentran en la columna izquierda bajo el título de arquetipos. No obstante, algunas veces estos papeles carecen de amor y de fuerza, como es el caso de los que se encuentran en ambas columnas a la derecha bajo el título de «papeles interpretados». Además, he ordenado estos papeles en las subcategorías «carga alta», para los intérpretes hiperactivos y sin freno, y «carga baja», para los pasivos, retraídos y víctimas. Esta tabla está pensada sólo como un estímulo, pero no pongo la mano en el fuego sobre su veracidad...

¡Disfrute consultando, ojeando y curioseando las tablas!

Advertencia: si algún chakra no aparece en una de las siguientes tablas es porque por el momento no existe ninguna correspondencia segura en ese caso.

1.ª EXT - Colores de los chakras corporales

(tabla de colores, *véase* pág. 342)

Chakra	Color principal	Color complementario
(7) Chakra corona	violeta	verde neón
Chakra occipital	azul hielo	marrón nogal
Chakra frontal superior	violeta azulado	verde claro
(6) Tercer Ojo	azul índigo	verde amarillento
(5) Chakra laríngeo	azul real	amarillo sol
Chakra del timo	turquesa	rojo rubí
(4) Chakra cardíaco	verde esmeralda	magenta
Kalpa Taru	verde hierba	lila
(3) Chakra del plexo solar	amarillo canario	azul oscuro
(2) Chakra sacro	naranja	azul claro
(1) Chakra raíz	rojo intenso	cian

2.ª EXT - Colores de los principales chakras transpersonales

(tabla de colores *véase* pág. 343)

Chakra	Color principal	Color complementario
Estrella del espacio	azul medianoche	amarillo yeso
Estrella del cielo	violeta azul oscuro	dorado
Puerta conductora superior	azul azur	oliva dorado
Punto del alma	azul acero	verde oliva
Punto de la encarnación	naranja salmón	azul real
Puerta conductora inferior	marrón claro	azul bebé
Estrella terrestre	marrón oscuro	azul claro
Estrella del tiempo	marrón negro	azul blancuzco

3.ª EXT - Polaridades, elementos y formas

Chakra		Polaridad	Elementos	Formas
Plano inferior	Estrella del espacio	masculino	éter (forma *yang*)	
	Estrella del cielo			estrella tridimensional
	Centro del destino			
	Puerta conductora superior			pirámide de tres caras
	Puerta del alma			
	Punto del alma		éter, aire	Anillo, esfera, extremo superior del merkaba
Plano físico	(7) Chakra corona	femenino	éter, aire	ocho vertical
	Chakra frontal superior	masculino	aire, éter	círculo
	Chakra occipital	femenino	aire, éter	círculo
	(6) Tercer Ojo	masculino	aire, (metal?)	octaedro
	(5) Chakra laríngeo	femenino	aire, agua	óvalo
	Chakra del timo	andrógino	agua, aire; alimentación del éter	punto
	(4) Chakra cardíaco	femenino	agua, (madera?), punto de inflexión entre aire y fuego	círculo
	Puntos de la mano			
	Kalpa Taru	andrógino	agua, fuego, alimentación del éter	ocho acostado
	Puntos del codo			
	(3) Chakra del plexo solar	masculino	fuego, agua, tierra	estrella de seis puntas, triángulo (vértice hacia abajo)
	Hara	andrógino	fuego, agua, tierra, alimentación del éter	punto
	(2) Chakra sacro	femenino	fuego, agua, tierra	triángulo (vértice hacia arriba)
	(1) Chakra raíz	masculino	fuego, tierra	cuadrado
	Puntos de la rodilla	femenino	tierra, fuego	
	Puntos del pie	masculino	tierra, fuego	
Plano superior	Punto de la encarnación	femenino	éter, tierra	extremo inferior del merkaba
	Puerta de la encarnación		éter (forma *yin*)	
	Puerta conductora inferior			pirámide de cuatro caras
	Centro de la fuerza terrestre			
	Chakra de los seres vivos			
	Estrella de la tierra			
	Estrella del tiempo			

269

4.ª EXT - Reglas energéticas

	Chakra	Reglas energéticas
Plano inferior	Estrella del espacio	desaparición de la dimensión espacial
	Estrella del cielo	extensión de lo amorfo en indefinido como intensificación de la fuerza espiritual, voluntad divina y conciencia
	Centro del destino	expansión mediante multiplicación
	Puerta conductora superior	expansión mediante adición múltiple
	Puerta del alma	expansión mediante adición simple
	Punto del alma	transformación mediante transmutación (cambio de lo amorfo)
Plano físico	(7) Chakra corona	entrada de tonos altos y energías fuertes
	Chakra frontal superior	transformación y equilibrio de la información superior hacia el conocimiento más interno
	Chakra occipital	entrada de tonos bajos
	(6) Tercer Ojo	electrificación mediante interacción
	(5) Chakra laríngeo	relajación mediante dejar ir, renunciar y ofrecer
	Chakra del timo	armonización mediante la concordancia y la sustentación silenciosa
	(4) Chakra cardíaco	armonización mediante la resonancia hasta la concordancia
	Puntos de la mano	armonización mediante intercambio
	Kalpa Taru	combinación de la energía amorfa y la forma para manifestación y materialización
	Puntos del codo	roce de las similitudes
	(3) Chakra del plexo solar	tensión y dinámica a través de la polarización de las similitudes (rivalizar) e iniciativa
	Hara	la onda/el motor: condensación mediante acumulación y donación de la energía en forma de gran onda o explosión
	(2) Chakra sacro	expansión y dinámica a través del magnetismo; juego de los contrarios (atracción, repulsión)
	(1) Chakra raíz	condensación por gravitación
	Puntos de la rodilla	densificación mediante adaptación y adecuación mutua
	Puntos del pie	materialización como una cristalización escalonada
Plano superior	Punto de la encarnación	materialización como transformación a través de la alquimia (variación de la forma)
	Puerta de la encarnación	profundización y energización mediante adición
	Puerta conductora inferior	asentamiento en la tierra de la propia fuerza de acción energética mediante adición múltiple
	Centro de la fuerza terrestre	profundización, energización y fortalecimiento mediante multiplicación
	Chakra de los seres vivos	energización y fortalecimiento mediante multiplicación
	Estrella de la tierra	ampliación de lo formativo en indefinido como profundización, energización para el amor y la fuerza vital
	Estrella del tiempo	desaparición de la dimensión del tiempo

5.ª EXT - Mantras tonales, vocales y timbre de voz

	Chakra	Mantra	Vocal	Timbre de voz
Plano inferior	Estrella del espacio			
	Estrella del cielo		HI:	☺ trascendente, un tono, meditativo
	Centro del destino			
	Puerta conductora superior		I:HJU:	☺ etéreo, minimalista
	Puerta del alma			
	Punto del alma		WI:ZZ	☺ sonido redondo, puro, voz de ángel
Plano físico	(7) Chakra corona	AUM	HI:	☺ hondamente emotivo, auténtico
	Chakra frontal superior	OM	HI:N	☺ lleno de contenido, con fuerza en el mensaje
	Chakra occipital		MING:	☺ traído por la improvisación, creativo
	(6) Tercer Ojo	AM	E: (scharf)	☺ resonante, modulado, matizado ☺ artificial, sin tono, aburrido
	(5) Chakra laríngeo	HAM	E: (weich) E:Ä:	☺ juguetón, abierto, inmediato ☺ monótono, sin tono, presionado, estridente
	Chakra del timo		A:HM	☺ diáfanamente claro, encadenado, nuclear ☺ efímero
	(4) Chakra cardíaco	SAM/YAM	A: A:H	☺ abierto, voluminoso, llena el espacio, lleno, amplio, transmisor, penetrante ☹ delgado, confinado
	Kalpa Taru		HY:	(HY: activa la línea Hara; el timo y el Hara también oscilan)
	(3) Chakra del plexo solar	RAM	Ö	☺ lleno de fuerza, alto, presente ☹ estridente, bajo, apretado
	Hara		HOÜ:	☺ muy profundo, relajado, vibrante
	(2) Chakra sacro	WAM	O:H	☺ vívido, sensual, emocional, erótico, femenino primitivo ☹ bajo, prensado, sin entusiasmo
	(1) Chakra raíz	LAM	HU:	☺ profundo, masculino, primitivo, lleno, sexual ☹ sin cuerpo, apagado, muerto
	Puntos de la rodilla		U:HM	
	Puntos del pie		U:HU:	☺ estable
Plano superior	Punto de la encarnación		DOM:	☺ profundo, encadenado, vibrante
	Puerta de la encarnación			
	Puerta conductora inferior			
	Centro de la fuerza terrestre			☺ penetrante, extático, fascinante
	Chakra de los seres vivos			
	Estrella de la tierra		WO:M:	☺ pletórico, envolvente
	Estrella del tiempo			

6.ª EXT - Música y danza

	Chakra	Instrumento musical, voz	Estilo de baile
Plano inferior	Chakras superpersonales	**Monocordio**/música etérea-trascendente, música minimalista armónica, por ejemplo: sonidos de las ballenas, sonidos esféricos, música de doce tonos, ambiente-trance, platillos, tonos concomitantes	estilos externos, o un silencioso movimiento interno
Plano físico	(7) Chakra corona	**Sintetizador esférico**/sonidos esféricos, música inspirada suave, canto vivo, con frecuencia pocos instrumentos con melodías de paso simple: cantos de mantras, música meditativa, clásica	danzar para uno mismo, con los ojos cerrados, sumergido, como se quiera; procesos sobre la pista de baile, olvidarse de uno mismo y de los demás, fluir del cuerpo
	(6) Tercer Ojo	**Teclado**/Jazz libre «para pensar», piezas de música clásica refinadas	danza experimental para uno mismo; danza de teatro con figuras controladas; ballet
	(5) Chakra laríngeo	**Canto**/Jazz interpretado, expresivo y melódico; mestizaje y música del mundo, clásica ligera	juego de movimientos, danza expresiva con pareja, improvisación del contacto
	(4) Chakra cardíaco	**Canto suave, con frecuencia femenino, piano**/lleno de fuerza y suave, pop suave, canciones de amor	danza en pareja (estándar o libre)
	(3) Chakra del plexo solar	**Instrumentos de solo como la guitarra española; canto con fuerza, con frecuencia masculino/** gran fuerza, alegre, expresivo, explosivo; rock, rockabilly, rock'n'roll	rock'n'roll, pogo, danza individual con fuerza, pero también vals y estándares como el discofox
	(2) Chakra sacro	**Bajo, violín; canto vivo, con frecuencia femenino**/apasionada, viva, emocional, lasciva hasta la agresividad, **soul, funk**	danzas sensuales, expresión corporal lasciva, danzas sudamericanas como la salsa, el tango, el mambo, la samba
	(1) Chakra raíz	**Tambor**/patrón rítmico simple, repetitivo, canto arcaico: música del mundo terrestre, **heavy metal**	mucho juego de piernas, zapateado, rítmico, pogo, danzas tribales, samba
Plano superior	Chakras subpersonales	**Percusión**/música que induce al trance, **rave-tunes**, música caótica, patrones llenos de fuerza, repetitivos (tecno)	danza de éxtasis, danza caótica en que uno se olvida de sí mismo; se desarrolla a partir de los impulsos corporales, sin control

7.ª Especial - Piedras curativas para la estimulación del equilibrio de los chakras*

Chakra		Piedra
Plano inferior	Estrella del espacio	1-**apofilita**, 2-calcopirita
	Estrella del cielo	1-diamante, 2-**cuarzo de color amarillo dorado**
	Centro del destino	1-**labradorita**, 2-jade
	Puerta conductora superior	1-**berilo**
	Puerta del alma	1-**jadeita**, 2-ojo de halcón
	Punto del alma	1-**fluorita arco iris**, 2a-piedra luna (crecimiento espiritual), 2b-espinela (consolidación espiritual)
Plano físico	(7) Chakra corona	1-**sugilita**, 2-purpurita
	Chakra frontal superior	1-**sodalita**, 2-plata
	Chakra occipital	1-**azurita**
	(6) Tercer Ojo	1-**lapislázuli**, (también coelestina para el Tercer Ojo, bilateral)
	(6) Chakra laríngeo	1a-**aguamarina** (estimulante), 1b-calcedonia (armonizadora) (también coelestina para el Tercer Ojo, bilateral)
	Chakra del timo	1-**crisoprasa** (también malaquita)
	(5) Chakra cardiaco	1-**aventurina** (también malaquita), 2-prasa
	Puntos de la mano	1-**tulita**
	Kalpa Taru	1-granate, 2-**heliotropo**
	Puntos del codo	1-**hierro de tigre**
	(3) Chakra del plexo solar	1a-ámbar (afianzador), 1b-**citrino** (aclarante), 2-cobre
	Hara	1-**ojo de tigre**, 2-pietersita
	(2) Chakra sacro	1-**piedra sol**, 2-espinela
	(1) Chakra raíz	1-**madera fosilizada**, 2-hierro
	Puntos de la rodilla	1-**magnesita**, 2-aragonita
	Puntos del pie	1-**hematita**, 2-pirita
Plano superior	Punto de la encarnación	1-**marcasita** (también piedras Boji)
	Puerta de la encarnación	1-**sardónice** (también piedras Boji)
	Puerta conductora inferior	1-**ónice**, 2-obsidiana nevada
	Centro de la fuerza terrestre	1a-**chorlo** (estimulante), 1b-azabache (armonizador)
	Chakra de los seres vivos	1-**tectita**
	Estrella de la tierra	1-**jaspe**
	Estrella del tiempo	1-**astrofilita**

* el autor se reserva el derecho de hacer cambios en esta tabla; se basa en la experiencia actual, pero necesita comprobación y constatación.

Leyenda

1, 2   Prioridad en la que las piedras están en resonancia con el chakra. Cuando sea posible, utilizar la piedra con mayor prioridad (1); las piedras en negrita son aquellas que representan un buen camino intermedio.

1a, 1b   Piedras equivalentes para el chakra, aunque con distinta acción.

Piedras adicionales con acción múltiple

Las siguientes piedras actúan sobre varios centros al mismo tiempo o tienen determinados efectos sobre los chakras.

Conexión y transformación
- selenita (blanca): apertura del canal superior
- obsidiana (negra): apertura del canal inferior
- peridoto: aclaración del ego
- turquesa, pietersita, platino, sardónice: estabilización de la línea del Hara
- cuarzo rutilo: centros corporales espirituales (timo, Kalpa Taru y Hara)
- carneola: poder físico, chakra raíz y chakra sacro

Trabajo de esencias y trabajo de luz
- cristal de roca: conciencia, claridad y sabiduría
- amatista: aclaración y limpieza
- cuarzo rosa: amor

Piedras horquilla (reúnen la fuerza de chakras opuestos)
- turmalina: ambas puertas conductoras
- circonio: estrella de la tierra y del cielo
- oro: dios y diosa
- piedra luna: merkaba, es decir, punto del alma y punto de la encarnación

8.ª INT (todo) - Percepciones

Chakra	Visión externa/sentido	Visión interna/experiencia
Plano inferior		
Estrella del espacio	telepatía transhumana, contacto con formas vivas no humanas	expansión cósmica, paso a la conciencia del Todo
Estrella del cielo	contacto totalmente personal con Dios, el padre celestial	percepción personal de la propia relación con Dios
Centro del destino	reconocer su sitio en la estructura global	sentir la dirección del camino de la vida
Puerta conductora superior	contacto con seres conductores superiores y la familia de almas	pirámide de tres caras
Puerta del alma	contacto con almas incorpóreas cercanas o unidas a la tierra	unión en forma de díada o tríada, acuerdo de familia
Punto del alma	telepatía automática con el alma de la persona que tenemos enfrente, reconocimiento de una conexión kármica	conexión con el Yo superior; reconocimiento de nuestra parte kármica en un encuentro
Plano físico		
(7) Chakra corona	entrada de la luz divina, percepción de la luz (como percepción de la entrada de luz), entrega energética	sentir la unión hacia arriba, la existencia unida con el canal divino (superior)
Chakra frontal superior	entrada de la voluntad divina	voz de la inspiración formal y de la propia voluntad, visión como reconocimiento y comprensión
Chakra occipital	oído	voz de la inspiración y la intuición; ver como visión pasiva
(6) Tercer Ojo	visión	voz del Yo/cognitiva/de lo consciente; visión como planteamiento activo
(5) Chakra laríngeo	primaria: gusto/secundaria: olfato	voz del inconsciente; voz del ego
Chakra del timo	telepatía no intencionada	voz de la dirección interna
(4) Chakra cardíaco	sentido del tacto (sensibilidad fina) y función motora fina, percepción del amor	voz del corazón, percepción del amor
Puntos de la mano		
Kalpa Taru	flujo desde arriba	fuerza de manifestación
Puntos del codo		
(3) Chakra del plexo solar	sentido del tacto para la percepción grosera (presión)	emociones del TÚ, voces de las emociones
Hara	primaria: poder/secundaria: tacto (vibración)	centro interno como asentamiento de lo propio, gestión de la fuerza
(5) Chakra sacro	primaria: olfato/secundaria: gusto	emociones del Yo, voces de la ilusión y de las necesidades viscerales
(1) Chakra raíz	primaria: sentido de la fuerza/secundaria: olfato	voz de las necesidades básicas, del instinto
Puntos de la rodilla	flujo desde abajo	movilidad, motivación
Puntos del pie	enraizamiento superior como conexión de fuerza a la tierra	puesto, anclaje y contacto con la tierra, movimiento
Plano superior		
Punto de la encarnación	enraizamiento profundo como anclaje en la fuerza de la Madre Tierra	voz del Yo más profundo y del instinto; toma de tierra espiritual
Puerta de la encarnación	anclaje de la propia energía mental en la tierra, fuerza de los antepasados	conexión con una díada, voz de la tenacidad y de la fuerza del compromiso
Puerta conductora inferior	contacto con espíritus terrestres e instancias guía de la Tierra	percepción de la adecuación del propio camino vivido
Centro de la fuerza terrestre	entrada de la irrefrenable fuerza terrestre pura	percepción extática, trance
Chakra de los seres vivos	contacto con animales y plantas	unión con la naturaleza, unión «animal»
Estrella de la tierra	contacto con la diosa o la Madre Tierra	gozar de abundancia de amor y plenitud
Estrella del tiempo	percepción del tiempo de la Tierra	experiencia subjetiva del tiempo

9.ª INT (cuerpo) - Correspondencias corporales

	Chakra	Zona corporal, miembros	Órgano/órganos de los sentidos	Glándula/ consejo de nutrición
	(7) Chakra corona	parte superior de la cabeza, cuero cabelludo	parte superior de la corteza cerebral	epífisis (glándula pineal)/**energía de la luz/tierra**
	Chakra frontal superior	frente	lóbulo frontal	**agua**
	Chakra occipital	zona occipital	bulbo raquídeo (médula oblonga), oídos → oído	hipófisis (glándula pituitaria)/**agua**
	(6) Tercer Ojo	cara: ojos, parte inferior de la frente, sienes	lóbulo frontal, ojos → visión	hipófisis (glándula pituitaria)/**carbohidratos (IGLI elevado)**
	(5) Chakra laríngeo	cuello, hombros, parte superior del tórax	laringe, paladar/lengua → gusto, nariz → olfato	tiroides/**fruta**
	Chakra del timo	parte superior de la caja torácica, parte superior del cuerpo	pulmones, sistema inmunitario	timo/**primaria: energía lumínica; secundaria: energía terrestre**
	(4) Chakra cardíaco	manos, boca, caja torácica	corazón, pulmones, piel → tacto	**verduras**
	Puntos de la mano	manos, caja torácica	corazón	
	Kalpa Taru	parte superior del abdomen	páncreas	islotes de Langerhans/**energía lumínica/terrestre**
Plano físico	Puntos del codo	odo, brazo, parte media del abdomen	músculos (estriados), piel	islotes de Langerhans/**hidratos de carbono (de bajo IGLI)**
	(3) Chakra del plexo solar	centro del abdomen, codo, diafragma	hígado, estómago, piel, parte superior del intestino delgado, musculatura estriada, sentido del tacto (presión)	glándulas suprarrenales/**primaria: energía terrestre; secundaria: energía lumínica**
	Hara	parte inferior del cuerpo, por debajo del ombligo	riñón (bazo), piel → tacto (vibración)	glándulas germinales femeninas, glándulas suprarrenales/**grasas**
	(2) Chakra sacro	muslo, rodilla, zona lumbar, pelvis, bajo vientre, mamas, nariz	riñones, vejiga urinaria, parte inferior del intestino delgado, órganos genitales internos, musculatura (lisa), lengua → gusto, nariz → olfato	glándulas germinales masculinas, glándulas suprarrenales/**proteínas, energía de la tierra**
	(1) Chakra raíz	pies, suelo de la pelvis, ano, glúteos, nariz, piernas	órganos sexuales externos, intestino grueso, tendones y tejido conjuntivo	triángulo (vértice hacia arriba)
	Puntos de la rodilla	parte inferior del abdomen	tejido conjuntivo	**proteínas, minerales**
	Puntos del pie	suelo de la pelvis, pies, pierna, ano	huesos	**minerales**

10.ª INT (cuerpo) - Técnicas manuales

	Chakra	Técnicas manuales de contacto y de trabajo del aura
Plano inferior	Chakras superpersonales	en los bordes del canal vertical hacia arriba/equilibrar la energía en los puntos de los chakras: seguir con las manos la forma esférica del chakra (el tamaño varía mucho) para conseguir el equilibrio energético; no trabajar directamente sobre el canal, sino más bien en sus bordes
Plano físico	(7) Chakra corona	por lo general, «despertar» el chakra dibujando círculos por encima del aura, aunque también es posible golpeando (por ejemplo en la EFT*); en la mayoría de los casos a este nivel se trata de un trabajo de iniciación y no de un trabajo del aura
	Chakra frontal superior	mantener suavemente la cabeza sobre la zona correspondiente y dejar que fluya la energía
	Chakra occipital	
	(6) Tercer Ojo	con uno o dos dedos dibujar círculos en la zona del aura, por encima del Tercer Ojo para estimularlo; en caso necesario, amasar suavemente con un dedo sin dejar de dibujar círculos
	(5) Chakra laríngeo	rozar suavemente el cuello desde detrás y sostener. No masajear. En caso necesario sólo golpetear suavemente sobre la laringe; como alternativa, masajear enérgicamente los hombros o el abdomen (chakra sacro)
	Chakra del timo	abrir el pecho tirando de los hombros hacia atrás (pecho hacia afuera); delante sólo imponer la mano, o bien amasar suavemente con los dedos; golpetear ligeramente el timo con tres dedos; desde detrás puede realizarse un suave masaje
	(4) Chakra cardíaco	
	Puntos de la mano	muchas posibilidades - desde el amasado enérgico (de las manos o de un punto por debajo del esternón) hasta sostener suavemente
	Kalpa Taru	
	Puntos del codo	rodear y sostener - permitir el intercambio de energía a través de la palma de las manos (como en las rodillas)
	(3) Chakra del plexo solar	desde delante, por debajo del esternón, amasar suavemente; aplicar toda la mano; desde detrás, masaje de intensidad media y ligero golpeteo con la palma de la mano
	Hara	sostener con toda la mano o desde detrás con ambas manos; desde delante, amasar y sacudir con intensidad media alrededor del ombligo; desde detrás amasar intensamente la zona de la espalda, golpeteo de intensidad media con la palma de la mano
	(2) Chakra sacro	
	(1) Chakra raíz	frotar con fuerza la espalda, intenso masaje profundo, también golpeteo estimulante (el trabajo intenso de la zona pélvica puede dejar ir rápidamente el Kundalini)
	Puntos de la rodilla	intenso masaje de las piernas (para escapar del cuerpo con la conciencia); rodear la rodilla con las manos y sostener
	Puntos del pie	intenso masaje de los pies para tomar contacto con la tierra. Estirar los pies hacia abajo y hacer lo mismo con las piernas
Plano superior	Chakras subpersonales	ligero trabajo del aura dibujando esferas que se alejan alrededor del chakra; estirar con fuerza de las piernas y masajear los pies para facilitar la entrada de la fuerza terrestre

* EFT: Emotional Freedom Technique, creada por G. Craig. Técnica que ayuda a conseguir la libertad emocional mediante la presión sobre puntos de digitopuntura.

11.ª INT (CUERPO) - EJERCICIOS CORPORALES/1ª PARTE

	Chakra	Ejercicios físicos (pequeña selección)
Plano inferior	Estrella del cielo	arrodillarse y sentarse sobre los talones; con la parte superior del cuerpo recta balancearse lentamente hacia delante y hacia atrás. Ojos cerrados
	Centro del destino	estando de pie, estirar las puntas de los dedos hacia arriba tanto como se pueda, pero respirando relajadamente
	Puerta conductora superior	**Body flow**: cerrar los ojos y moverse como en una danza onírica; todo está permitido, excepto parar de moverse
	Punto del alma	sentado con las piernas cruzadas, realizar con ambas manos un movimiento de dar durante un momento y después de recibir, prolongarlos meditativamente
Plano físico	(7) Chakra corona	**Estirar completamente la columna vertebral** • a este nivel, pertenecen principalmente todos los ejercicios para el estiramiento de la columna vertebral, de pie o estirados • respiración con todo el cuerpo: de pie, inclinarse hacia delante, espirar, «levantar el aire desde el suelo» e inspirar con las manos hasta llevarlo por encima de la cabeza; al espirar dejar caer los brazos a ambos lados del cuerpo
	Chakra frontal superior	**Frente y sienes** • fruncir y relajar la frente de manera alternativa
	Chakra occipital	**Cara** • trazar todas las muecas posibles
	(6) Tercer Ojo	**Ejercicios de ojos** • visión periférica, recorrer el campo de la cara, rotación; enfocar alternativamente el pulgar estirado con el brazo alzado lateralmente y después volver a mirar a lo lejos **Ejercicios de cabeza** • vertical sobre los hombros, vertical sobre la cabeza • estirar la cabeza hacia arriba suavemente, al mismo tiempo que la inclinamos hacia delante, hasta que la columna vertebral cervical esté cómodamente estirada
	(5) Chakra laríngeo	**Cuello** • Inclinar la cabeza primero hacia los lados y hacia delante y detrás, después dibujar un semicírculo hacia delante; no rotar, proceder con lentitud • sacar la lengua haciendo una mueca de conejo **Hombros** • elevar los hombros y dejarlos caer, relajar • rotación del codo - delante, detrás • cirio o vertical sobre los hombros • intentar alcanzar las estrellas alternativamente con los brazos
	Chakra del timo	**Tórax** • estirar los brazos horizontalmente y tirar hacia atrás • tirar al arco de lado • estirar los brazos a los lados y girar las palmas de las manos alternativamente hacia arriba y hacia abajo
	(4) Chakra cardíaco	• dar un paso hacia delante, estirar los brazos hacia detrás • de forma alternativa, juntar la punta de los codos hacia delante
	Puntos de la mano	y hacia detrás

ii.ª INT (cuerpo) - Ejercicios corporales/2ª parte

Chakra	Ejercicios
Kalpa Taru / Puntos del codo / (3) Chakra del plexo solar	**Centro del abdomen** • puente (con ayuda) • encorvar la espalda y relajar • arrodillado, las manos sobre los talones y poner el torso hacia arriba (posición de yoga: el camello) • ejercicio de pareja: elevar al otro sobre la espalda • ejercicio de pareja: colocarse frente al otro, tomar contacto visual, unir las palmas de las manos e intentar hacer perder el equilibrio al otro
(2) Chakra sacro (también el Hara)	**Parte inferior del abdomen y pelvis** • rotación de las caderas a la manera de la danza del vientre. Girar en círculo en ambas direcciones y formando un ocho acostado • echar las caderas hacia delante • hacer la bicicleta estirado sobre la espalda • estirado, apoyar los pies y levantar el torso a modo de puente
(1) Chakra raíz (también el Hara)	**Pelvis y suelo de la pelvis** • estar de pie con las piernas abiertas, como montando a caballo; andar subiendo y bajando, balanceando los brazos • andar con los talones, con las manos en posición de plegaria y la cabeza en la nuca; los codos presionan separando las rodillas y después juntar de nuevo las rodillas y estirar los brazos hacia delante • control del ano: abrir lo máximo las piernas e inclinar la parte superior del cuerpo hacia la rodilla, hasta tocar el suelo con la frente • sentarse de rodillas sobre los talones poniendo el peso alternativamente a derecha e izquierda • estirar una pierna hacia delante y poner el peso sobre la pierna doblada de detrás; con las manos, girar una imaginaria rueda gigante del tamaño de una persona, paralela a la dirección de la marcha • sentarse con los pies juntos, las manos abrazan los pies, y rodar hacia el lado o hacia atrás
Puntos de la rodilla	estando de pie, levantar una pierna 90° y realizar círculos con la rodilla
Puntos del pie	• correr descalzo • estando de pie, levantar una pierna y realizar círculos con la rodilla
Punto de la encarnación	ejercicios en los que se estiran completamente las piernas, como inclinarse hacia delante de pie o sentado; movimientos en cámara lenta
Puerta conductora inferior	estiramientos hacia abajo, por ejemplo, mientras se permanece, estirado presionar las piernas hacia abajo, en la tierra
Centro de la fuerza terrestre	ejercicios de fuerza de danzas de lucha (como el Haka de los maoríes) o semitrances, como la danza de guerra de los indios americanos
Estrella de la tierra	estirado boca abajo, dejar que crezca un imaginario cordón umbilical hasta el centro de la tierra

Plano físico / Plano superior

279

12.ª INT (EMOCIÓN) - PALABRAS CLAVE DE LA EXPERIENCIA

	Chakra	Cualidad emocional primitiva	Bloqueo emocional
Plano físico	(7) Chakra corona	inspiración como energía y luz, suerte, fe, humildad, excelencia, presencia llena de luz, adaptación, presencia irradiante, compromiso, manifestación	falta de luz, desligado, dudas, ideología, dogmatismo, ofuscación, odio hacia Dios, fe en la razón, subordinación, descreído
	Chakra frontal superior	inspiración como sugerencia formal, conocimiento verdadero, fuerza de voluntad, claridad (mental), disciplina	falta de consejo, descerebrado, desconocimiento, obstinación, duro de entendimiento, valoración, falta de disciplina
	Chakra occipital	musa, intuición, estética, inspiración creativa, capacidad visionaria, equilibrio, armonía	obstrucción, falta de imaginación, falta de armonía, desestructurado, falta de sensibilidad
	(6) Tercer Ojo	interés, fascinación, concentración, despierto de mente, flexible, comprensión, optimismo, atención, ganas de experimentar, imaginativo, innovación, creación activa	aburrimiento, desinterés, rigidez, control, tozudez, complicado, valoración y enjuiciamiento, sarcasmo, escepticismo, manipulación, corto de miras, pesimismo, falta de comprensión, estrechez mental
	(5) Chakra laríngeo	entrega, expresión creativa y comunicativa, ganas de jugar, espontaneidad, autenticidad, conocimiento de uno mismo, sinceridad, ligereza, ganas de contactar, expresividad	ego, miedo, violencia, debilidad, miedo a la muerte, agarrotamiento, rigidez, defensa, control, autonegación, mentiroso, escrupulosidad, victimismo, posición autoritaria, desamparo, falsedad, escenificación de uno mismo
	Chakra del timo	paz, humildad, llegada, capacidad de fluir, SER, telepatía, presencia, inmediatez, estar despierto, atención, libertad, silencio, cuidar (de uno mismo), integridad, (auto)valoración, encanto, paciencia	egocentrismo, narcisismo, ausencia, sordomudez, aturdimiento, estar perdido, soledad, aislamiento, pánico, desesperación, desasosiego, excitación, menosprecio, valoración, sin valor, intranquilidad, cinismo
	(4) Chakra cardíaco	(auto)estima, libertad, cercanía, diligencia, participación, compasión, humanidad, intimidad, abierto, sensibilidad, automanifestación, armonía, seguridad, honorabilidad, bondad, aceptación, belleza, agradecimiento, romanticismo, paz interior, coraje	egoísmo, falta de amor, amargura, dureza, hermetismo, afabilidad, apocamiento, pena, cobardía, juego del escondite, aislamiento, sensibilidad, abandono, orgullo, sentimentalismo, deshonra, mentira, sarcasmo, melancolía, nostalgia, desagradecido, ironía, autocomplacencia, distancia
	Puntos de la mano	dar y tomar, regalar y recibir	avaricia, retener, rechazar, dirigir

12.ª INT (EMOCIÓN) - PALABRAS CLAVE DE LA EXPERIENCIA (CONTINUACIÓN)

	Chakra	Cualidad emocional primitiva	Bloqueo emocional
Plano físico	Kalpa Taru	suerte, confianza (en uno mismo), generosidad, nobleza, ganas de vivir, plenitud personal, fuerza de manifestación, fuerza creadora	falta de conciencia, avaricia, incapacidad, aprensión, preocupación, falta de coraje, falta de confianza en uno mismo, autocomplacencia, victimismo
	Puntos del codo	luchar por algo, comunicación activa, cooperación, capacidad de imponerse	lucha contra algo, imposición de límites, egoísmo, carácter arisco
	(3) Chakra del plexo solar	alegría, poder, autoridad natural, individualismo, personalidad, fuerza de expresión emocional, carácter directo, capacidad de lucha, poder personal, entusiasmo, fuerza para imponerse, rapidez, fuerza de voluntad, aspiración, responsabilidad, autoafirmación, iniciativa, entusiasmo, satisfacción, perdonar, amistad	falta de empuje, inacción, falta de decisión, sin solidez, inhibición, dependencia, sumisión, miedo, timidez, culpa, superioridad o inferioridad, ira, explosividad, impertinencia, altivez, altanería, debilidad, anclado, abuso de poder, comportamiento autoritario, dureza patriarcal
	Hara	inmersión, elasticidad, perseverancia, centrado, equilibrio	falta de fuerza, falta de tensión, desequilibrio
	(2) Chakra sacro	carácter salvaje, vitalidad, placer, pasión, entusiasmo, ganas de vivir, empuje, libido, diversión, frescura, picante, chispeante, viveza, atractivo, sensualidad, flexibilidad, femineidad, recogimiento, agresividad, fuerza creativa	falta de vitalidad, debilidad, falta de tensión, frustración, vergüenza, odio, celos, envidia, histeria, necesidad, vengativo, sadismo, masoquismo, horror, codicia, nostalgia de la muerte, falta de productividad, feminismo, comodidad
	(1) Chakra raíz	solidez, actividad, dureza, pasión, potencia, perdurabilidad, osadía, masculinidad, seguridad, aprovisionamiento, instinto, robustez, violencia primitiva, falta de miedo, potencia	debilidad, enfermizo, huida, cobardía, enemistad, amenazador, endurecimiento, ira, violencia, instinto ciego, vagancia, enervación, miedo a la supervivencia, machismo
	Puntos de la rodilla	movilidad, flexibilidad, orientación, motivación, permeabilidad, acompañar, perseguir los objetivos, capacidad de adaptación	rigidez, oportunismo, falta de dirección, falta de motivación, inflexibilidad, torcido
	Puntos del pie	paciencia, conexión con la fuerza terrestre, capacidad de construir, solidez, enraizamiento, tener los pies en el suelo, constancia	impaciencia, falta de raíces, inconstancia, ansia de destacar, respiración corta, inconstancia

281

12.ª INT (EMOCIÓN) - PALABRAS CLAVE DE LA EXPERIENCIA (CONTINUACIÓN)

	Chakra	Cualidad emocional primitiva	Bloqueo emocional
Plano inferior	Estrella del espacio	conciencia del todo, conexión trans-humana	estar perdido en el cosmos, insignificancia
	Estrella del cielo	devoción, sencillez, humildad, ser sostenido por lo divino, perfección, excelencia	rebelión (lucha con Dios), estar desamparado/sentirse desamparado, defensa, autoprotección, arrogancia
	Centro del destino	carisma, satisfacción, normalidad, honra, poder	sin camino, insatisfacción, negación, querer ser especial, necesidad de éxito
	Puerta conductora superior	irradiación de fuerza espiritual de la conexión con los maestros y la familia de almas	rebelión (lucha con los maestros), irradiación limitada, ir en solitario
	Punto del alma	disposición, maternidad, paternidad	inmadurez, egocentrismo, aislamiento
	Puerta del alma	pureza (del alma), seguridad en uno mismo, integridad, autenticidad, inocencia	infantilismo, desdoblamiento, esquizofrenia, ausencia, escisión
Plano superior	Punto de la encarnación	fuerza ejecutora, consecuente, disciplina, concreción, seguridad instintiva	desvío, dispersión, falta de instinto, sin camino, indisciplina
	Puerta de la encarnación	decisión, honra, respaldo, conectabilidad, fidelidad	falta de conexión, inconsecuente, desarraigo, aturdimiento
	Puerta conductora inferior	radiación llena de fuerza, fuerza trascendente	Deseo de poder, abuso de poder, irradiación sin luz
	Centro de la fuerza terrestre	poder interno infinito, éxtasis, fuerza explosiva	falta de fuerza, morbilidad, estar quemado
	Chakra de los seres vivos	humildad frente a todo ser vivo, conexión con la naturaleza/animales	desconexión de lo natural y de la naturaleza
	Estrella de la tierra	abundancia, amor, calidez de corazón, riqueza y recogimiento en lo divino (femenino primitivo)	pusilánime, de estrechas miras, no querido, insignificante, soledad, pobreza en todos los sentidos
	Estrella del tiempo	sensación de atemporalidad; desaparición de los límites del pasado, presente y futuro	esclavo del paso del tiempo, perder el presente imaginando el pasado o el futuro

13.ª INT (EMOCIÓN) - TÉCNICAS RESPIRATORIAS/1ª PARTE

	Chakra	Técnica respiratoria	Posición e imagen
Plano físico	Chakras super-personales	**Respiración circulatoria (intensiva):** al inspirar (nariz o boca), ampliar la caja torácica hacia arriba y tomar la energía de arriba; al espirar, hundirse profundamente y epartir la energía dentro de uno mismo	**Respiración del canal de luz:** (posición indiferente) inspirar a través de un agujero imaginario hasta el extremo de la energía lumínica y espirar a través de un agujero en el chakra cardíaco
Plano superior	(7) Chakra corona	**Gran respiración en ocho:** (respiración nasal) a lo largo de un ocho imaginario, subir el torso durante la inspiración y bajarlo durante la espiración (dirección intuitiva)	sentarse recto (posición de meditación); imaginarse un ocho vertical en el torso, entre el chakra corona y el chakra raíz
	Chakra frontal superior	**Respiración vacía:** inspirar y espirar (respiración nasal) suavemente como un soplo de aire	sentarse recto: imaginarse la cabeza como un espacio vacío indefinido (microcosmos); en caso necesario, acompañar la respiración con un suave zumbido
	Chakra occipital		
	(6) Tercer Ojo	**Respiración focal:** respiración nasal suave, al mismo tiempo que nos imaginamos respirar a través del Tercer Ojo	sentado recto (posición de meditación); ojos cerrados; concentrado en el Tercer Ojo
	(5) Chakra laríngeo	**Respiración de entrega:** respiración abdominal silenciosa a través de la boca bien abierta (respiración profunda); construir una amplia columna de aire desde la boca hasta la parte inferior del abdomen; 20. Resp	estirado boca arriba en posición de «muerto», relajar todos los músculos
	Chakra del timo	**Respiración tranquila:** respiración nasal con la boca ligeramente abierta; llevar plenamente consciente la respiración a la parte superior de los pulmones para que se expandan	**Respiración de olfato:** sentado recto; inspiración rápida por la nariz (como cuando se huele el aroma de una flor)
	(4) Chakra cardíaco	**Respiración de corazón de león:** respiración torácica, para la que primero inspiraremos por la nariz y después espiraremos por la boca	sentado recto, sacar pecho, echar los hombros hacia atrás; al inspirar, echar los codos hacia atrás y abrir el pecho; al espirar, relajar
	Puntos de la mano	**Respiración de expansión:** respiración profunda por la boca; abrir la nariz; una forma de la respiración completa con preponderancia de la respiración torácica	sentado recto, estirar los brazos a los lados en posición horizontal; al inspirar, las palmas de las manos hacia arriba y al espirar hacia abajo

13.ª INT (emoción) - Técnicas respitatorias/2ª parte

	Chakra	Técnica respiratoria	Posición e imagen
Plano inferior	Kalpa Taru	**Pequeña respiración en ocho:** respiración igual que en el chakra corona (aquí puede ser tranquilamente más fuerte)	de pie: en este caso, el ocho une el chakra corazón con el chakra del plexo solar
	Puntos del codo (3) Chakra del plexo solar	**Respiración de expansión:** inspirar y espirar al mismo tiempo por la boca y la nariz, mientras creamos una onda que avanza desde el abdomen hacia el tórax y retorna	de pie, con las piernas abiertas, las manos a ambos lados del cuerpo o delante, con el cuerpo estirado
	Hara	**Respiración del Hara:** boca o nariz - experimentar con la inspiración por la boca y la espiración por la nariz o viceversa	posición de montar a caballo (*véase* pág. 279); con la inspiración llevar las manos hacia el ombligo y con al espiración bien abajo o fuera del cuerpo - de esta manera se marca el camino de la energía
	(2) Chakra sacro	**Respiración pélvica:** respiración abdominal con la boca bien abierta hasta la parte inferior del abdomen; dibujar con la boca una forma entre el «oh» y el «ah»; tráquea abierta: respirar con fuerza y profundamente hasta la parte inferior del abdomen, como se pueda	estirado, piernas estiradas, manos sobre el bajo vientre; al inspirar, marcar una ligera lordosis; al espirar, realizar el movimiento contrario
	(1) Chakra raíz Puntos de la rodilla Puntos del pie	**Respiración de raíz:** al inspirar (boca o nariz), estirar la energía desde abajo, a través de los pies y las piernas hasta la pelvis; al espirar retornar la energía a la tierra	de pie con los pies separados (la distancia entre los hombros), rodillas ligeramente flexionadas, «dejar que crezcan raíces en la tierra»; respiración muy enraizante
Plano físico	Chakras sub-personales	**Respiración de circulación (extensiva), respiración profunda:** al inspirar (boca o nariz), estirar la energía desde abajo; al espirar, expandir o retornar la energía hacia delante	la posición que se quiera; al inspirar, seguir con las manos el camino de la energía desde la tierra, pasando por las piernas, hasta las caderas; al espirar, expulsar con grandes gestos la energía hacia afuera (hacia delante)

14.ª INT (espíritu) - Afirmaciones/1.ª parte

	Chakra	Afirmaciones y axiomas
Plano físico	Estrella del espacio	**Yo estoy AQUÍ.** Yo soy TODO. Yo os escucho a todos. Yo siento mi lugar en el cosmos. Estoy completamente abierto
	Estrella del cielo	**Yo soy uno CONTIGO.** Yo soy uno con Dios padre/el padre celestial. Creo plena y completamente. Yo sirvo
	Centro del destino	**Yo (re)conozco mi camino.** Doy la bienvenida a mi destino. Yo vivo y ofrezco mis dones. Me mantengo fiel a mí mismo
	Puerta conductora superior	**Me dejo ayudar por las fuerzas celestiales.** Me protegen desde arriba. Recibo ayuda de mis guías internos. Reconozco a mis iguales
	Punto del alma	**Te invito a estar conmigo.** Sé bienvenido. Me uno a ti
	Puerta del alma	**Yo escucho a mi Yo superior.** Yo escucho la voz de mi alma. Me unifico con todas las partes de mi alma por encima de todas las vidas
Plano superior	(7) Chakra corona	**Yo estoy unido a Dios.** Yo soy. Yo sé (como creencia). Yo reconozco. Estoy ligado. Estoy con Dios. Yo abrazo
	Chakra frontal superior	**Mi espíritu es claro.** Yo sé (como reconocimiento). Yo quiero. Estoy en sintonía con la voluntad de Dios
	Chakra occipital	**Yo oigo/veo/siento perfectamente.** Soy creativo. Estoy inspirado y tengo viva la imaginación
	(6) Tercer Ojo	**Yo entiendo.** Yo focalizo. Yo creo. Yo consigo. Yo opino. Yo construyo. Yo fijo. Yo comprendo
	(5) Chakra laríngeo	**Yo me entrego.** Yo me expreso. Yo me abro. Yo me muestro. Soy sincero. Yo dejo ir. Yo digo mi verdad
	Chakra del timo	**Yo me inclino.** Yo soy. Yo vigilo. Yo materializo
	(4) Chakra cardíaco	**Yo soy amor.** Yo amo. Yo respeto. Yo proveo. Siento contigo. Yo comparto todo contigo
	Puntos de la mano	**Yo doy y tomo.** Yo regalo y recibo
	Kalpa Taru	**Confío en mí.** Yo confío. Me manifiesto. Yo deseo. Yo merezco. Creo en mí
	Puntos del codo	**Yo crezco con el roce.** Me gusta la unión. Puedo entremezclarme

14.ª INT (ESPÍRITU) - AFIRMACIONES/2.ª PARTE

	Chakra	Afirmaciones y axiomas
Plano inferior	(3) Chakra del plexo solar	**Yo soy el poder.** Impongo mi voluntad. Influyo sobre mi entorno. Me hago (presente). Me expando. Tengo influencia. Yo exijo. Yo dirijo. Tomo mi espacio
	Hara	**Estoy absorto.** Yo tomo energía. Descanso en mi centro. Me fortalezco. Yo exploto
	(2) Chakra sacro	**Soy pura alegría de vivir.** Yo deseo. Tengo ilusión. Soy salvaje. Soy apasionado y sensual
	(1) Chakra raíz	**Soy fuerza.** Poseo. Yo actúo. Tomo mi sitio. Actúo con plena violencia y fuerza
	Puntos de la rodilla	**Yo acompaño.** Soy permeable. Yo fluyo. Me adapto. Soy flexible
	Puntos del pie	**Estoy de pie.** Voy hacia delante paso a paso. Yo actúo. Echo raíces. Estoy anclado
Plano físico	Punto de la encarnación	**¡*Carpe diem*!** (¡aprovecha el momento!) Cada día pongo en práctica mi destino. Mi existencia está ligada a la tierra. Estoy enraizado. Estoy afianzado
	Puerta de la encarnación	**Yo respeto.** Sigo mi camino con compromiso, responsabilidad y tenacidad. Afronto las ataduras con resolución
	Puerta conductora inferior	**Me dejo conducir por la tierra y sus fuerzas naturales.** Invito a las fuerzas terrestres a apoyarme. Me abro a la ayuda que viene de abajo
	Centro de la fuerza terrestre	**Me sumerjo en la fuerza vital pura.** Soy puro éxtasis. Soy una fuente de pura fuerza
	Chakra de los seres vivos	**Estoy conectado con la tierra y todos sus seres vivos.** Amo a todo ser vivo como a mí mismo. Soy respetuoso con mi entorno
	Estrella de la tierra	**Me sumerjo en la plenitud de la vida.** Me sumerjo en el amor. Estoy protegido. Me permito ser querido. Honro a la Madre Divina/Madre Tierra. Estoy protegido en la fortaleza de la Madre Tierra
	Estrella del tiempo	**Yo soy AHORA.** Yo soy SIEMPRE. El pasado, el presente y el futuro son uno sólo. Yo fluyo sin tiempo ni barreras

15.ª INT (ESPÍRITU) - PREGUNTAS CLAVE/1ª PARTE

	Chakra	Pregunta
Plano físico	Estrella del espacio	¿Qué hay que hacer AQUÍ? ¿Qué haría si pudiese recorrer la amplitud infinita? ¿Qué fuerzas y seres cósmicos pueden ayudarme?
	Estrella del cielo	¿Cuán verdaderas o profundas son mi fe y mi confianza? ¿Permito que el padre celestial (Dios padre) me ayude?
	Centro del destino	¿Cuál es mi verdadero camino? ¿En qué me seré infiel? (código de honor) ¿Cuáles son mis verdaderos dones? ¿Cuán importante es para mí?
	Puerta conductora superior	¿Dónde podría o debería buscar ayuda? ¿Quién está conmigo? ¿Quién o qué (no) puedo dejar que me proteja? ¿Qué quiero preguntar? ¿Están implicados los parientes de alma?
	Puerta del alma	¿Quién (qué alma) llama a mi puerta? ¿Qué busco en una unión con otros?
	Punto del alma	¿Qué dice mi alma? ¿En qué me ayudaría la inocencia? ¿Qué es lo que tiene realmente valor para mí? ¿Qué es lo que ya ha vivido mi alma (por ejemplo en otras vidas)?
Plano inferior	(7) Chakra corona	¿Qué es lo que sé más allá de toda duda? ¿A qué estoy unido? ¿Qué entra en mi interior? ¿Qué fe me ayuda?
	Chakra frontal superior	¿Qué es lo que sé en realidad? ¿Qué cosas no tengo claras? ¿Qué es lo que quiero? ¿Dónde se opone mi voluntad al curso de las cosas?
	Chakra occipital	¿Qué canción me regala la respuesta a mi pregunta? ¿Qué conseguiría el equilibrio de todo? ¿Qué me falta para la totalidad?
	(6) Tercer Ojo	¿Qué es lo que he entendido? ¿Qué significa esto para mí? ¿Qué quiero decir? ¿Cuál es mi idea? ¿En qué tendría que centrarme? ¿Hacia dónde debería dirigir conscientemente mi energía, para que pueda crecer algo? ¿Qué meta persigo? ¿Cuál es mi visión? ¿Qué intento controlar y manipular?

15.ª INT (ESPÍRITU) - PREGUNTAS CLAVE/2ª PARTE

Chakra	Pregunta
(5) Chakra laríngeo	¿De qué tengo miedo? ¿De qué me defiendo? ¿Dónde bloqueo? ¿Dónde soy falso y llevo una máscara? ¿Qué parte (no) me gustaría enseñar de mí?
Chakra del timo	¿Dónde me he aislado y separado? ¿Qué dice el silencio? ¿Cuál es mi verdad más profunda? ¿Qué es lo que encarno? ¿Dónde puedo prestar atención? ¿Qué es lo que pasa inevitablemente?
(4) Chakra cardíaco	¿Hago lo que hago con amor? ¿Cuándo denuncio? ¿A quién no perdono? ¿Qué es lo que (no) dejo que se me acerque? Por qué (no) me abro? ¿Qué (no) acepto?
Puntos de la mano	¿Qué es lo que (no) reparto o doy? ¿Qué es lo que (no) tomo? ¿A qué me aferro?
Kalpa Taru	¿A qué/quién no soy fiel? ¿En qué no confío? ¿Qué es lo que pienso que no podré conseguir? ¿Qué sería el *non plus ultra* para mí? ¿Qué me preocupa (en exceso)?
Puntos del codo	¿Qué conflictos evito/o con cuál me enfrento? ¿Con quién o con qué podría cooperar? ¿Dónde trabajo contra otras personas?
(3) Chakra del plexo solar	¿En qué me retraigo? ¿Qué fuerza contengo? ¿En qué debería emplearse mi luchador interno? ¿Qué es lo que no he distorsionado? ¿Qué emociones reprimo? ¿En qué debería asumir responsabilidad?
Hara	¿Qué es lo que me lleva a mi centro? ¿Qué me saca de él? ¿Dónde llego al punto? ¿Dónde pierdo mi fuerza?
(2) Chakra sacro	¿Qué debo hacer para romper la monotonía? ¿Qué enciende mi pasión? ¿Qué me excita? ¿Qué es lo que creo, lo que aporto al mundo? ¿Qué es lo que no? ¿Qué anhelos o necesidades debo vivir, dejar ir o cambiar para seguir adelante? ¿Qué apaga mi ilusión de vivir? ¿De qué me avergüenzo? ¿Qué me hace ser demasiado fiero? *¿Qué características femeninas me cuestiono?*

Plano inferior

15.ª INT (espíritu) - Preguntas clave/3ª parte

Chakra		Pregunta
Plano inferior	(1) Chakra raíz	¿En qué soy cobarde o miedoso? ¿Qué necesita protección y seguridad? ¿Qué necesito para sobrevivir? ¿Cómo quiero en concreto cambiar mi objetivo? (definir claramente el objetivo con lugar, momento, personas, etc.) ¿Qué haría si fuera un hombre primitivo? *¿Qué características masculinas me cuestiono?*
	Puntos de la rodilla	¿En qué soy rígido? ¿En qué me tuerzo? ¿En qué dirección (no) voy? ¿Cuál es mi motivación?
	Puntos del pie	¿Qué hay que hacer? ¿Cuál es mi punto de vista actual? ¿Cuál es mi primer o próximo paso?
Plano físico	Punto de la encarnación	¿Qué dice mi Yo profundo? ¿Cómo puedo afianzarme en la tierra? ¿Cómo puedo anclarme? ¿Cómo puedo condensar mi energía? ¿Dónde pierdo, disperso y derrocho mi energía?
	Puerta de la encarnación	¿Qué nos fortalece y nos reúne? ¿Quién está realmente ahí? ¿En qué soy irresoluto? ¿En qué me mantengo sin comprometerme? ¿En/para qué tengo que decidirme?
	Puerta conductora inferior	¿Dónde puedo encontrar protección? ¿Quién me ayuda desde fuera? ¿Qué rituales pueden ayudarme?
	Centro de la fuerza terrestre	¿Dónde está mi fuerza? ¿Qué fuerzas arcaicas de mi interior pueden ayudarme? ¿Para qué entregaría los restos?
	Chakra de los seres vivos	¿En qué puede ayudarme el mundo animal y el mundo vegetal? ¿Dónde perdí mi naturalidad?
	Estrella de la tierra	¿Cómo puedo dejar que la Madre Tierra me ayude? ¿Qué me niego? ¿En qué me he vuelto pusilánime y de miras estrechas? ¿Qué necesito para recargar energía? ¿Qué cosa imposible puede hacerla posible?
	Estrella del tiempo	¿Qué hay que hacer AHORA? ¿Qué haría si se detuviera el tiempo? ¿Cuándo me pierdo en el pasado o en el futuro? ¿Cuándo huyo de la experiencia profunda de mis sentidos?

16.ª INT (ESPÍRITU) - MANIFESTACIÓN

	Chakra	Camino de la manifestación (desde la idea hasta la transformación)
Plano inferior	Estrella del espacio	potencial inacabable; posibilidades cósmicas
	Estrella del cielo	
	Centro del destino	posibilidades del propio destino
	Puerta conductora superior	posibilidades presentes y apoyadas por las fuerzas espirituales superiores (plan global individual)
	Puerta del alma	dado el caso, participación cooperadora o incluida del alma de otras personas o seres
	Punto del alma	la próxima obligación o visión única
Plano físico	(7) Chakra corona	**Inspiración:** entrada del potencial de la obligación, enriquecida por una energía de ayuda extra, cuando se actúa en el sentido del bien supremo
	Chakra frontal superior	**Formación de la voluntad:** equiparación de la voluntad propia con la suprema
	Chakra occipital	**Formación de ideas:** ideas constructivas, intuitivas de la creación
	(6) Tercer Ojo	**Formación de ideas:** ideas constructivas y formales de la transformación
	(6) Chakra laríngeo	**Formación de deseos:** formación y concretización lúdica - «toma forma»
	Chakra del timo	sopesar el hecho de hacer y no hacer, del trabajo espiritual y formal/comercial de un proyecto
	(4) Chakra cardíaco	**Identificación de los deseos del corazón:** un deseo todavía no cumplido se llena de amor y con ello adquiere fuerza de irradiación hacia fuera
	Kalpa Taru	punto de encuentro de la idea sin forma y la materialización
	(3) Chakra del plexo solar	**Formación de un propósito:** transformación de una idea en un firme propósito para hacerlo real
	Hara	mantener la obligación en la propia fuerza y centro
	(2) Chakra sacro	**Ilusión por un proyecto:** continua equiparación de la transformación del proyecto con las necesidades propias, por ejemplo, trabajo rutinario frente a participación ilusionada, trabajo frente a tiempo libre, ilusión frente a falta de ilusión, orientación especializada frente a orientación de la persona
	(1) Chakra raíz	**Planificación concreta** de la dirección, como la organización, el plan temporal, las personas implicadas, etc. Aquí empieza la transformación del propósito en acción
	Puntos de la rodilla	**Adaptación continua** a las circunstancias del proyecto puesto en marcha
	Puntos del pie	**La acción:** sucesiva organización y realización de las necesarias acciones y trabajos, paso a paso
Plano superior	Punto de la encarnación	anclaje del proyecto a la tierra (en el bien supremo). Conseguir un vórtice (remolino con acción succionadora) y un lugar energético, que atrae a personas, dinero, etc.
	Puerta de la encarnación	convencimiento, compromiso y decisión de tirar el proyecto hacia delante
	Puerta conductora inferior	protección de la fuerza terrestre durante la fase de materialización del mismo
	Centro de la fuerza terrestre	apoyo de la fuerza para la realización
	Estrella de la tierra	abrir la propia acción a la abundancia de la Madre Tierra y de esta manera conseguir el éxito del proyecto

17.ª ACT - Entrenamiento de chakras/1.ª parte

Chakra		Ejercicios fortalecedores para entrenamiento activo de los chakras
Plano físico	Estrella del espacio	Abrirse a otras formas de vida. Experimentar el propio lugar en el cosmos. Telepatía transhumana. Llegar al AQUÍ con todos los sentidos, en este punto en el espacio
	Estrella del cielo	Mantener un diálogo personal con Dios padre. Practicar la oración informal personal. Permanecer o vivir a SU servicio
	Centro del destino	Aprender a conocer lo propia razón de ser y los dones. Mantenerse fiel a uno mismo incluso ante las tentaciones y los conflictos. Vivir según un código del honor (Bushido)
	Puerta conductora superior	Escuchar las sugerencias del guía interno del lado de la luz y, en caso necesario, pedir ayuda. Establecer una unión con la familia de almas
	Puerta del alma	Abrirse mediante la meditación a la posible presencia de otras almas y entrar en contacto voluntariamente
	Punto del alma	Experimentar lo esencial de uno mismo. Minimizar las desviaciones y dispersiones del propio camino del alma. Reconocer el propio camino del alma a lo largo de las vidas (reencarnaciones)
Plano superior	(7) Chakra corona	Orar. Meditar. Vaciarse. Permitir el contacto visual prolongado con la persona que tenemos enfrente
	Chakra frontal superior	Recibir y explorar la voluntad de Dios. Formar la voluntad propia; para ello, transformar frases del monólogo interior que lleven «tengo» y «debo» en «quiero» y «puedo»
	Chakra occipital	Creatividad para uno mismo como acto impresivo (pintura, escritura, música, bricolaje, modelar)
	(6) Tercer Ojo	Mantener la concentración. Aclaración de los pensamientos negativos y bloqueantes. Crear planteamientos e ideas. Actuación mental. Establecer objetivos y focalizar. Depurar lemas de autosabotaje
	(5) Chakra laríngeo	Expresarse en todos los ámbitos de los sentimientos. Expresar las verdades incómodas. Entregarse. Creatividad para los demás. Actividades expresivas (teatro, canto)
	Chakra del timo	Silencioso día a día. Inclinarse ante todo. Dejar de hacer. No pensar. No hablar. Vivir el aquí y el ahora. Reconocer y practicar la telepatía. Fluir con la persona que tenemos al lado.
	(4) Chakra cardíaco	Regalar amor. Verdadera implicación. Ser humano. Abrir el corazón a los demás. Repartir ternura. Experimentar compasión
	Puntos de la mano	Dar y tomar. Regalar y recibir
	Kalpa Taru	Aprender a confiar. Asumir lo imposible y hacerlo posible. Con la fe, mover montañas. Echar los restos por los deseos del corazón.

17.ª ACT - Entrenamiento de chakras/2.ª parte

	Chakra	Ejercicios fortalecedores para entrenamiento activo de los chakras
Plano inferior	(3) Chakra del plexo solar	Expresión de las emociones. Potenciación. Búsqueda de la expresividad y la lucha. Pruebas de coraje. Decir sí/no. Ser fuerte. Reír. Cambiar la propia voluntad. El deporte como lucha de rivalidad. Enfrentarse a los conflictos. Conducir. Emprender iniciativas. Acción. Buscar el rendimiento. Exigir y promover. Ser amigable
	Hara	Quedarse absorto en uno mismo y en la naturaleza que me rodea. Deporte de lucha. Ejercicios de concentración, como el qi gong y ejercicios de fuerza terrestre como el tai chi
	(2) Chakra sacro	Vivir placeres sensuales de todo tipo. Vivir con alegría y agresivamente. Deporte como expresión del lado salvaje. Disfrutar del sexo. Ser atrevido
	(1) Chakra raíz	Ejercicios del suelo de la pelvis. Fortalecimiento físico. Deporte para sentir la propia fuerza. Trabajo manual. Actitud enérgica, en lugar de hablar. Endurecimiento. Sexualidad. Sexualidad, reforzar la vida familiar y del clan. Hermandad. Hospitalidad. Regalos materiales
	Puntos de la rodilla	Acompañar. Ser flexible y adaptable, al mismo tiempo que nos movemos con voluntad y con un objetivo. Procesos en grupo
	Puntos del pie	Asumir un punto de vista firme. Establecerse. Fijar una dirección. Construcción sólida y continua, paso a paso
Plano físico	Punto de la encarnación	Escuchar al Yo más profundo. Ejercicios de contacto con la tierra. Aplicar en la práctica las indicaciones del Yo superior. Practicar la disciplina
	Puerta de la encarnación	Transformar las relaciones guiadas. Decidir conscientemente. Asumir las consecuencias. Mantenerse comprometido. Honrar a los antepasados
	Puerta conductora inferior	Dejarse conducir y ayudar por las fuerzas terrestres. Donación de ofrendas. Rituales chamánicos (rituales de los elementos, brujería)
	Centro de la fuerza terrestre	Adoptar y cambiar el propio destino. Entrar en trance. Rituales extáticos, danzas de lucha. Entrar plenamente en la propia fuerza
	Chakra de los seres vivos	Actuar respetuosamente con los tesoros de la naturaleza y sus seres vivos
	Estrella de la tierra	Ascender montañas, asumir de manera práctica lo imposible y hacerlo posible. Dar y recibir mucho para invitar a la abundancia
	Estrella del tiempo	Estar en el aquí y el ahora con todos los sentidos, sensaciones y emociones. Experimentar la percepción del tiempo mediante largos ejercicios de meditación.

18.ª ACT - Amor de pareja/1.ª parte

	Chakra	Planos del amor de pareja
Plano físico	Estrella del espacio	**Nuestro amor no depende del lugar.** Nosotros estamos cerca, independientemente de lo lejos que estemos espacialmente, porque nuestro amor está EN TODAS PARTES
	Estrella del cielo	**Servimos codo con codo.** Trabajo de dos personas, codo con codo, al servicio de la fuente. Anhelo compartido hacia el camino de luz en una relación a tres con Dios
	Centro del destino	**Tenemos una obligación común.** Unificación de dos destinos. Estar juntos para cumplir una obligación suprema
	Puerta conductora superior	**Nos dejamos guiar (por las fuerzas de la luz).** Dejar guiar las acciones conjuntas por una tercera fuerza
	Puerta del alma	**Ambos contactamos con una tercera alma.** Procurar lugar para una tercera alma, con frecuencia vivido como un deseo común de paternidad
	Punto del alma	**Tenemos que estar juntos.** Sentir una comunión de las almas con la pareja. Concordancia del Yo superior de ambos
Plano superior	(7) Chakra corona	**Cuando estoy contigo estoy en casa/he llegado.** Empezar a transmitir a los demás el amor, a regalarlo. Dejar que el amor crezca por encima de la relación de pareja. Irradiar conjuntamente
	Chakra frontal superior	**Respeto tu camino y tu voluntad.** Intercambiar la verdad. Aclararse hablando
	Chakra occipital	**Contigo soy creativo.** Tú me inspiras. Estimularse mutuamente. Crear conjuntamente (arte), flujo creativo
	(6) Tercer Ojo	**Te entiendo.** Aprender a comprender la personalidad del otro. Flirtear entre nosotros. Compartir objetivos, valores, ideologías y sueños. Construir juntos castillos en el aire
	(5) Chakra laríngeo	**Yo me entrego a ti.** Dos personas que se entregan mutuamente. Poderse dejar ir en el presente del otro. Poderse entregar ciegamente al otro. Jugar juntos
	Chakra del timo	**ESTOY contigo.** Entrega mutua completa en el flujo del momento. Vivir sin tener en cuenta el tiempo y el espacio. Acciones simultáneas y con el mismo objetivo. Compartir el día a día. Disfrutar juntos de lo nuevo. Gozar juntos de la libertad. Compartir el silencio
	(4) Chakra cardíaco	**Te quiero.** Amor personal, ternura, intimidad, cercanía del corazón. Abrirse juntos a los milagros. Compartir también los anhelos y el romanticismo. Tomarse de la mano
	Puntos de la mano	**Yo te sostengo.** Dar al otro sostén, protección y amor. Decir al otro sin necesidad de palabras: «te quiero»

18.ª ACT - Amor de pareja/2.ª parte

	Chakra	Planos del amor de pareja
Plano inferior	Kalpa Taru	**Yo voy contigo.** Seguir un camino común. Ser fiel al camino de cada uno, así como al común
	Puntos del codo	**Te hago sitio.** Luchar el uno por el otro. Procurar espacio para el otro
	(3) Chakra del plexo solar	**Quiero estar contigo.** Procurar una posición clara para cada uno. Amistad. Afecto y una creación activa para el otro. Acciones activas para el mantenimiento del amor (por ejemplo, regalos, actividades compartidas, etc.). Volcarse. Reclamar y favorecer. Animarse y apoyarse mutuamente
	Hara	**ESTOY aquí para ti.** Ser para el otro el escollo en el rompiente. Llenar la relación con la propia fuerza y estar al lado del otro
	(2) Chakra sacro	**Yo te deseo.** Deseo sensual. Fuego. Revivir y picarse mutuamente. Intercambiar sensualidad. Compartir con ilusión. Tensión y comezón
	(1) Chakra raíz	**Construyo algo contigo.** Dominar de manera práctica el día a día. Hacerse un lugar con el otro y conservarlo. Deseo físico y sexualidad. Fidelidad, seguridad y pertenencia
	Puntos de la rodilla	**Me adapto a ti.** Adaptar el propio camino al del otro, sin perderse
	Puntos del pie	**Caminamos juntos.** Avanzamos juntos en una dirección. Crear activamente el camino común, paso a paso
Plano físico	Punto de la encarnación	**Nos inclinamos el uno ante el otro.** Respetar al otro tal y como es. Avanzar con fuerza por el camino espiritual común
	Puerta de la encarnación	**Nos hemos elegido el uno al otro.** Permanecer unidos. Decidirse clara y consecuentemente por la relación (posible matrimonio)
	Puerta conductora inferior	**Nos dejamos guiar (por las fuerzas terrestres).** Permitir que una tercera fuerza guíe nuestras acciones conjuntas
	Centro de la fuerza terrestre	**Nos sumergimos juntos en la poderosa fuerza terrestre.** Compartir trance y éxtasis. Explorar juntos
	Chakra de los seres vivos	**Vivimos juntos nuestro Ser arcaico.** No hemos olvidado que somos sólo una parte de un mundo de seres vivos con los mismos derechos y que permanecemos de manera natural en el presente del otro
	Estrella de la tierra	**Nos abrimos a la abundancia.** Abrirse a través del amor mutuo al regalo de la abundancia de la Madre Tierra y permitir que la relación fluya en la riqueza y la abundancia
	Estrella del tiempo	**Nuestro amor está por encima del tiempo.** Para nosotros, el curso del tiempo carece de importancia, porque nuestro amor es AHORA

19.ª ACT - Sexualidad de pareja

	Chakra	Parte del cuerpo	Alegría de vivir y erotismo
Plano inferior	Chakras superpersonales	corporalidad y mínimo movimiento, sólo cuenta el flujo de energía; importante: los ojos	Éxtasis lleno de luz superconsciente. Sexualidad espiritual del tipo hipersensible y sutil del tantra. Fusión de las almas durante un momento
Plano físico	(7) Chakra corona	ojos como espejo del alma; contacto visual prolongado	Encuentro real de las almas. Profundidad anímica. Deseos de fusión. Necesidad de contacto físico secundario
	Chakra occipital		
	Chakra frontal superior	visión: imágenes, palabras y representaciones internas	Flirteo. Juego con fantasía. Erótica verbal. *Dirty talk*. Estimulación visual. «Órdenes eróticas». Estímulo mental de la imaginación
	(6) Tercer Ojo		
	(5) Chakra laríngeo	voz: gemir y gritar	Puerta de la entrega. Juego. Dejarse ir. Desinhibición. Picazón. Curiosidad
	Chakra del timo	descansar en los ojos del otro	Onda común. Dejar que ocurra el «ESTE». Profundización
	(4) Chakra cardíaco	palmas de las manos, labios, boca	Ternura llena de sentimiento y amor, sensualidad, amplitud, «hacer el amor», romanticismo, caricias
	Puntos de la mano		
	Kalpa Taru	contacto físico completo	Unificación de ambos lados del éxtasis
	Puntos del codo	músculos, brazos, manos	Tensión, lucha y ceder
	(3) Chakra del plexo solar		
	Hara	zona umbilical	Vibrar juntos hasta explotar
	(2) Chakra sacro	zonas erógenas secundarias: lengua, mamas, rincones ocultos	Ilusión. Estímulos. Sensualidad ofuscadora. Deseos. Exigir. Lascivia. Libido. Decadencia. Pasión. Arder. Locura. Magnetismo. Voluptuosidad
	(1) Chakra raíz	zonas erógenas primarias, sobre todos genitales, glúteos, ano	Deseo. Impulso. Corporalidad. Ímpetu. Firmeza. Mordisco animal. Agresividad. Aplicación de todo el cuerpo. Deporte de cama. Potencia
	Puntos de la rodilla	piernas	El comezón de la resistencia contra la abnegación con ilusión
	Puntos del pie	genitales, periné, pies, ano	Profundización del deseo y exuberancia. Tensar y relajar
Plano superior	Chakras subpersonales	corporalidad arcaica natural e inmediata	Éxtasis terrestre sin conocimiento. Sexualidad espiritual del tipo primitivo. Ofensa primitiva de la vida pura. Funcionamiento por instinto. Por un momento, fusión de las encarnaciones

20.ª ACT - Papeles y arquetipos/1.ª parte

Chakra	Arquetipo	Papel interpretado	
		Exceso de carga	Falta de carga
Plano físico			
Estrella del espacio	ciudadano cósmico	adorador de OVNI	hombre honrado, de estrechas miras
Estrella del cielo	Servidor, sabio	fanático, misionero	ateo, irreverente
Centro del destino	guía elegido, preparador del camino	lleno de trucos (estafador), guía de rebaño	ineficaz, perdido
Puerta conductora superior	sanador de luz, médium de luz	sanador bienintencionado, santo cómico	caminante espiritual solitario
Puerta del alma	madre, padre	supermadre/superpadre	hosco, eterno soltero
Punto del alma	(como un) niño, hombre que irradia	aprovechado	ángel inocente
Plano superior			
(7) Chakra corona	portador de la luz, creyente, glorioso	autocrático, nihilista, dogmático	descreído, joven ciego, indeciso
Chakra frontal superior	sabedor, voluntarioso	cínico, diseccionador, analítico frío, dominante	ignorante, voluntad débil
Chakra occipital	estético, visionario, descubridor, pensador excéntrico	excéntrico, pirado	soñador, iluso
(6) Tercer Ojo	comprensivo, estratega, innovador, optimista	manipulador, controlador, titiritero, táctico, cabezota	pesimista, caótico, confuso, deslumbrado, cordero, constructor de castillos en el aire
(5) Chakra laríngeo	auténtico «hombre directo», jugador, artista	defensor, mentiroso, egoísta, delator, deslumbrante, autorrepresentante	servil, enmudecido, mentirse a uno mismo, juego del escondite, ignorante en materia de arte
Chakra del timo	íntegro, pacífico, presente	narcisista, arrogante, menosprecio de la vida	ausente, «cowboy solitario», cínico
(4) Chakra cardíaco	amante, hombre fiel, respetuoso, corazón de león, persona	insinuante, envidioso, samaritano, altanero, predicador moral, sentimental	inspirador de pena, rastrero, cobarde, llorón, hombre frío, melancólico
Puntos de la mano	repartidor	arrebatador	reservado
Kalpa Taru	afortunado, héroe, rey, vencedor	dandi, envidioso	negador, amargado
Puntos del codo	jugador de equipo, competitivo, luchador	gallo de pelea, rebelde, poseedor de la razón	evita conflictos, oportunista, cobarde

20.ª ACT - PAPELES Y ARQUETIPOS/2.ª PARTE

Chakra		Arquetipo	Papel interpretado	
			Exceso de carga	Falta de carga
Plano inferior	(3) Chakra del plexo solar	hacedor, director, responsable, personalidad, hombre de vida, gurú motivador, iniciador, educador	salvador, creador, seductor, acusador, tonto poderoso, diva, pachá, colérico, propulsor, dominador	desvalido, víctima, culpable, impotente, impresionable, hippy, servil, sumiso, blando
	Hara	hombre poderoso, arcaico	matador, excéntrico	pobre diablo, calzonazos
	(2) Chakra sacro	aventurero, frescales, vivo, ilusionado, proveedor, gozar, sensual, acogedor, compañero de viaje	buscador de problemas, rudo, retorcido, sádico, drogadicto, vampiro, aficionado al vino, codependiente, celoso, histérica	aburrido, vergonzoso, flojo, masoquista, dependiente, envidioso, abstinente, apagado
	(1) Chakra raíz	lobo guía, defensor, protector, buey de tiro, sin miedo, «hombre de hierro»	reflexivo, conquistador, temerario, pendenciero, agitador, ninfómana, machista	subordinado, vencido, siervo, cobarde, debilucho, triste figura, robot, frígida
	Puntos de la rodilla	en movimiento, motivado, jugador de equipo	inflexible, solitario, cabeza dura	inflexible, desmotivado, oportunista
	Puntos del pie	sólido, constructor, con los pies en la tierra	ingenuo, accionista ciego	raro, casero
Plano físico	Punto de la encarnación	arraigado, asentado en la tierra, monje, respetable	instintivo, asceta, solitario	charlatán, indisciplinado, guasón
	Puerta de la encarnación	decidido, comprometido	gitano	extraño
	Puerta conductora inferior	chamán, medio terrestre, brujo	magos y brujas en el plano gris o negro	víctima insospechada de la magia
	Centro de la fuerza terrestre	superhombre, amazona, luchador	iracundo, sin juicio, poseído	domesticado, dormido, enfermo
	Chakra de los seres vivos	mozo de la naturaleza, cazador, recolector	matador, antiecologista	consumista, degenerado
	Estrella de la tierra	«hombre poderoso», mujer completa	acaparador, dominador	eterno perdido, envidioso
	Estrella del tiempo	presente	retrógrado, soñador de futuro	ausente, esclavo del tiempo

Índice alfabético

*De situaciones, experiencias
y palabras clave relacionadas con los chakras*

Palabra clave	Chakra correspondiente
altanería	chakra del plexo solar
amargura	Kalpa Taru,
	chakra cardíaco
amor al prójimo	chakra cardíaco
amor de verdad	chakra cardíaco
amor propio	chakra laríngeo
anclaje a la tierra	puntos del pie
anclaje espiritual (en la tierra)	punto de la encarnación
anclar la energía en la tierra	punto de la encarnación
	(vórtice)
añoranza	chakra del timo,
	estrella del tiempo
apatía	chakra occipital
apocamiento	chakra laríngeo,
	chakra cardíaco
arisco	puntos del codo
arraigo	puntos del pie
arraigo	puntos del pie
arrogancia	chakra del timo
aspereza	chakra corona
asumir la responsabilidad	chakra del plexo solar,
	puerta de la encarnación
atención	Tercer Ojo
atractivo	chakra raíz, chakra sacro
ausencia	chakra del timo
autenticidad	chakra laríngeo
autoacusación	chakra laríngeo
autoafirmación	chakra del plexo solar
autocomplacencia	chakra cardíaco
autocontrol	chakra laríngeo
autodeterminación	chakra corona
autodifamación	chakra laríngeo
autoescenificación	chakra laríngeo
automanifestación	chakra cardíaco,
	chakra del timo,
	chakra laríngeo

Palabra clave	Chakra correspondiente
capacidad de resistencia	chakra raíz, puntos del pie
capacidad de trance	centro de la fuerza de la tierra
capacidad visionaria	chakra occipital, chakras superpersonales
carácter alegre	chakra sacro
carácter cerrado	chakra cardíaco
carácter directo	chakra del plexo solar
carácter salvaje	chakra sacro
carisma	centro del destino, estrella del cielo, estrella de la tierra
celos	chakra sacro
centrarse	Hara
centro de la existencia	chakra del timo
cercanía	chakra cardíaco
ciclo de la vida	estrella de la tierra, estrella del cielo
cinismo	chakra del timo
claridad espiritual	chakra frontal superior
cobardía	chakra raíz
código de honor	centro del destino
cohibido	chakra laríngeo, puntos de la rodilla
cólera	chakra raíz
comodidad	chakra sacro, chakra del plexo solar
compasión	chakra cardíaco
compenetración	chakra corona
competidor	puntos del codo
complejo de inferioridad	chakra del timo
comprensión	Tercer Ojo, chakra frontal superior
comunicación entre almas	punto del alma
concentración	Tercer Ojo
conciencia cósmica	estrella del espacio

Palabra clave	Chakra correspondiente
debilidad	chakra del plexo solar, chakra laríngeo, Kalpa Taru
debilidad	chakra sacro
decepción	chakra cardíaco
defensa	chakra laríngeo
dejar ir (ser capaz)	chakra cardíaco, Tercer Ojo
delicadeza	chakra cardíaco
dependencia	chakra del plexo solar
depresión	chakra sacro
descansar en su centro	Hara
desesperación	chakra del timo
deshonra	chakra cardíaco
desligado	chakra del timo, chakra corona
despedida	chakra cardíaco
despierto	chakra del timo
despotismo	chakra corona
destacar	puntos del pie
destino (reconocer)	centro del destino
desvalimiento	chakra laríngeo
desvergüenza	Tercer Ojo
devoción	estrella del cielo
difamación	chakra laríngeo
diligencia	chakra raíz
discernimiento	chakra frontal superior, chakra del plexo solar, Tercer Ojo
disciplina	punto de la encarnación chakra frontal superior
dispersión	punto de la encarnación
disposición	puerta del alma
distancia	chakra cardíaco
distracción	Tercer Ojo
diversión	chakra sacro

Palabra clave	Chakra correspondiente
establecer límites	chakra del plexo solar
estar perdido	chakra del timo
estética	chakra occipital
ética (personal)	centro del destino
excelencia	chakra corona, estrella del cielo, estrella de la tierra
exceso	chakra sacro
experiencia cercana a la muerte	chakra laríngeo
éxtasis	centro de la fuerza terrestre
falsedad	chakra laríngeo
falta de compromiso	puerta de la encarnación
falta de conciencia	estrella terrestre, Kalpa Taru
falta de motivación	puntos de la rodilla
familia de almas	puerta conductora superior
fanatismo	chakra frontal superior
fantasía	Tercer Ojo
fascinación	Tercer Ojo
fe	chakra corona, estrella del cielo
femineidad	chakra sacro
fidelidad	puerta de la encarnación
firmeza	chakra del plexo solar, puntos del pie
firmeza	puntos del pie
flexibilidad	puntos de la rodilla
foco del espíritu	Tercer Ojo
formación de la voluntad	chakra frontal superior
franqueza	chakra cardíaco
frescura	chakra sacro
frialdad	chakra cardíaco
fuerza (animal)	Hara
fuerza (fuente)	centro de la fuerza de la tierra
fuerza (Kundalini)	chakra raíz

Palabra clave	Chakra correspondiente
fuerza (reserva)	Hara
fuerza conductora	chakra del plexo solar
fuerza creadora (individual)	Kalpa Taru
fuerza de impulso sexual	chakra raíz
fuerza de voluntad	chakra del plexo solar, chakra frontal superior
ganas de experimentar	Tercer Ojo, chakra laríngeo
ganas de jugar	chakra laríngeo
generosidad	Kalpa Taru
grosería	chakra occipital
guía (interna)	chakra del timo
guía (profunda)	puerta conductora inferior
guía (superior)	puerta conductora superior
histeria	chakra sacro
horror	chakra sacro
humanidad	chakra raíz
humildad	chakra corona, chakra del timo, estrella del cielo
humillación	chakra sacro
igualdad de alcurnia	chakra del timo
ilusión de vivir	chakra sacro
ilusión	chakra sacro
impertinencia	chakra sacro, puntos del codo
inconsecuencia	puerta de la encarnación
individualismo	chakra del plexo solar
infantilismo	punto del alma
inflexibilidad	puntos de la rodilla
inhibición	chakra del plexo solar, chakra laríngeo
iniciativa propia	chakra del plexo solar
iniciativa	puntos de la rodilla
inmadurez	puerta del alma
inmersión	Hara

Palabra clave	Chakra correspondiente
inocencia	punto del alma
insensatez	chakra corona
insignificancia	estrella del espacio,
	estrella de la tierra
inspiración creativa	chakra occipital
inspiración	chakra occipital,
	chakra corona,
	chakra frontal superior
instinto de supervivencia	chakra raíz
instinto	punto de la encarnación,
	chakra raíz
integración social	puerta de la encarnación
integridad	chakra del timo,
	chakra frontal superior,
	centro del destino
intelectualidad	Tercer Ojo,
	chakra frontal superior
intereses	Tercer Ojo
intuición (doctrina interna)	chakra occipital,
	chakra del timo
letargo	puntos del pie
libertad de valores	chakra del timo
libido	chakra sacro
ligereza	chakra cardíaco,
	chakra laríngeo
llegar a casa (en sí mismo)	chakra del timo
llevar una máscara	chakra laríngeo
lucha interna	chakra laríngeo
Madre Divina	
(Madre Tierra, forma)	estrella de la tierra
magia	puerta conductora inferior
mal comportamiento	Kalpa Taru
manipulación	Tercer Ojo
masculinidad	chakra raíz
masoquismo	chakra sacro
materialización	puntos del pie

Palabra clave	Chakra correspondiente
optimismo	chakra cardíaco
orgullo	chakra cardíaco, chakra laríngeo
orientación de los valores	Tercer Ojo
paciencia	puntos del pie
padre divino (padre del cielo, esencia)	estrella del cielo
papel de culpable	chakra del plexo solar
participación	chakra cardíaco
pasión	chakra sacro
paz interior	chakra del timo
perdón	chakra del plexo solar
pereza	chakra del plexo solar, puntos del pie
perjuicio	chakra cardíaco
perseverancia	puntos del pie
pertenencia (familia, clan)	puntos del pie, puerta de la encarnación
pesimismo	chakra cardíaco
petulancia	estrella del cielo
pobreza	estrella de la tierra
poder (personal)	Kalpa Taru
poder de decisión	chakra del plexo solar
poder de imaginación	Tercer Ojo, chakra occipital
poder emocional	chakra del plexo solar
poder personal	chakra del plexo solar
poderío	centro del destino, estrella del cielo
potencia	chakra raíz
predisposición a la violencia	chakra raíz
predisposición al riesgo	chakra raíz
predisposición al sobresalto	chakra laríngeo, chakra del timo
preocupación	Kalpa Taru
preocupación	Kalpa Taru
presencia llena de luz	chakra corona

Palabra clave	Chakra correspondiente
romanticismo	chakra cardíaco
sabiduría	chakra corona, chakra frontal superior
sadismo	chakra sacro
sanación física	punto de la encarnación
sanación terrestre	punto de la encarnación
sarcasmo	Tercer Ojo
satisfacción (camino del alma)	centro del destino
satisfacción (servicio)	estrella del cielo
satisfacción	chakra del plexo solar
seducción	chakra del plexo solar
sencillez	estrella del cielo
sensación de caos	chakra laríngeo
sensación de totalidad	estrella del espacio
sensación del ritmo	centro de la fuerza terrestre
sensibilidad artística	chakra occipital, chakra laríngeo, chakra sacro
sensibilidad musical	chakra occipital
sensualidad	chakra raíz
sensualidad	chakra sacro
sentido de familia	puerta de la encarnación
sentimentalismo	chakra cardíaco
sentimiento de abandono	chakra cardíaco
sentir armonía	chakra occipital
sentir la forma	chakra occipital
ser capaz de fluir juntos	chakra del timo
seriedad	puerta de la encarnación
servicio (entrar)	estrella del cielo
servicio (transformar)	estrella de la tierra
silencio	chakra del timo
simpatía	chakra cardíaco
sinceridad	chakra laríngeo
soledad	chakra del timo
solidez	puntos del pie

Palabra clave	Chakra correspondiente
vergüenza	chakra sacro
victimismo	chakra del plexo solar
vitalidad	chakra sacro
volubilidad	puntos del pie
voluntad propia	chakra frontal superior
vulnerabilidad	chakra cardíaco
www espiritual	puerta conductora superior
Yo (actual)	chakra del timo
Yo (profundo)	punto de la encarnación
Yo (superior)	punto del alma
Yo superior (asiento)	punto del alma

Epílogo personal

Escribí durante el verano de 2005, y el guerrero está cansado. El sol entra desde mi ventana y una pequeña y agradable alegría se abre paso en mi corazón. A pesar de todas las dudas y dificultades del escritor, finalmente el libro está acabado en mi ordenador portátil. Esta obra surgió prácticamente por casualidad. En cierto momento me di cuenta de la creciente serie de notas en las que, desde hacía años, había ido anotando observaciones, experiencias de mis sesiones prácticas como sanador espiritual y las de muchos sanadores amigos y conocidos. Y me di cuenta del gran número de conocimientos que contenían sobre nuestro sistema de chakras. Además, me sorprendió mucho el hecho de que no existiera ningún otro libro en el mercado sobre este tema. En aquel entonces me hubiera gustado mucho disponer de uno. Y ya que se me tiene por un pionero, me puse manos a la obra y recopilé todos los conocimientos de mis notas en mi ordenador portátil. Finalmente, pensé para mí: «¿Es posible que haya personas interesadas en un libro así?» Así pues, dos años después, en una sofocante tarde de verano, el libro ya es un hecho.

En ocasiones, al escribir, me asaltaron algunas dudas. ¿Puedo asumir el riesgo que representa la presentación de un par de docenas de chakras nuevos? Yo no me considero ni un maestro iluminado ni mucho menos un médium infalible o un superterapeuta.

Sin embargo, existía esta impensablemente fuerte inspiración que me empujaba con ilusión y amor a escribir este libro. Así pues, llegados al final del camino, desaparecieron mis dudas. Posiblemente se debe a que desistí de cualquier compromiso de perfección o de verdades indiscutibles. No obstante, quizás también se deba a que los fenómenos descritos en este libro se reflejan diariamente en mi trabajo y en el de los demás. Sin embargo, con toda seguridad se debe a que no soy el único que tiene conocimiento de las relaciones que se describen en este libro. Y siento mucho amor, fuerza y coraje debido al apoyo en forma de buenos consejos y a la ardiente curiosidad de mis compañeros con respecto a este pequeño libro. Extrañas casualidades, precisamente en las últimas semanas de redacción del libro, constataron todavía más los chakras y contenidos descritos en el libro, menos estudiados y sobre los que existían más dudas en relación a la exactitud de los planteamientos. Finalmente, el fruto de la «casualidad» se convirtió en algo redondo que puedo poner, con la conciencia bien tranquila, en manos de los lectores más respetables. Sólo me queda advertir que cada uno sólo es inspirado y tocado por aquellos aspectos que quiere que le toquen. No existe una obra que satisfaga a todo el mundo y, en la práctica, cada uno encontrará su regalo en una obra.

Este libro surgió en el contexto del proyecto global Die Brücke (El puente), un proyecto a caballo entre la psicología y la sanación espiritual.

Un agradecimiento como colofón

Este libro está dedicado a todos aquellos que intentan vivir con todo su corazón y su fuerza al servicio de la sanación. Con frecuencia son precisamente ellos los que, sin gran boato y con la naturalidad de un increíble amor y entrega, ayudan a los demás en los momentos difíciles y en las encrucijadas de la vida.

Hay algunas personas que merecen ser citadas. Sin embargo, dos personas han influido de manera especial en este libro. Para ellas, mi más profundo agradecimiento.

Anja Corinna Straßner
Una experimentada sanadora, psicoterapeuta y guía al servicio de la fuente. Debo agradecerle las fotografías que ilustran los chakras... y mucho más.

Nemi Nath
Una excepcional sanadora y profesora, pero sobre todo una maravillosa persona, en cuya presencia se me manifestaron por primera vez algunos de los centros energéticos descritos en esta obra.

Bibliografía sobre el tema

Anodea, Judith: *Nueva guía de los chakras: las ruedas de la energía vital*, Ed. Robinbook S. L., 2001

Becker, Robert O: *Der Funke des Lebens*, Munich 1994

Becker, Udo: *Enciclopedia de los símbolos*, Ed. Robinbook S. L., 1996

Berendt, Joachim-Ernst: *Nada Brahma - Die Welt ist Klang*, Reinbek 1985

Boyesen, Gerda: *Von der Lust am Heilen*, Munich 1995

Brennan, Barbara: *Hágase la luz*, Mr Ediciones, 1994

Brennan, Barbara: *Manos que curan*, Mr Ediciones, 1990

Chung-Tao Cheng, Stephen: *The Tao of Voice*, Montreal 1991

Focks, Claudia: *Leitfaden Traditionelle Chinesische Medizin*, STADT 1995

Gallo, Fred P: *Handbuch der energetischen Psychotherapie*, Kirchzarten 2002

Gienger, Michael: *Heilsteine*, Saarbrücken 2003

Gimbel, Theo: *Form, Sound, Colour and Healing*, Saffron Walden 1987

Goldmann, David R. (Hrg): *Medizin & Gesundheit*, Starnberg 2000

Hammer, Leon: *Psicología y medicina china*, Ed. La Liebre de Marzo, 2002

Hawking, Stephen: *El universo en una cáscara de nuez*, Ed. Crítica, 2005

Heider, Sonja: *Hadbuch der Heilsteine*, Darmstadt, 2001

Hulke, Waltraud-Maria: *Erzengel - Lichtvolle Helfer*, Aitrang 1996

Kornfield, Jack: *Das Tor des Erwachsens*, Munich, 2002

Melody: *Love is in the earth*, Wheat Ridge, 1995

Petersen, Erling: *Das Yoga-Übungsbuch*, Munich, 1987

Pitchford, Paul: *Healing with whole foods*, Berkeley, 1993

Plesse, Michael; St. Clair, Gabrielle: *Feuer der Sinnlichkteit*, Munich, 1992

Ralston, Peter: *Cheng Hsin - The principles of effortless power*, Berkeley, 1989

Rudolf, Gerd: *Psychotherapeutische Medizin und Psychosomatik*, Stuttgart, 1999

Sargent, Denny: *Global Ritualism*, St Paul, 1994

Scharfetter, Christian: *Der Spiritelle weg und seine Gefahren*, Stuttgart, 1999

Schmidt, Robert F.; Thews, Gerhard (Hrg.): *Fisiología humana*, Ed. Interamerica/Mc Graw-Hill, 1992

Sherwood, Keith A.: *Terapia chakra*, Luis Carcamo Editor, 1990

Sommer, Sven: *Homöopathie (GU-Kompass)*, Munich, 2001

Tedlock, Dennis; Barbara (Hrg.): *Über den Rand des tiefen Canyon*, München, 1978.

Temelie, Barbara: *Ernährung nach den fünf Elementen*, Sulzberg, 1992

Rohr, Wulfing von: *Das Buch del Meister*, Munich, 1998

Whith, Ruth: *Arbeit mit den Chakren. Persönliche Entwicklung und Heilung durch Chakraenergien*, Essen, 2000

Tablas cromáticas

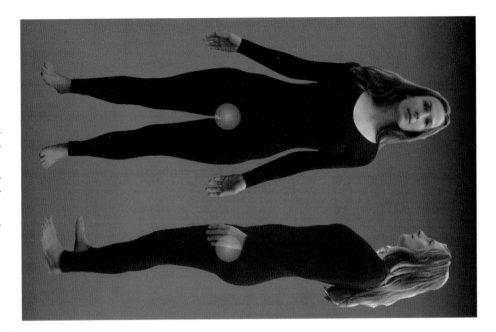

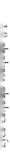

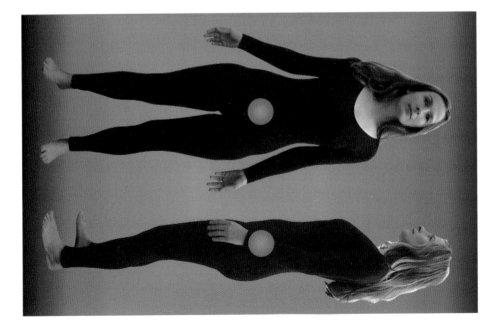

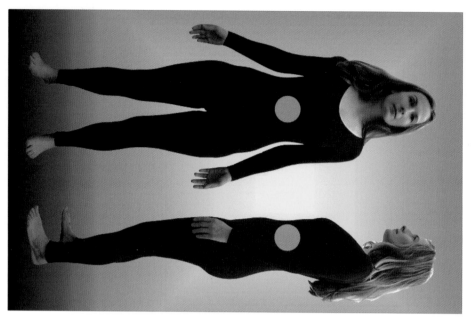

3.º chakra: chakra del plexo solar

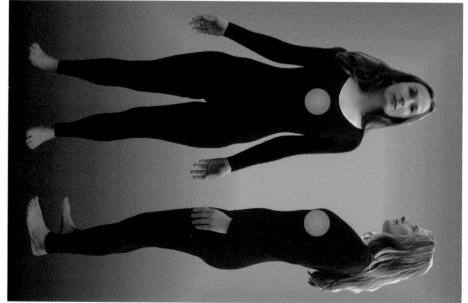

4.º chakra: chakra cardíaco

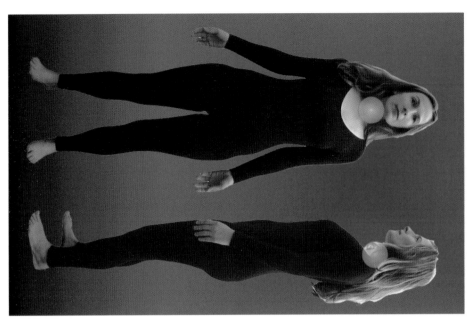

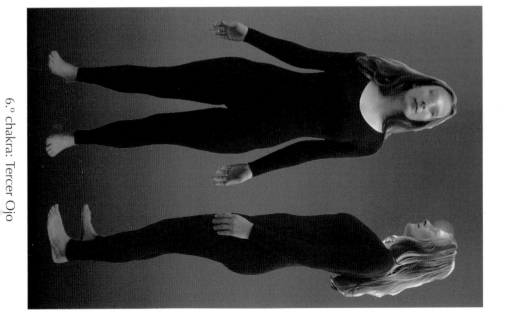

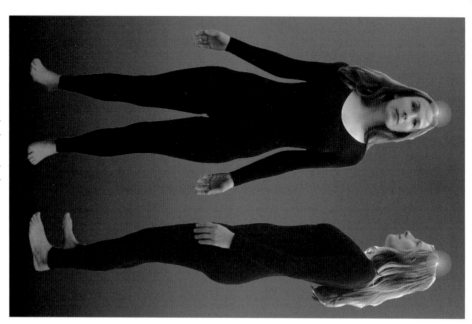

7.° chakra: chakra corona

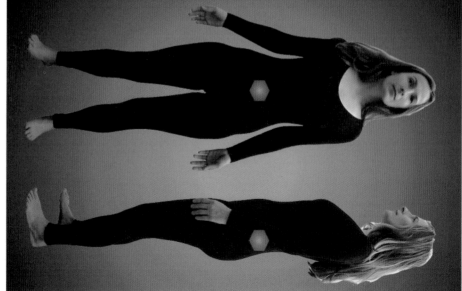

8.° chakra: Hara

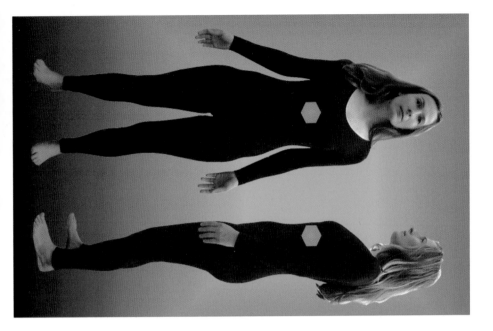

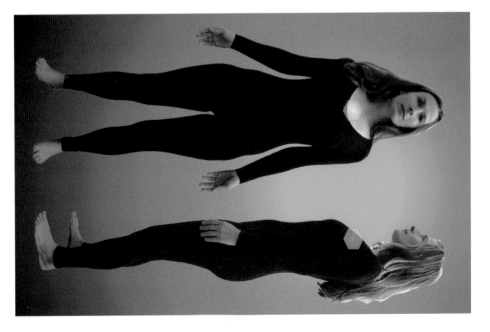

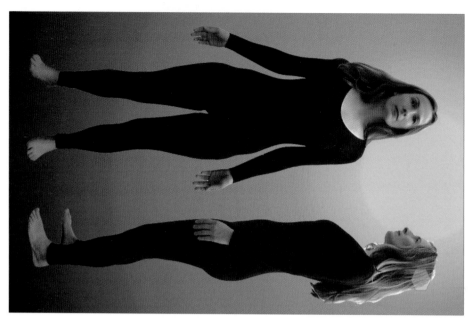

11.° chakra: chakra occipital

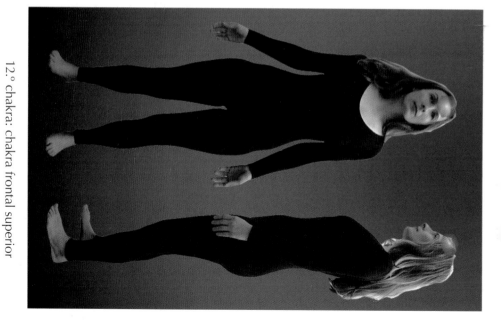

12.° chakra: chakra frontal superior

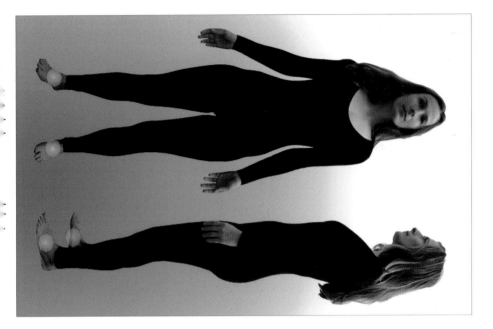

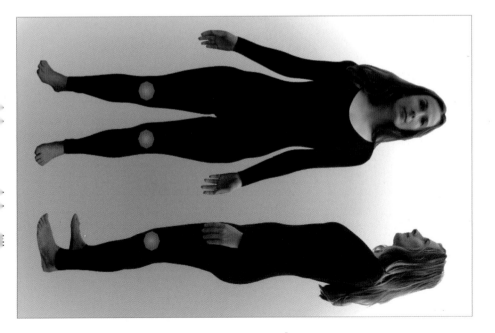

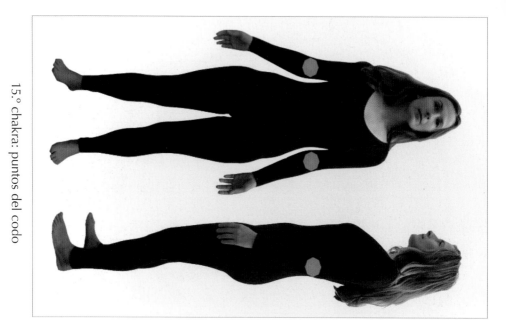

15.º chakra: puntos del codo

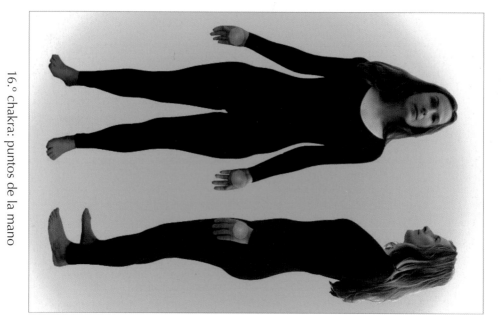

16.º chakra: puntos de la mano

330

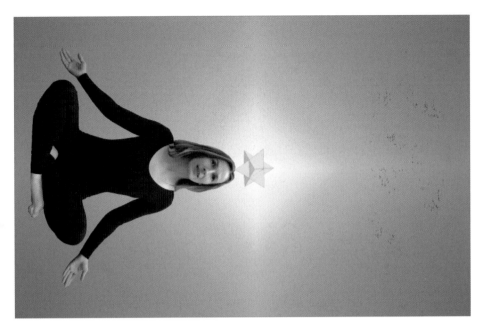

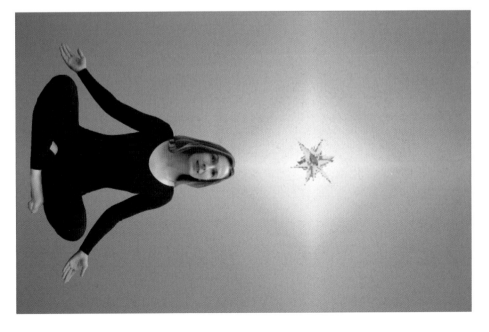

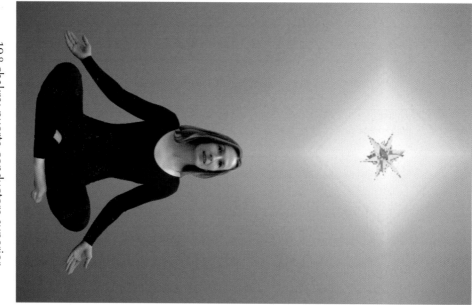

19.° chakra: puerta conductora superior

20.° chakra: centro del destino

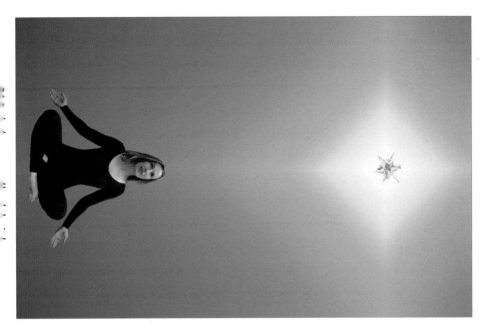

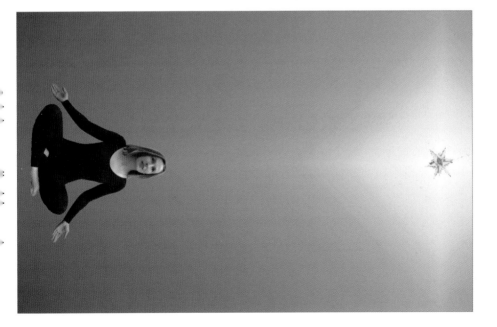

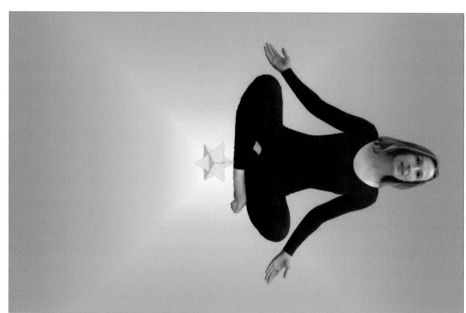

23.º chakra: punto de la encarnación

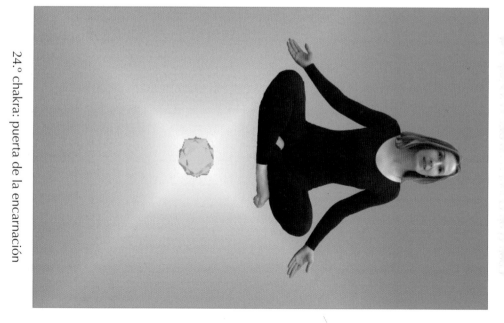

24.º chakra: puerta de la encarnación

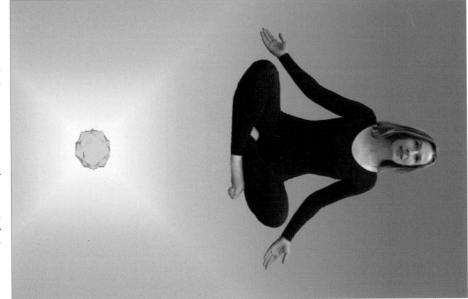

25.8 chakra puesta conductora inferior

25.9 chakra contra de la fuerza de la tierra

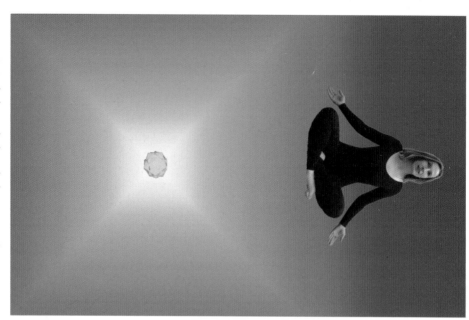

27.º chakra: chakra de los seres vivos

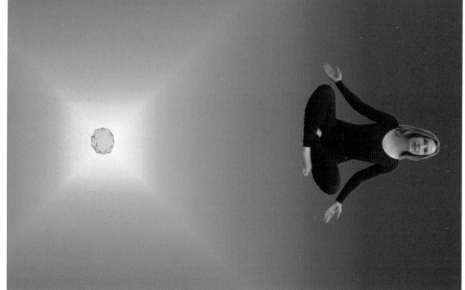

28.º chakra: estrella terrestre

336

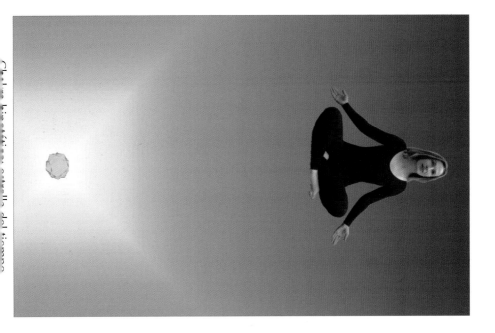

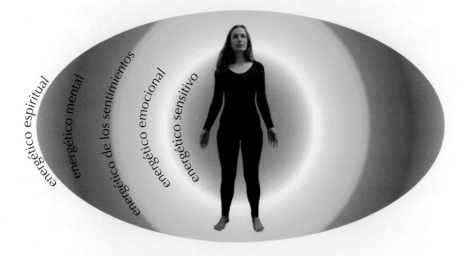

Estructura del aura

Chakras corporales

Chacra corona (7)

Chakra frontal superior

Tercer Ojo (6) - cara anterior

Chakra occipital - cara posterior

Chakra laríngeo (5)

Chakra del timo

Chakra cardíaco (4)

Kalpa Taru

Chakra del plexo solar (3)

Puntos del codo

Hara

Chacra sacro (2)

Puntos de la mano

Chakra raíz (1)

Puntos de la rodilla

Puntos del pie

Leyendas:

Chakras principales 1 a 7

Otros chakras corporales

Chakras secundarios
Puntos energéticos

Chakras transpersonales

Estrella del espacio

Estrella del cielo

Centro de ocupación
Puerta conductora superior

Puerta del alma
Punto del alma

Chakras superpersonales

Chakras subpersonales

Punto de la encarnación
Puerta de la encarnación

Puerta conductora inferior
Centro de fuerza terrestre

Chakra de los seres vivos

Estrella terrestre

Estrella del tiempo

Conexiones transversales de los chakras

Chakras superpersonales

Punto del alma

Chakra corona (7)

Chakra frontal superior

Chakra occipital

Chakra laríngeo (5)

Chakra del timo

Chakra cardíaco (4)

Kalpa Taru

Chakra del plexo solar (3)

Puntos del codo

Hara

Chakra sacro (2)

Puntos de la mano

Chakra raíz (1)

Puntos de la rodilla

Puntos del pie

Chakras subpersonales

Conexiones de cortocircuito

Conductos especiales de los chakras torso-éter

Conexiones directas

Conductos especiales al cielo y a la tierra

Flujo energético vertical a través de los chakras

Flujo de la conciencia

Flujo de los elementos

Plano del «Ello»

Plano del «Nosotros»

Plano del «Yo»

Plano del «Ello»

Inicio
del éter
yang

Aire

Agua

Fuego

Tierra

Inicio
del éter *yin*

Punto del alma
Punto de transición superior
entre el Yo y el éter

Tercer Ojo
Punto principal de aire

Chakra cardíaco
Punto principal de fuego

Hara
punto principal fuego

Puntos del pie
Punto principal de tierra

Punto de la encarnación
Punto de transición inferior
del Yo y el éter

Los colores de los chakras corporales (Tab. 1.ª EXT)

Chakra	Color principal	Color complementario
	violeta	verde neón
(7) chakra corona		
	violeta azulado	verde claro
chakra frontal superior		
	azul hielo	marrón nogal
chakra occipital		
	azul índigo	verde amarillento
(6) Tercer Ojo		
	azul real	amarillo sol
(5) chakra laríngeo		
	turquesa	rojo rubí
chakra del timo		
	verde esmeralda	magenta
(4) chakra cardíaco		
	verde hierba	lila
Kalpa Taru		
	amarillo canario	azul oscuro
(3) chakra del plexo solar		
	naranja amarillento	azul medio
Hara		
	naranja	azul claro
(2) chakra sacro		
	rojo intenso	cian
(1) chakra raíz		

Los colores de los chakras transpersonales (Tab. 1.ª EXT)

Chakra	Color principal	Color complementario
(1) chakra raíz	rojo intenso	cian
estrella del espacio	azul de medianoche	amarillo yeso
estrella del cielo	violeta azul oscuro	dorado
puerta conductora superior	azul azur	oliva dorado
punto del alma	azul acero	verde oliva
punto de la encarnación	naranja salmón	azul real
puerta conductora inferior	marrón claro	azul bebé
estrella de la tierra	marrón oscuro	azul claro
estrella del tiempo	marrón negruzco	azul blanquecino